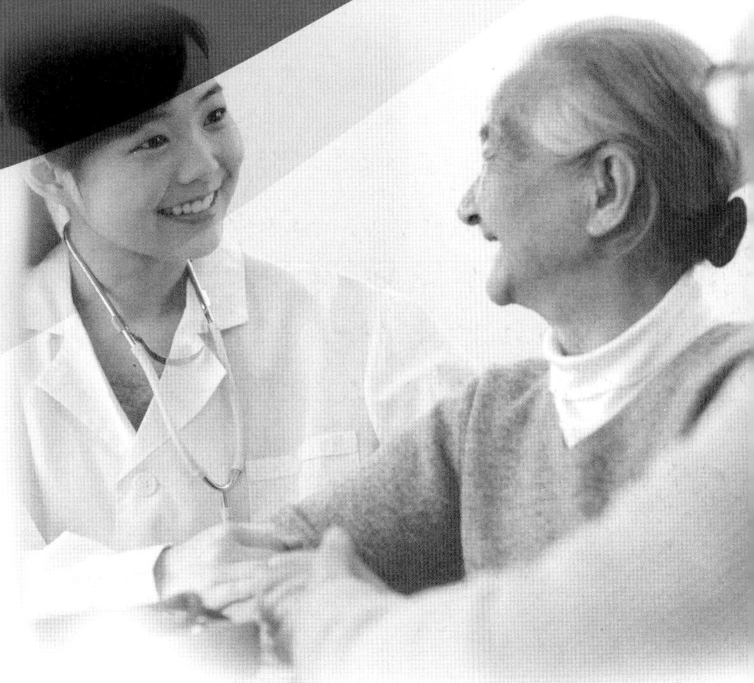

스마트
Smart Gerontological Nursing
노인간호학

이지아 외 공저

의학교육

Preface

우리나라 노인인구 비율은 전 세계에서 가장 빠르게 증가하고 있습니다. 생산인구 대비 노인인구의 증가는 단순히 나이가 드는 사람들의 수가 늘어나는 것을 의미하는 것이 아니라 성공적 노화, 노인질환 관리, 안전사고 예방과 대처 등 우리 사회 전반에 걸쳐 중요한 변화를 요구합니다. 특히, 급속한 고령화와 함께 증가하는 건강관리 수요에 대응하기 위해 간호 전문가들은 지속적으로 새로운 지식과 기술을 습득하고 현장에 적용해야 합니다.

이 책 「스마트 노인간호학」은 이러한 시대적 요구에 스마트하게 부응하기 위해 많은 간호 전문가가 모여 기획하였습니다. 저희는 노인의 건강과 삶의 질을 최우선으로 생각하며, 최신 연구 결과와 실제 현장 사례를 기반으로 한 실질적인 간호 지식을 제공하고자 하였습니다. 노인의 건강 문제는 복잡하고 다차원적이므로 이를 효과적으로 대응하기 위해서는 통합적이고 전인적인 접근이 필요합니다. 이 책은 노인의 신체적, 심리사회적, 영적인 측면을 모두 고려하여 노인 간호에 대한 포괄적인 가이드를 제공합니다.

이 책은 간호학 전공 학생들과 현직 간호사뿐만 아니라 노인 간호에 관심 있는 모든 이들을 대상으로 하여 작성되었으며 총 13장으로 구성되었고 각 장에서는 학습목표에 따라 자세한 노인 간호를 다룹니다. 특히, 독자들의 이해를 돕고자 각 장마다 동영상 강의를 제공하므로 자기 주도적인 학습이 가능합니다. 교수자는 이 책과 동영상 강의자료를 활용하여 플립러닝으로도 강의를 진행할 수 있습니다.

이 책은 노인 간호에 관심을 가지는 모든 분께 유익한 지침서가 되기를 바랍니다. 각자 자신이 맡은 자리에서 최선을 다하고 있는 학생, 간호사, 노인전문가와 연구자분들에게 격려와 감사의 마음을 전하며, 이 책이 여러분의 전문성을 높이고 노인에게 더 나은 간호를 제공하는 데 도움이 되기를 바랍니다.

감사합니다.

저자 일동

PART 1. 노인과 노인간호

PART 2. 노인의 건강생활과 간호

PART 3. 노인의 건강문제와 간호

PART 1

노인과 노인간호

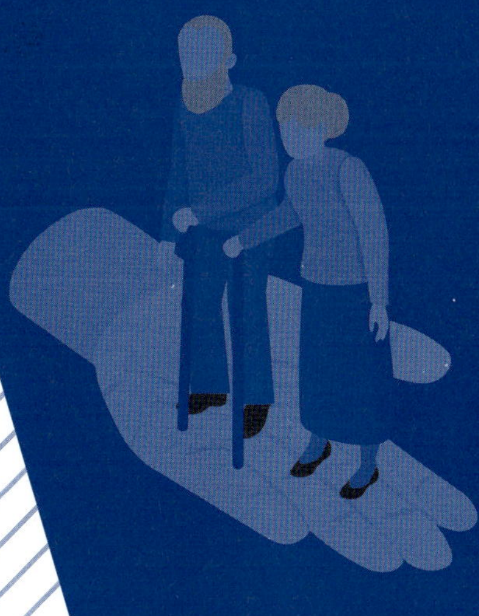

CHAPTER 01 노인과 노인간호의 이해

학습목표

- 노화의 개념과 특성을 이해한다.
- 노화에 따른 일반적 변화를 이해한다.
- 노인의 정의와 노인에 대한 사회적 인식을 이해한다.
- 노인간호의 정의와 목표를 이해한다.
- 노인과의 의사소통기술을 이해한다.

1. 노화의 개념과 특성

노화(aging)란 사람이 태어나서 일정 기간 성장한 후 나이가 들면서 점차 심신의 기능 저하가 일어나 죽음에 이르는 과정을 말하며, 시간이 지남에 따라 발생하는 모든 변화를 포함하기 때문에 정상적으로 일어나는 생리적 노화와 질환 등의 영향으로 일어나는 병적 노화를 모두 내포하는 개념이다. 나이가 들면서 자연스럽게 진행되는 생리적 노화는 비가역적이어서 피할 수 없지만, 질환 등의 영향으로 기능저하가 현저하게 가속화되는 병적 노화는 치료를 통해 어느 정도 회복을 기대할 수 있다.

노인의 건강상태를 사정할 때는 심신의 변화를 생리적 노화에 따른 것이라고 단정하지 말고 병적 노화의 가능성을 염두에 두어야 한다.

생리학 및 노인학 연구자인 스트렐러(Strehler)는 생리적 노화의 특성을 다음의 4가지로 들었다.

- 보편성 : 노화는 누구에게나 비가역적으로 발생한다.
- 내재성 : 노화는 사전에 유전적으로 프로그램되어 있다.
- 진행성 : 노화과정은 시간의 경과에 따라 진행된다.
- 유해성 : 노화는 개체의 생존에 유해적으로 발생한다.

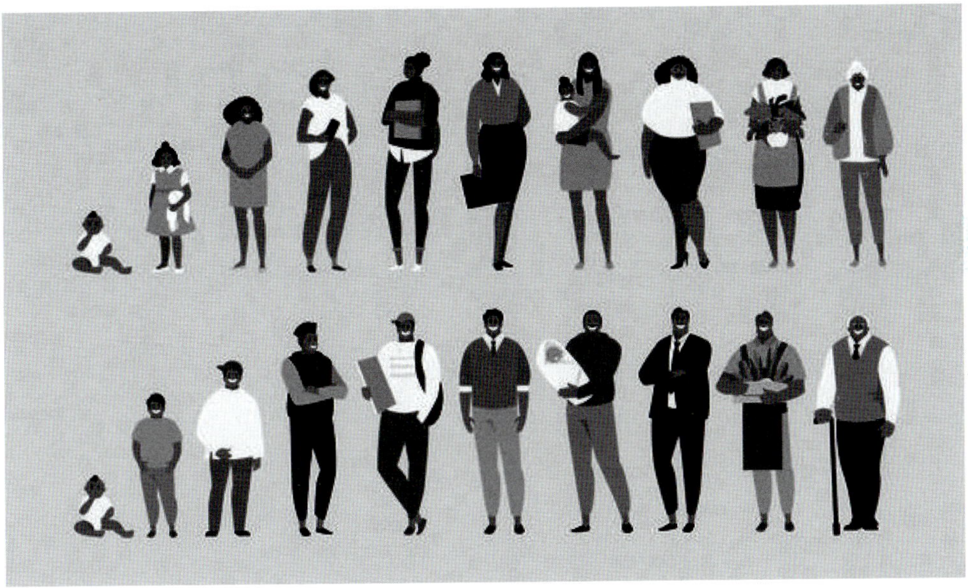

그림 1-1 인간의 삶과 노화

2. 노화에 따른 일반적 변화

(1) 신체적 변화

노화가 진행되면 생리적 기능이 감소하여 질병에 이환될 확률이 증가하는데, 특히 심혈관계통이나 근골격계통 질환으로 인해 활동력이 저하되거나 치매 등으로 인지기능이나 판단력이 저하되기도 한다. 이러한 변화는 노인의 불안, 욕구불만, 스트레스 수준을 상승시키는 등 심리적 반응을 일으키고 노인의 행동과 적응력 등 신체적, 사회적 부분에 부정적인 영향을 미친다.

(2) 은퇴와 수입 감소

일정 나이에 도달하여 원하든 원치 않든 직업에서 물러나는 은퇴는 노년기에 대처해야 할 또 다른 발달과업이다. 현대사회에서 직업은 단순히 경제적 이익뿐만 아니라 개인의 정체감을 심어주고 자신에 대한 가치와 자아존중감을 형성할 수 있기 때문에 자아실현적인 의미가 크다. 은퇴한다는 것은 단순한 직업의 상실이 아니라 신체적, 심리적으로 새로운 적응이 필요한 일생일대의 주요 사건이다. 따라서 은퇴가 자신에게 어떤 영향을 미칠지 생각하고 미리 대비하여야 한다.

(3) 배우자나 친족의 상실

노인은 젊은 사람보다 죽음에 관해 더 많이 생각하게 된다. 흔히들 노년기에 접어들면 죽음을 쉽게 받아들일 것으로 생각하지만, 가족이나 친구의 죽음은 나이가 들어도 적응하기 어려운 스트레스 사건으로서 인식한다. 배우자의 상실은 자녀의 상실을 제외하고 가장 적응하기 어려운 사건이며 자신의 죽음과 거의 다를 바 없는 의미로 받아들인다. 특히, 남자가 여자보다 더 외로워하고 혼자가 된 것에 적응을 잘하지 못하는 것으로 나타났다. 그 이유는 일생 가족 참여도가 낮았고 감정을 억제하였으며 집안일이나 가정 대소사를 배우자에게 의존해 왔기 때문이다.

가족이나 친구의 죽음은 막연히 느끼는 죽음이 현실로 인식되면서 허무함, 절망감, 고독감, 더 나아가 공포감을 느끼게 된다. 이로 인해 우울증에 걸리기 쉽고 무기력해지기 쉽다.

(4) 역할 상실과 여가 문제

노년기는 사회의 중심적인 역할에서 벗어나 새로운 역할을 받아들여야 하는 시기이다. 사회뿐만 아니라 가정에서도 자녀를 부양하던 역할에서 벗어나 성인 자녀와 의무감이 아니라 애정적인 유대감을 형성할 수 있어야 하고, 손자녀에게 조부모로서의 정서적 역할을 할 수 있어야 한다.

노인의 여가생활은 젊은 사람과 달라 생활의 대부분을 차지할 수 있으며 삶의 만족도와 직접 연관이 있다. 또한 노인의 여가 활동은 고독, 허탈감, 소외감을 극복하는 데 도움이 되고 기분 전환의 기회가 되며 자기 능력을 발휘할 수 있는 계기가 되기도 한다.

(5) 주거환경의 변화

노화로 인해 다양한 신체적 제약이 발생한다. 노년기에도 안락한 생활을 보내려면 그에 걸맞은 주거 공간을 확보할 필요가 있다. 신체 에너지의 소모가 과하지 않고 장애물이나 낙상의 위험요인이 없어야 한다. 통풍과 환기 및 일조량이 충분하고 안전해야 한다. 가족이나 친구와 가깝거나 교통이 편리해서 자주 왕래할 수 있는 곳이어야 하며 노인이 자주 가는 종교기관이나 공공기관 등이 가까운 곳에 있으면 좋다.

3. 노인의 정의와 사회적 인식

1) 노인의 정의

노인의 사전적인 의미는 나이가 들어 늙은 사람이지만, 사회적 역할이나 개인적 자각에 따라 차이가 있을 수 있다. 대부분의 국가에서 60세 또는 65세 이상을 노인이라고 보며, 우리나라의 경우 법률적 적용에 따라 65세(「노인복지법」, 「국민기초생활보장법」), 60세(「국민연금법」), 55세(「고용상 연령차별금지 및 고령자고용촉진에 관한 법률」) 등 서로 다르게 노인의 기준을 정하고 있다.

나이가 든다는 것은 단순히 신체적 노화와 질병에 따른 문제만을 의미하지 않는다. 사회적 역할이 사라지고 이로 인해 경제적인 어려움을 겪게 된다. 또한 주위 가까운 사람들과의 이별, 배우자와의 사별, 자녀의 독립은 노인의 소외문제를 일으키는 등 다양한 변화가 생긴다.

2) 노인에 대한 사회적 인식

우리나라는 약 반세기 동안 노인(65세 이상)의 비율이 3.07%(1970년), 4.27%(1985년), 7.22%(2000년), 10.83%(2010년), 15.73%(2020년)로 점점 높아져 2000년 고령화사회에 진입한 지 17년 만인 2017년에 고령사회에 들어섰다. 이로 인해 생겨난 노인의 취업문제, 핵가족화, 저출산 등에서 오는 노인의 고립화, 치매나 거동 불가능한 노인 증가 등의 현실은 특히 젊은이에게 공포로 다가와 '나이 들고 싶지 않다'고 하는 부정적인 이미지로 이어지고 있다.

또한 TV나 신문을 비롯한 다양한 매체에서 다루어지는 시설에서의 노인 학대나 약물 오남용 등의 사회문제가 노인 및 고령사회의 어둡고 부정적인 측면을 특히 강조하는 결과로 이어져 더욱 부정적인 이미지가 심화되었다. 이는 종종 고정 관념의 대상이 되어 연령차별주의(ageism)를 낳고 있다. 연령차별주의란 연령을 바탕으로 개인을 비하하는 태도나 신념 등을 나타내는 단어로, 노화에 대한 일방적인 부정적 평가나 혐오 등이 기본적으로 깔려 있다. 특히 여성 노인은 매력이 없고 무능하며 비우호적인 존재로 인식되었다.

하지만 평균 수명이 늘어나고 사회가 규정하는 남녀의 역할이 더 융통성 있게 변화함에 따라 연령의 중요성 또한 변화하고 있다. 중년기 이후 학교에 입학하거나 중년기에 출산하기도 하고 제2의 인생을 설계하는 등의 변화가 있으며 노년임에도 불구하고 중년처럼 활기차고 건강한 생활을 영위하는 노인이 늘고 있다. 이처럼 늙음을 받아들이면서 사회생활에 적응하여 풍요로운 노후생활을 보내는 상태를 성공적 노화(successful aging)라고 한다.

연령차별주의를 배경으로 한 사회에서 노인이 성공적 노화를 이루려면 주위의 지원이나 사회적 복지가 필요하다. 동시에 의료인으로서 노인을 간호하는 간호사도 노인에 대한 인식을 새롭게 바꾸어야 한다.

4. 노인간호의 개념

1) 노인간호의 정의와 목표

노인간호란 노인이 지금까지의 삶에서 겪어온 경험이나 사고, 사람과의 관계 등을 중시하면서 자신답게 생활하기 위한 수단이나 방법을 함께 생각하고 지원하는 것을 말한다. 즉, 현재 노인의 모습뿐만 아니라 그동안의 삶의 역사를 가진 전인적인 인간으로서 노인을 간호하는 것이다.

노인은 노화나 신체기능의 저하로 인해 할 수 있는 동작이 한정되거나 소중한 존재와의 이별을 경험하게 되는데, 나이가 든다는 것은 부정적인 의미만 가지지는 않는다. 사회생활에서 담당해온 역할 변화나 늙음을 긍정적으로 수용할 수 있다면 그 사람다운 노년기를 보낼 수 있는 계기가 된다.

노년기는 인생의 마지막 단계이다. 인생의 회고, 만성 질환과의 공존, 죽음의 수용 등의 과정을 거쳐 그 사람의 인생을 완성시키는 단계이기도 하다. 사회생활에서의 은퇴를 경험하고 자신의 존재가치나 의의를 잃기 쉬운 시기이기도 하므로 변화에 잘 적응할 수 있도록 지원함과 동시에 노인과 그 가족이 긍정적으로 이 시기를 보낼 수 있도록 노인의 특징이나 역할을 이해하고 간호하는 것이 간호사에게 요구되는 역할이기도 하다. 또 노인간호에서는 치유를 목표로 하기보다 그 사람이 가진 잔존기능에 초점을 둔 간호를 제공하여야 한다.

2) 노인간호의 시점

고령화에 따른 사회적 요구의 증가와 더불어 노인간호는 최근 급속도로 발전한 간호의 실천영역이다. 평균수명이 연장되고 노인인구 자체가 증가함에 따라 거동을 못하는 노인이나 치매 노인 등의 간병, 독거노인의 생활문제 등 지금까지 우리나라가 경험하지 못한 일이 사회에 공통 과제로서 대두되었다.

노인간호에서도 노인이나 가족에 대한 개별적 간호의 실천이나 그룹활동 등의 집단에 대한 간호, 노인요양시설 등에 입소해 있는 노인에 대한 간호, 나아가 지역적 접근, 행정적 시책의 수립을 위한 활동 등 다양한 간호의 필요성이 높아지고 있다.

(1) 다학제적 접근

노인은 건강상의 문제를 안고 있을 뿐만 아니라 그 문제는 복잡하고 장기화하는 경향이 있다. 이러한 특징이 있는 노인과 그 가족에 대한 접근방법으로는 많은 직종에 의한 다학제적 접근이 효과적이다. 보건, 의료, 복지에 걸친 폭넓은 전문직이 노인이나 가족을 중심으로 팀을 만들어 서로 연계와 협동을 꾀하면서 간호를 실천해나갈 필요가 있다.

이러한 팀에 의한 노인간호의 제공에는 다양한 효과가 있는데, 예를 들어 노인을 포괄적으로 평가할 수 있고, 신체적 · 심리적 · 사회적인 전인적 간호를 제공할 수 있으며, 간호를 조정할 수 있고, 사회자원을 정확하게 선택할 수 있으며, 간호 성과를 다면적으로 평가할 수 있다.

(2) 노인간호에 요구되는 간호사의 기본적 자세

간호사는 노인을 사람으로서 경의를 가진 태도로 대하고 적절한 언어를 선택하여 의사소통하도록 주의하여야 한다.

노인간호를 실천함에 있어서 기본적인 간호사의 자세는 다음과 같다.

① 노인은 한 사람 한 사람이 다른 존재이며 간호를 생각할 때도 개별성을 더욱 중시한다.

② 노인에게 치매 등의 인지기능장애나 마비나 구축 등의 신체장애가 있어도 인간으로서 귀한 존재임에는 변함없기 때문에 존엄을 소중히 하는 태도로 대한다.

③ 오랫동안 몸에 밴 노인의 생활습관을 바꾸도록 강제하지 않는다.

④ 노인을 비판적으로 받아들이지 말고 항상 노인의 시점에서 생각한다.

⑤ 어떠한 경우에도 긍정적 태도와 공감적 태도로 대한다.

⑥ 천천히 말을 걸고 이해하기 쉬운 단어를 골라서 사용한다.

⑦ 노인의 속도에 맞추어 간호를 실천한다.

⑧ 도움을 줄 때는 노인의 잔존능력을 평가한 후 부족한 부분에 대해 돕도록 하고 과도하게 관여하여 독립성을 방해하지 않는다.

⑨ 노인의 가치관과 판단을 존중한다.

⑩ 생활의 질적 측면에 관심을 돌려 노인에게 만족감을 주는 간호를 지향한다.

5. 노인간호와 의사소통

1) 노인과의 의사소통

의사소통(communication)이란 언어(음성이나 문자) 또는 언어 이외의 동작이나 표정 등을 이용하여 정보를 전달하거나 받아들임으로써 의사나 감정을 교류하는 것을 말한다.

노인과의 의사소통 과정은 정보를 전달하는 것에서 시작된다. 정보를 전달할 때는 한 번에 보내는 정보량을 줄여 여러 차례 나누어 전달하는 등의 배려가 필요하다.

또한 정보의 의미를 노인이 해석하고 이해할 수 있도록 노인의 반응을 살피면서 진행할 필요가 있다. 또한 의사소통을 끝낼 때는 '○○는 이해하셨어요?', '△△는 어때요?' 등 정보를 올바르게 이해했는지 직접 확인하여 의사소통의 효과를 평가하도록 한다.

2) 노인의 의사소통 특징

노인의 의사소통에는 다양한 특징이 있다(그림 1-2). 간호사는 이러한 특징을 이해하고 간호 대상인 노인 각자의 특성에 맞는 의사소통을 진행하여야 한다.

노인은 신체기능의 저하나 환경 변화 등의 영향으로 의사소통이 어렵거나 사회에서도 생활에 필요한 정보가 충분히 전달되지 않는 경우가 많다.

의사소통은 두 사람 이상 사이에서 성립하기 때문에 일상생활에서 가족이나 친구 등과의 관계성 정도에 따라서 의사소통의 질이나 양은 달라진다. 또한 안경, 보청기, 의치 등과 같은 적절한 도구를 사용하여 의사소통을 도와야 한다.

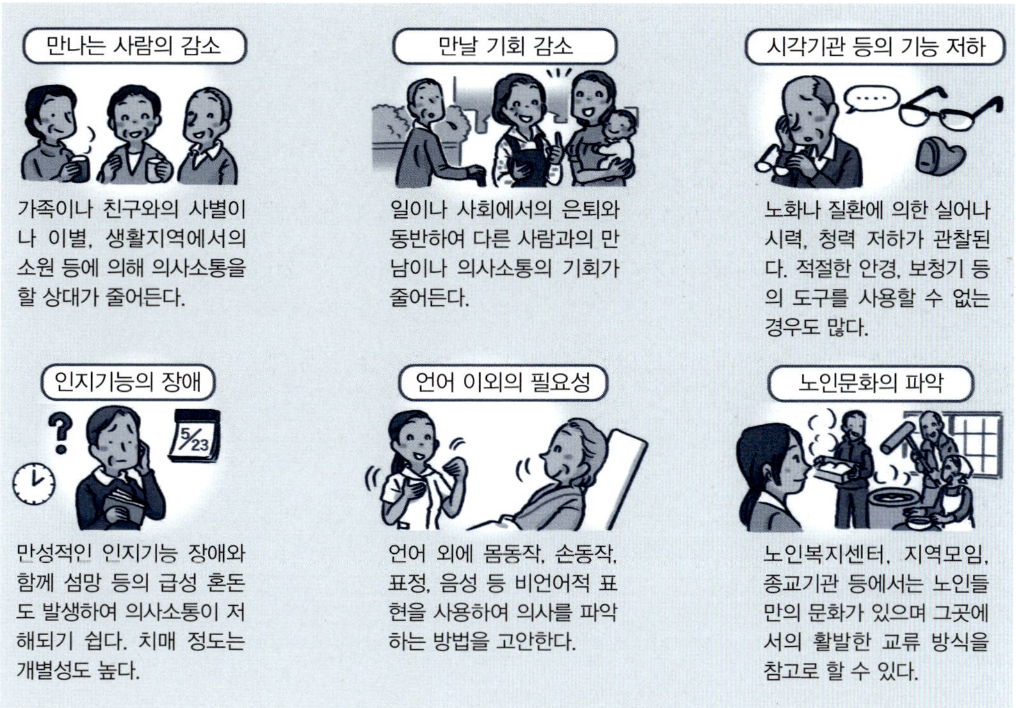

그림 1-2 노인의 의사소통 특징

3) 노인간호와 의사소통기술

(1) 언어적 의사소통에서의 주의사항

① 명확한 말투

노인과 언어를 이용한 의사소통을 하는 경우에는 청각의 특성이나 이해력에 맞게 분명하게 말하도록 한다. 또한 높은 음역을 피하고 부드러운 목소리로 말한다. 추상적인 표현이 되지 않도록 구체적으로 말하는 것도 중요하다.

② 말하는 속도

말하는 속도는 노인에게 맞추어 천천히 적절하게 간격을 두고 이야기한다. 이해를 표현하는 맞장구도 노인의 특성에 맞춘다.

③ 온몸으로 표현

의사소통을 하는 데 있어 언어는 중요하지만, 언어뿐만 아니라 시선, 표정, 손의 움직임 등 언어 이외의 방법도 활용하여 표현한다.

④ 필담이나 문자

음성 언어를 통한 소통이 어려운 경우에는 필담이나 문서 제시 등 문자에 의한 표현이 이해에 효과적인 경우도 있다.

⑤ 적절한 보조구 사용

노인에게 적절한 안경, 보청기, 의치 등의 사용을 평소 권장하고 노인이 가진 의사소통능력을 발휘할 수 있도록 조정한다.

⑥ 노인의 심리 이해

말을 걸 때 노인은 실제로 들리지 않지만 들리는 것처럼 행동하는 경우도 있다. 그 배경에는 자신의 기능저하를 인정하고 싶지 않은 심리가 있다는 사실도 이해해 둘 필요가 있다.

또한 배려 등을 이유로 '이렇게 해주세요' 하는 요구를 표현하지 않는 노인도 있다.

비언어적 의사소통인 행동을 관찰함으로써 요구를 파악하는 등 노인의 심리를 이해하도록 노력한다.

(2) 비언어적 의사소통에서의 주의사항

① 시선을 맞추고 맞장구를 침

노인에게 말을 걸 때는 시선을 맞추고 표정으로 표현하는 것이 효과적이다. 고개를 끄덕이거나 맞장구를 침으로써 노인을 이해하고 있음을 보여주어 상호 간의 의사소통을 촉진한다.

② 피부감각의 자극

터칭, 마사지 등 피부감각을 이용하는 것은 노인과의 비언어적 의사소통을 촉진하는 효과적인 방법이다. 단독으로도 효과적이지만, 언어적 의사소통과 함께 이용하면 더 좋다.

③ 의사소통에 적합한 환경 조성

노인과의 의사소통을 촉진하기 위해서는 조용하고 차분한 장소로 이동하거나 좋아하는 음악을 트는 등 주변 환경을 조성할 필요가 있다.

4) 노인간호와 정보통신기술(information communication technology, ICT)

(1) 노인간호에서 ICT 활용의 필요성

저출산 · 고령화로 인한 노인인구의 비율 증가는 돌봄이 필요한 대상자 수 증가를 의미하며, 이는 예방적 중재와 함께 다양한 건강관리서비스를 필요로 하지만 돌봄 인력은 상대적으로 부족한 상황을 초래하고 있다. 특히 핵가족화에 따른 노인 1인 가구가 증가하면서 돌봄의 사각지대에 있는 노인의 정서 지원, 만성질환 관리, 안전사고 예방과 대처를 위해서는 ICT 활용이 필요하다. 특히 COVID-19 대유행을 경험하면서 사람이 직접 개입하는 대면 방식에서 직접 접촉하지 않는 비대면 또는 원격방식을 활용한 진료와 간호가 중요한 역할을 하였다.

(2) ICT를 활용한 노인건강관리

ICT는 정보기술(information technology)과 통신기술(communication technology)의 합성어로 컴퓨터, 미디어, 영상 등과 같은 정보기기 관리를 위한 기술과, 이러한 기술을 활용하여 정보를 수집 · 보존 · 활용하는 모든 방법을 말한다. ICT에는 사물인터넷, 빅데이터, 인공지능, 디지털트윈, 클라우드 컴퓨팅, 블록체인, 메타버스, 가상현실, 증강현실, 혼합현실, 5G 등이 있으며, 다양한 기술이 노인건강관리에 활용되고 있다(그림 1-3, 표 1-1).

ICT를 활용한 노인건강관리 중 스마트폰 앱을 활용한 건강 모니터링, 질병 예방 및 관리가 대중화되고 있다. 또한 스마트폰 앱뿐만 아니라 가상현실, 증강현실, 인공지능 센서, 챗봇, 돌봄로봇 등이 파킨슨병 환자의 보행훈련, 뇌졸중 환자의 기능회복훈련, 치매 환자의 인지훈련, 노인 1인 가구의 안전관리 등에 효과를 보여, 간호의 업무 지원을 위한 ICT의 활용 영역이 확대되고 있다. 따라서 간호사가 ICT 기반 도구의 활용 능력을 갖추게 된다면 간호사 업무 영역과 역할에 발전적인 변화가 이루어질 것이다.

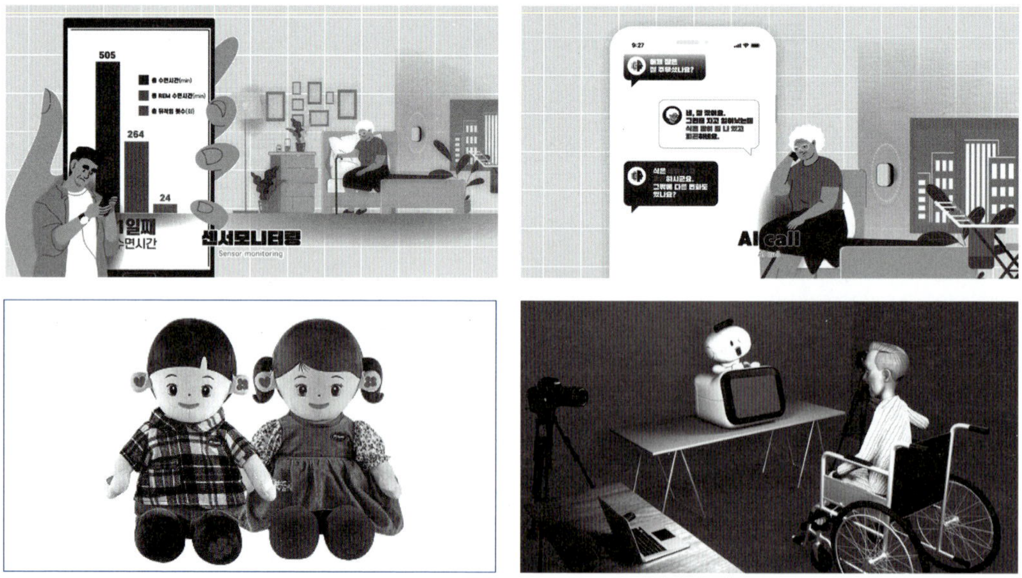

그림 1-3 ICT를 활용한 노인건강관리

표 1-1 노인건강관리에 활용되는 ICT 분야

분야	내용
사물인터넷 (internet of things, IoT)	모바일 인터넷, 센싱 기술을 활용하여 시간과 장소에 제약을 받지 않고 노인의 생체데이터를 수집함으로써 건강상태에 대한 지속적인 모니터링이 가능하며, 사전진단, 예측, 능동적 예방, 맞춤형 간호가 가능
빅데이터 (big data)	대용량 데이터로 다양한 분야별 데이터 유형의 다양성, 데이터 생성 시간의 가속화, 빠른 변화, 데이터에 대한 왜곡 없는 진정성을 처리하기 위한 기술이며, 의료 · 복지 데이터뿐만 아니라 다양한 구축 데이터를 활용하여 노인 패턴을 분석하고 예측 가능
인공지능 (artificial intelligence, AI)	인지, 추론 등을 통한 학습과 문제해결 등 인간의 사고능력을 기계적으로 구현하고 자동화한 시스템이며, 딥러닝 알고리즘을 기반으로 비대면 간호서비스에 중추적인 역할 가능
디지털트윈 (digital twin)	물리적 객체들에 대한 디지털 복제(쌍둥이)로서 대상 객체 요소들의 속성과 상태를 유지하며 이들이 어떻게 작동하는지를 묘사하는 가상의 모델이며, 데이터 기반 실세계의 시각화가 가능하므로 노인에 대한 24시간 실시간 모니터링과 데이터 기반의 예측 시뮬레이션 가능
클라우드 컴퓨팅 (cloud computing)	시간, 장소, 접속기기에 구애받지 않고 인터넷을 통하여 클라우드 서비스 플랫폼에서 DB 저장공간, 애플리케이션 등 필요에 따라 활용할 수 있는 컴퓨팅 방식이며, 급격한 이용량 증가에도 유연하게 대응 가능하여 ICT 융합 노인서비스에 광범위하게 사용
블록체인 (block chain)	데이터가 담긴 block을 chain처럼 연결한 것에 유래하여 명명된 것으로 네트워크에 참여하는 모든 사용자가 관리 대상이 되는 모든 데이터를 분산하여 저장하는 데이터 분산처리 기술이며, 노인의 건강정보 및 복지서비스 관리에 오류를 예방하고 중복기록 방지 등 정보의 안전성 향상 가능
메타버스(metaverse) · **가상현실**(VR) · **증강현실**(AR) · **혼합현실**(MR)	메타버스는 가상과 현실이 융합된 초월(meta)과 현실세계(universe)를 의미하는 단어로 현실과 비현실이 모두 공존하는 3차원 가상세계이며, 실제와 유사한 체험을 가능하게 하는 가상현실, 증강현실, 혼합현실, 홀로그램 등의 확장현실 기술이 노인건강관리와 재활 등 다양한 프로그램으로 활용
5G	5G 기반 스마트병원 구축을 위한 통신사와 병원 간 협력이 진행되고 있으며 속도가 빠른 5G 실감 미디어 서비스 확산, 8K VR 스트리밍 상용화 등 건강서비스 개선에 활용

6. 노인전문간호사의 활동영역

1) 노인전문간호사의 역할

노인전문간호사란 국가가 시행하는 자격시험에 합격하고 노인의 질병 호전, 건강관리 등을 전문적으로 담당하는 간호사를 말한다. 우리나라도 고령사회로 접어들면서 치매나 뇌졸중 등의 노인성 질환자가 증가하고 있다. 이에 따라 이들을 전문적으로 관리하는 노인전문병원, 의료복지기관, 요양원 등이 많이 생기고 있으며, 이러한 시설에는 전문의사, 사회복지사, 물리치료사, 간병인 등과 함께 노인전문간호사가 있어 노인의 건강을 체계적으로 관리한다.

노인전문간호사는 노인과 그 가족과 상담하여 요구사항을 수렴하고 노인의 건강관리와 질병 치료를 위하여 간호계획을 수립한다. 또한 노인의 질병을 호전시키기 위하여 각종 재활치료를 진행하기도 하고 장애가 있는 노인의 물리치료를 돕고 노인의 마음을 안정시키며 스트레스를 완화시키는 업무도 한다.

2) 노인전문간호사의 활동영역

(1) 급성기 병원

노인의 급·만성 질환을 치료하고 관리하는 데 있어 병·의원의 외래와 병동으로 구분하여 보면 외래 진료 대상은 만성 질환을 갖고 있으므로 안정적인 건강상태를 유지하기 위하여 투약, 검사, 교육이 지속적으로 주어진다. 병동에 입원한 노인은 대부분 장기간의 입원을 요하게 되고 노화로 인한 합병증 발생 예방이 필요하다.

즉, 노인전문간호사는 일반적으로 흔한 노인성 질환의 치료 관련 기술의 심화, 노인 환자의 병원 재원기간 단축, 재입원률 감소, 간호와 관련된 비용 최소화를 도모하는 활동이 필요하다. 그 밖에도 임상 실무전문가, 교육자, 상담과 지지자, 연구자, 관리자, 윤리적 의사결정에 대한 조력자로서의 역할이 강조된다.

(2) 노인장기요양시설

노인장기요양시설은 치매, 중풍 등 노인성 질환으로 요양이 필요한 노인이 입소하여 급식, 요양, 기타 일상생활에 필요한 편의를 제공받는 시설을 말한다. 이곳의 노인들은 안정된 상태이기는 하지만 만성적인 건강문제를 가지고 있으므로 의료 및 간호 서비스가 지속적으로 필요하며, 기능적 장애로 일상생활 활동에 도움과 재활서비스가 필요하다. 또한 여생을 양질의 삶으로 영위할 수 있도록 여가활동을 포함한 사회적 서비스도 제공되어야 한다.

장기요양시설의 노인들은 타인의 도움이 요구되는 상태에 있지만, 독립성과 자율성을 최대로 보장받아 노인들이 자존감을 지키면서 여생을 보낼 수 있어야 한다. 따라서 노인전문간호사에게는 임상 실무전문가, 노인의 자가간호 증진자, 질병 예방 교육자, 가족상담자, 조정자, 환경관리자 및 연구자로서의 역할이 강조된다.

(3) 노인주간보호시설

노인주간보호시설은 일상생활 수행능력에 지장이 있거나 만성 질환 또는 노쇠로 인해 심신에 장애가 있거나 독거노인으로서 낮 동안 주간보호서비스가 필요한 노인들이 서비스를 제공받는 시설이다. 이곳에서 제공되는 생활 지도 및 일상동작훈련 등 기능 회복 지원, 급식, 목욕서비스, 여가서비스, 이용하는 노인 가족에 대한 상담 및 교육, 지역사회 자원 개발 등의 프로그램은 노인의 고립과 외로움을 감소시키고 사회화를 도우며 건강수준을 높이고 기능적인 독립성을 유지 및 증진시키는 목적을 가진다. 또한 노인을 돌보는 수발자에게 일정 시간 동안 휴식을 주는 목적도 가진다.

노인전문간호사에게는 노인건강관리자, 프로그램 평가자, 상담자, 교육자, 정보제공자, 옹호자, 환경관리자 및 연구자로서의 역할이 필요하다.

(4) 노인복지관

노인복지관은 무료 또는 저렴한 요금으로 각종 상담에 응하고 건강증진, 교양, 오락, 기타 노인 복지증진에 필요한 편의를 제공하는 기관이다. 「노인복지법」상 여가복지시설로 분류되어 다양한 여가 프로그램이 주가 되며, 건강 프로그램은 간호사 1명과 촉탁의사 또는 자원봉사 의사로 운영되는 수준이며 물리치료서비스가 있기도 하다. 이용 노인들은 비교적 건강하며, 만성 질환이 있으나 기능장애가 없는 노인, 약간의 기능장애는 있으나 혼자 거동이 가능한 노인들이다. 이렇게 노인복지관은 건강한 노인들이 친근하게 드나드는 이용시설이므로 가장 효율적으로 건강서비스를 제공할 수 있다.

노인전문간호사는 건강한 노인과 만성 질환을 가진 노인을 위한 간호 역할을 수행하고 그 밖에도 응급사고 시 적절한 대처와 연구자 역할을 수행한다.

(5) 통합실버타운

노인복지관처럼 나라에서 운영하는 복지시설과 달리 노인들이 일정한 입주비용을 지불하고 각종 편의시설과 서비스 등을 누리면서 거주하는 주택 개념에 해당한다. 진료시설, 물리치료시설, 운동시설 등이 노인 거주지 안에 있으며 노인의 다양한 건강 상태, 기능상태에 따라 요구되는 서비스를 제공할 수 있는 시설들을 갖추고 있다.

실버타운의 규모에 따라 노인전문간호사의 고용수준이 다르다. 즉, 규모가 큰 곳은 노인요양원에 노인전문간호사가 있으면서 일반 노인요양원에서의 역할을 한다. 규모가 작은 통합실버타운에서는 노인전문간호사가 혼자서 자문, 관리, 직접 환자간호를 하게 된다.

(6) 가정방문간호사업

가정방문간호사업은 현재 보건소 중심으로 이루어지고 있다. 가정간호의 복잡성과 실무의 독립성 때문에 재가노인의 건강관리는 매우 능숙하고 잘 훈련된 간호사가 필요하여 세부적인 지식과 기술을 습득하고 있어야 한다.

노인전문간호사는 재가노인을 방문하여 직접 간호를 제공하고 가정방문간호사 인력을 지도하며 감독하는 역할을 주로 한다. 따라서 간호실무자, 관리자, 상담자 및 교육자, 옹호자로서 역할을 수행한다.

요점정리

- 노화(aging)란 사람이 태어나서 일정 기간 성장한 후 나이가 들면서 점차 심신의 기능저하가 일어나 죽음에 이르는 과정이다.
- 노화의 개념에는 보편성(누구에게나 비가역적으로 발생), 내재성(사전에 유전적으로 프로그램), 진행성(시간의 경과에 따라 진행), 유해성(개체의 생존에 유해적으로 발생)의 4가지 특성이 포함된다.
- 노년기가 되면 신체적 변화, 은퇴와 수입 감소, 배우자나 친족의 상실, 역할 상실과 여가 문제, 주거환경의 변화 등의 일반적 변화가 생긴다.
- 노인 및 고령사회의 어둡고 부정적인 측면이 특히 강조되는 결과로 이어져 더욱 부정적인 이미지가 증가하게 되면서 종종 고정 관념의 대상이 되어 연령차별주의(ageism)를 낳고 있다.
- 늙음을 받아들이면서 사회생활에 적응하여 풍요로운 노후생활을 보내는 상태를 성공적 노화(successful ageing)라고 한다.
- 노인간호란 노인이 지금까지의 삶에서 겪어온 경험이나 사고, 사람과의 관계 등을 중시하면서 자신답게 생활하기 위한 수단이나 방법을 함께 생각하고 지원하는 것을 말한다.
- 노인의 의사소통에는 다양한 특징이 있다. 간호사는 이러한 특징을 이해하고 간호 대상인 노인 각자의 특성에 맞는 의사소통을 진행할 필요가 있다.

CHAPTER 02 고령사회와 노화이론

학습목표

- 노인의 인구 추이, 건강상태, 생활구조를 통계적으로 이해한다.
- 노인의 발달과제를 이해한다.
- 생물학적 노화이론의 개념과 종류를 이해한다.
- 심리적 노화이론의 개념과 종류를 이해한다.
- 사회적 노화이론의 개념과 종류를 이해한다.

1. 고령사회의 이해

우리나라에서는 일반적으로 65세 이상인 사람을 노인이라고 하며, 노인을 65~74세의 전기 노인과 75세 이상의 후기 노인으로 나눌 수 있다.

최근 30년 정도 동안 수명이 증가하면서 100세를 넘는 사람도 그렇게 드물지 않게 만날 수 있다. 또한 노년기를 보내는 시간이 길어져 노인에 대한 정의의 재검토가 이루어지는 등 사회 속에서 노인의 이상적인 모습도 변화되었다.

1) 노인인구의 추이

총인구에서 65세 이상의 노인인구가 차지하는 비율을 노인인구비라고 하는데, 이는 해당 국가나 지역이 고령사회에 얼마나 근접하고 있는가를 나타내는 중요한 지표이다.

국제연합(UN)에서 정한 분류기준에 따르면 총인구 중 65세 이상 인구가 차지하는 비율, 즉 노인인구비가 7% 이상일 때를 고령화사회(aging society), 14% 이상일 때를 고령사회(aged society), 20% 이상일 때를 초고령사회(super aged society)라고 한다. 대부분의 서구 선진국은 20세기 초를 전후하여 고령화사회로 진입하였고 영국, 독일, 프랑스 등은 1970년대에 고령사회가 되었다.

2021년 통계청에서 발표한 장래인구추계(2020~2070년)에 따르면 우리나라의 노인인구비는 2020년 15.7%이며, 연령별 인구의 추이를 살펴보면 15세 미만 인구와 15~64세 인구는 감소하고 있으나 65세 이상 인구는 증가하고 있다(**그림 2-1**). 0세 출생자가 앞으로 생존할 것으로 기대되는 평균 생존연수인 기대수명(life expectancy at birth)도 매년 늘어 2022년 기준 남성 79.9세, 여성 85.6세이다.

저출산 및 고령화를 배경으로 한 우리나라의 인구구성의 변화는 상당이 빨라 2000년에 노인인구비가 7%를 넘어서면서 고령화사회에 진입하였고, 2017년에는 노인인구비가 14%를 넘어서면서 고령화사회에 진입한 지 17년 만에 고령사회에 진입하였다. 2025년에는 20%를 넘어 초고령사회로 진입할 것으로 예상되어 그에 따른 대비가 필요하다. 다른 외국과 비교해도 우리나라의 고령화 속도는 매우 빠르다(**그림 2-2, 표 2-1**).

인구동태의 중요한 지표인 합계출산율[한 여성이 가임기간(15~49세)에 낳을 것으로 기대되는 평균 출생아 수]은 2022년 기준 0.78명으로 몇 년째 세계 최저수준을 기록하고 있다. 장래인구추계에 따르면 2070년이면 총인구는 3,766만 명, 노인인구비는 46.4%, 노년부양비는 약 101명으로 노인 1명을 15~64세의 생산연령인구 1명이 부양하는 사회가 도래할 것으로 추측하고 있다(**그림 2-3**).

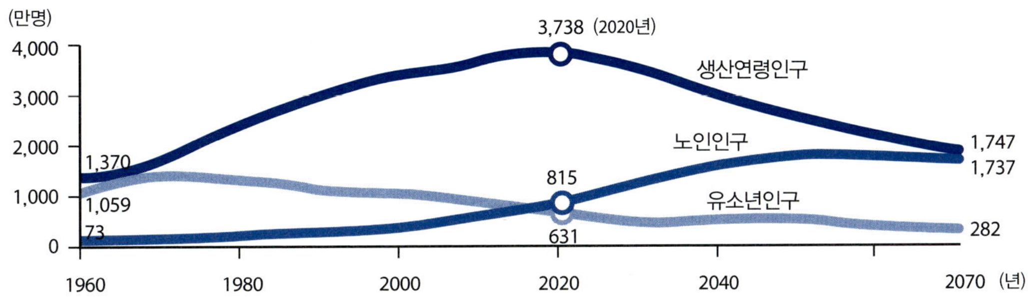

그림 2-1 연령계층별 인구구조(1960~2070년, 중위)

〈출처 : 통계청, 장래인구추계(2020~2070년)〉

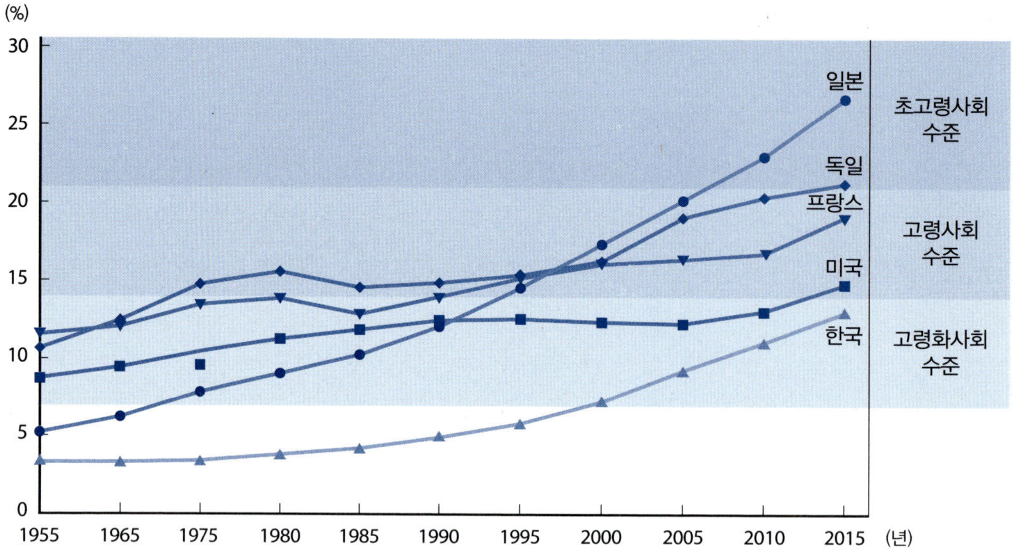

그림 2-2 65세 이상 인구의 비율 추이(외국과 비교)

〈출처 : United Nations, World Population Prospects, The 2015 Revision을 바탕으로 작성〉

표 2-1 국가별 고령화 속도 추이

구분	도달연도(년도)			소요연수(년)	
	고령화사회(7%)	고령사회(14%)	초고령사회(20%)	7% → 14%	14% → 20%
한국	2000	2017	2025	17	8
일본	1970	1994	2006	24	12
미국	1942	2014	2029	72	15
이탈리아	1927	1988	2006	61	18
독일	1932	1972	2009	40	37
프랑스	1864	1979	2018	112	39
영국	1929	1975	2028	46	53

〈출처 : 통계청, 2021년 자료〉

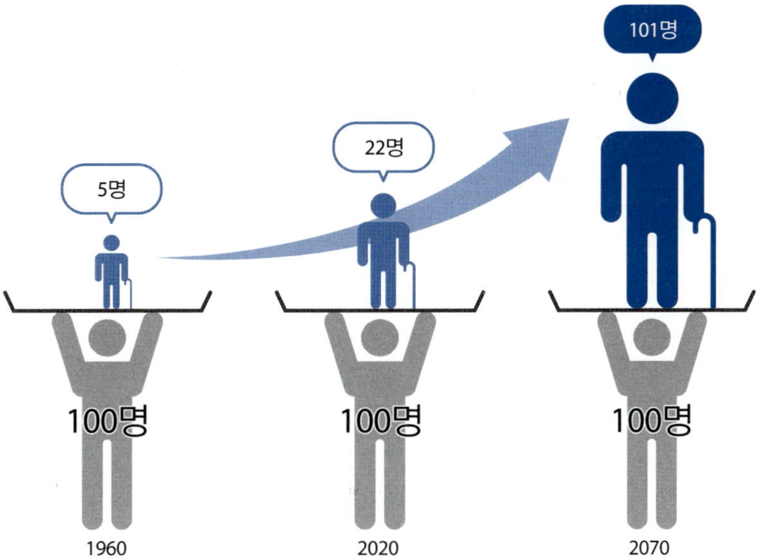

그림 2-3 노년부양비

〈출처 : 통계청, 장래인구추계(2020~2070년)〉

2) 노인의 건강상태

(1) 건강수명

기대수명에서 질병 또는 장애를 가진 기간을 제외한 수명을 건강수명이라고 한다. 즉, 신체적으로나 정신적으로 특별한 이상 없이 생활할 수 있는 기간이다. 2019년 기준 남성은 71.3년, 여성은 74.7년이다. 같은 해 기대수명과의 차이는 남녀 모두 10년 전후이며 건강수명의 연장이 과제라고 할 수 있다.

(2) 유병률

질병이나 부상 등으로 자각증상이 있는 사람의 인구 천 명당 수를 유병률이라고 한다. 보건복지부의 2020년도 노인실태조사에 따르면 3개월 이상 지속적으로 앓고 있으며 의사의 진단을 받은 만성질환이 있다고 응답한 비율은 전체 노인의 84.0%이었다. 만성질환의 종류별 유병률을 보면 고혈압이 56.8%로 가장 높고, 그 다음으로 당뇨병 24.2%, 고지혈증 17.1%, 골관절염 또는 류머티스관절염 16.5%, 요통 및 좌골신경통 10.0% 등의 순으로 나타났다.

(3) 의료기관 이용 횟수

실제로 노인은 얼마나 자주 의료서비스를 받고 있을까? 보건복지부의 2020년도 노인실태조사에 따르면 지난 1개월 동안 병원, 의원, 보건(지 · 진료)소, 한의원, 치과 등 보건의료기관을 이용한 경험이 있는 노인은 70.6%이고, 평균 방문횟수는 1.5회라고 한다(표 2-2). 이 중 지난 1년간 요양병원에 입원한 경험이 있는 노인은 0.4%이며, 요양병원 이외 병원에 입원한 경험이 있는 노인은 7.1%이었다. 입원 횟수는 1회 4.8%, 2회 1.0%, 3회 이상 1.3%이었다.

표 2-2 노인의 일반특성별 지난 1개월간 보건의료기관 이용 횟수 (단위 : %)

연령	없음	1회	2~3회	4~5회	6회 이상	평균(회)
65~69세	37.7	36.4	19.6	3.6	2.7	1.2
70~74세	28.5	39.3	22.4	5.4	4.3	1.6
75~79세	25.2	37.9	26.7	4.8	5.3	1.8
80~84세	21.2	39.6	27.8	7.1	4.3	1.7
85세 이상	23.1	37.6	28.2	6.6	4.5	1.8
전체*	29.4	38.0	23.6	5.0	4.0	1.5

* 전체 응답자를 대상으로 한 분석결과임

〈출처 : 보건복지부, 2020년도 노인실태조사〉

(4) 사망원인

통계청이 발표한 2023 고령자 통계에 따르면 2022년 65세 이상 노인의 사망원인은 악성신생물(암)(783.9명), 심장질환(337.9명), 코로나바이러스감염증-19(331.3명), 폐렴(286.8명), 뇌혈관질환(254.2명) 순이었다. 악성신생물(암), 뇌혈관질환에 의한 사망은 꾸준히 감소 추세이나 폐렴에 의한 사망이 2000년 이후 3.0배 수준으로 증가하였다(그림 2-4).

노인의 사망률을 전체인구의 사망률과 비교하면 악성신생물(암) 4.8배, 심장질환 5.1배, 코로나19 5.4배, 폐렴 5.5배, 뇌혈관질환 5.1배 수준이다.

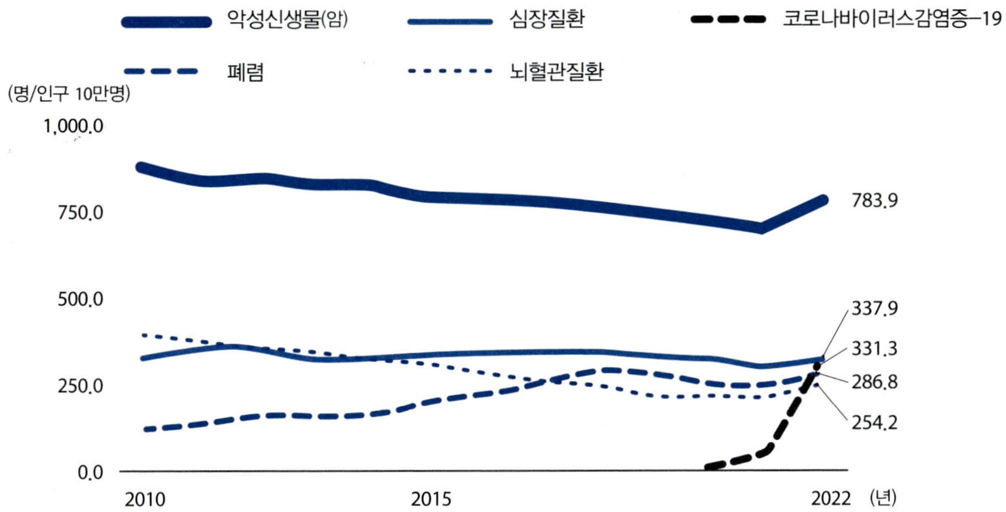

그림 2-4 65세 이상 노인의 사망률

〈출처 : 통계청, 사망원인통계〉

3) 노인의 생활구조

(1) 가족과 가구

65세 이상인 노인 가구가 전체 가구에 차지하는 비율은 증가 경향에 있으며 2023년 통계에서는 549만 2천 가구로 전체 가구의 25.1%를 차지하였다. 노인 가구가 차지하는 비중은 계속 늘어나 2050년에는 우리나라 전체 가구의 약 절반(49.8%)이 노인 가구가 될 것으로 전망된다. 가구 유형별로 살펴보면 1인 가구(36.3%), 부부(35.3%), 부부+미혼자녀(9.2%), 부(모)+미혼자녀(5.5%) 순으로 높게 나타났다(**그림 2-5**).

노인 1인 가구인 경우 건강상의 문제나 간병이 필요해졌을 때 가정 내의 인적 자원이 한정된다. 고독사로 상징되는 상황을 방지하기 위해서라도 인근 지역주민의 네트워크나 행정 등 공적기관의 지원이 중요하다.

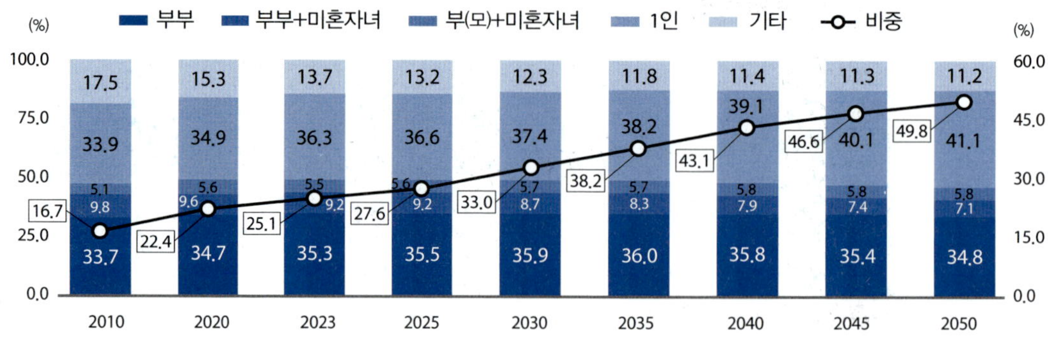

그림 2-5 노인가구의 비중 및 가구유형별 구성비

〈출처 : 통계청, 장래가구추계(2020~2050년)〉

(2) 경제와 취업

보건복지부가 발표한 2020년도 노인실태조사 보고서에 따르면 2019년의 노인 가구의 연 총소득은 평균 3,026.5만 원이었다. 가구 형태별 가구 연 총소득을 살펴보면 1인 가구는 1,440만 원, 노인 부부가구는 2,879.8만 원, 자녀동거가구는 4,965만 원으로 나타났다. 근로소득이 가구소득의 가장 큰 비중을 차지하여 35.6%이었고, 다음으로 공적소득, 사업소득 순이었다.

2020년 기준 우리나라 66세 이상 은퇴연령층의 상대적 빈곤율은 OECD 가입국과 비교하면 매우 높은 수준이며, 2021년 기준 65세 이상 노인의 평균 고용률은 34.9%로 OECD 평균 15.0%보다 2배 이상 높다(그림 2-6).

(3) 여가 및 사회활동

2020년도 노인실태조사 보고서에 따르면 노인의 여가활동은 2017년 85.1%에서 2020년 80.3%로 다소 감소한 것으로 나타났다. 문화예술 참여활동, 스포츠 관람활동, 스포츠 참여활동에서 감소폭이 컸으며, 휴식활동은 43.5%에서 52.7%로 증가한 것으로 나타났다. 2020년 여가활동의 감소는 코로나바이러스감염증-19로 인해 외부 활동의 제약 때문인 것으로 판단된다.

노인의 사회참여활동 수준은 유사한 형태를 보이고 있으나 정치단체활동은 2017년에 비해 증가하였고, 평생교육 참여율과 자원봉사 참여율은 2014년 이후 계속 감소세에 있다.

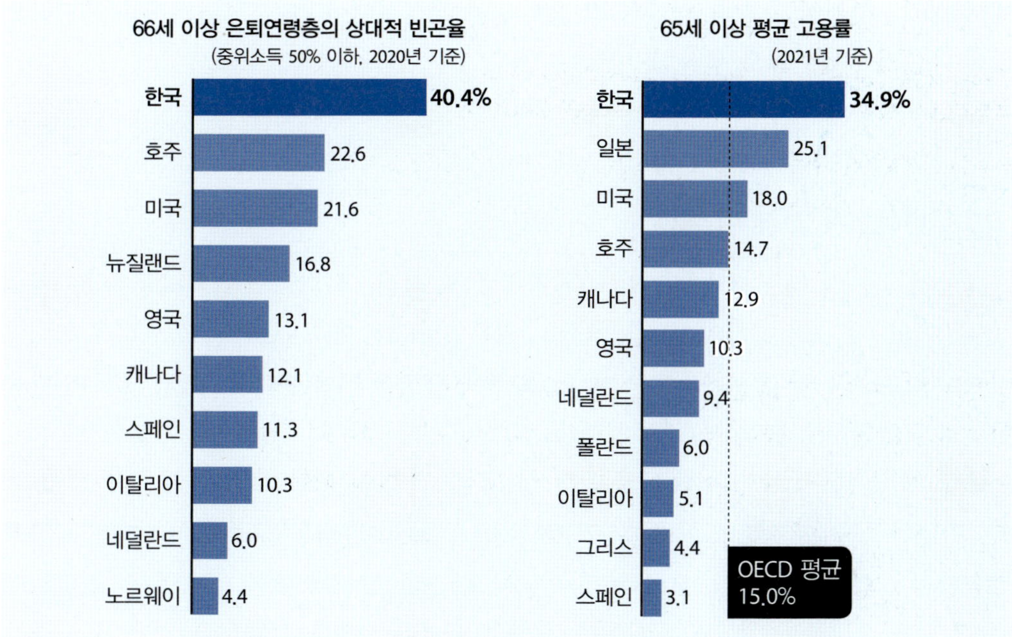

그림 2-6 OECD 주요국 노인인구의 상대적 빈곤율과 고용률

2. 노인의 발달과제

인간의 탄생에서 죽음에 이르기까지의 변화과정을 설명하는 발달이론은 주로 영 · 유아기, 아동기, 청년기와 같은 심신의 기능이 상승하는 시기에 초점이 맞춰져 왔다. 따라서 성인기나 노년기는 노화에 동반하여 심신기능이 쇠퇴하는 노화과정에 있다고 간주하여 부정적인 이미지로 파악해 왔다. 하지만 평균수명의 연장이나 활동적이고 건강한 노인의 증가로 노년기의 정신발달에 관한 연구가 활발히 이루어지면서 '사람은 평생을 계속 발달한다'는 생애발달의 개념이 받아들여지게 되었다.

노년기는 사람의 생애를 나타내는 생활양식의 마지막 단계에 있으며 노년기에는 은퇴에 동반한 사회적 지위나 경제적 변화, 신체기능의 저하, 가족이나 친구의 죽음, 가족이나 사회로부터의 고립, 생활환경의 변화 등 많은 상실을 경험한다. 이러한 경험에 의해 사회적 평가나 자존감의 상실을 체험하기도 한다. 노인에게는 이러한 상실 체험을 어떻게 받아들이고 적응해 갈 것인가가 큰 과제가 된다.

사람은 태어나서 죽음을 맞이하는 동안 여러 발달단계를 거쳐 성장한다. 각 발달단계에서 심리 · 사회적 측면의 성장과 발달을 위해 달성하여야 하는 발달과제를 해결함으로써 다음의 발달단계로 성장 및 발달해 간다.

1) 에릭슨의 발달과제

미국의 정신과 의사 에릭슨(Erikson)은 인간성의 심리 · 사회적 발달단계로서 8가지의 생애주기와 대립하는 2가지 발달과제를 설명하였다(그림 2-7). 단계별로 사회에서 해결하여야 하는 어떠한 요구가 제시되며 그 요구에 자신을 적응시키고 해결함으로써 다음 단계로 진행한다고 보았다.

또한 에릭슨은 노년기의 발달과제를 '통합 대 절망과 혐오, 지혜'라고 설명하였다. 즉, 이들의 균형을 어떻게 취하는가가 과제이다. 절망이란 죽음과 가장 가까운 시기에 엄습하는, 노화에 동반하는 늙음의 자각이나 다수의 상실에 대한 인식이다. 절망감에 질 것 같은 자신을 인식하면서 사람은 자신의 과거나 인생을 보내는 방법에 대해 좋은 것도 나쁜 것도 모두 그 나름의 의미가 있다고 받아들임으로써(자아 통합) 극복한다. 에릭슨은 이 과정에서 사람은 지혜를 얻고 결국에는 통합된 인생의 마지막 단계를 살아갈 수 있다고 보았다.

노년기 VIII								통합 대 절망과 혐오, 지혜
성인기 VII							생식성 대 정체, 돌봄	
전성인기 VI						친밀 대 고립, 사랑		
청년기 V					동일성 대 동일성 혼란, 충성			
학동기 IV				근면성 대 열등감, 적격				
유치기 III			자주성 대 죄악감, 목적					
유아기 초기 II		자율 대 부끄러움과 의혹, 의지						
영아기 I	기본적 신뢰 대 기본적 불신 희망							
	1	2	3	4	5	6	7	8

그림 2-7 에릭슨의 심리 · 사회적 생애주기

2) 하비거스트의 발달과제

미국 교육학자 하비거스트(Havighurst)는 인간은 배움으로써 성장하는 학습자라고 하는 개념에 근거하여 인생을 6가지 시기(영 · 유아기, 아동기, 청년기, 장년 초기, 중년기, 노년기)로 나누었다. 또한 각 시기의 교육에서 사람이 성장하기 위해 직면하는 과제를 제시하였다.

노년기의 발달과제로서는 ①육체적 힘과 건강의 쇠퇴에 적응하는 것, ②업무에서의 은퇴와 수입 감소에 적응하는 것, ③배우자의 죽음에 적응하는 것, ④자신과 같은 세대 사람들과 밝고 친밀한 관계를 맺는 것, ⑤사회적 · 시민적 의무를 받아들이는 것, ⑥육체적 쇠퇴에 동반하는 생활을 만족스럽게 보낼 수 있도록 준비하는 것의 6가지를 들었다.

3. 노화이론

인간의 노화는 수정에서 시작되어 평생 지속되는 정상적인 과정이며, 그 누구도 막을 수 없는 불가피한 현상이다. 최근 기대수명이 길어지고 사회에서 노인인구가 증가함에 따라 노화과정에 대한 관심이 더욱 높아지고 있다.

오래 전부터 많은 학자들이 노화기전을 밝히는 연구를 시도해왔으나 과학적으로 노화의 발생기전을 설명하기 시작한 것은 18세기 말부터였다. 20세기 중반까지는 주로 노화의 생리적 변화에 대한 탐구가 주를 이루었고, 1960년대 이후부터는 노화에 따른 특징적인 변화들에 적응하기 위한 광범위한 이론적 탐구가 시작되었다.

노화이론은 생물학적 노화이론, 심리적 노화이론, 사회석 노화이론으로 크게 분류할 수 있다.

1) 생물학적 노화이론

생물학적 노화이론은 세포기능과 세포재생능력의 점차적인 감소에 초점을 두면서 주로 노화로 인한 신체적 변화들을 설명하는 이론으로, 연령이 증가함에 따라 신체가 어떻게 변화하며 스트레스나 질병에 대한 노인의 취약성에 영향을 미치는 요인이 무엇인지를 이해하도록 도와준다.

대표적인 생물학적 노화이론에는 프로그램이론(유전자이론), 유전변이이론, 교차연결이론, 자유기이론, 면역이론, 대사조절이론 등이 있다.

(1) 프로그램이론(유전자이론)

수명은 유전자에 의해 제어되며 노화는 유전자에 프로그램되어 있다고 보는 이론으로, 다음과 같은 사실이 이 이론을 뒷받침한다.

- 동물은 종에 따라 최대수명이 다르다.
- 동물의 교배로 장수하는 종, 단명하는 종, 빨리 노화하는 종 등을 제작할 수 있다.
- 일란성 쌍둥이의 수명 차이는 2년 이내로 짧다.
- 사람의 세포배양에서 태아 유래의 섬유모세포는 약 50회 분열하는데, 성인 유래의 세포는 20회, 베르너증후군 등의 조로증 세포는 2회밖에 분열하지 않는다.
- 동물의 배양세포에서 수명 3년인 마우스의 세포 분열횟수는 12회, 수명 200년인 거북이의 세포 분열횟수는 140회이다.

이 이론에서는 유기체의 생체시계 개념을 제시하였고, 생체시계에는 그 유기체가 생명을 유지하고 살아가는 데 필요한 에너지, 엔트로피 및 기타 물질의 양이 수정 시부터 이미 프로그램되어 있어서 노화과정도 이미 프로그램되어 있다고 보았다.

(2) 유전변이이론

DNA-RNA-단백질합성계통이 돌연변이나 변성에 의해 변이되고 이것이 축적되어 세포의 기능장애와 노화를 일으킨다고 보는 이론이다(그림 2-8).

노인의 백혈구나 단명하는 동물종인 마우스의 간세포에서는 비정상염색체가 많이 확인된다. T세포 등의 세포노화에 동반하는 돌연변이비율은 지수함수적으로 증가하여 세포사에 이르는 과정에서 50배가 된다. 유전변이이론은 유전자오류이론과 체세포변이이론으로 구분된다.

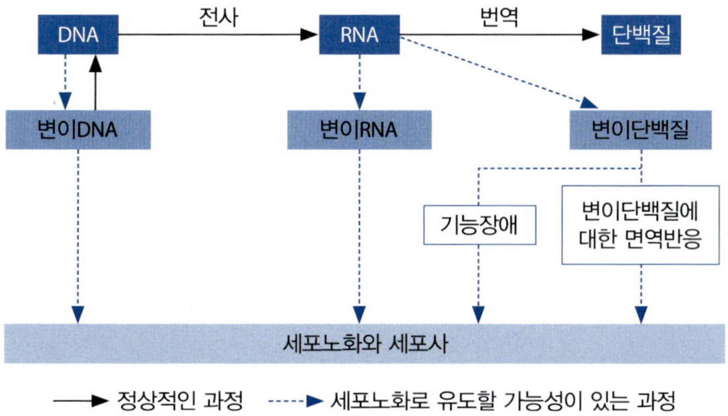

그림 2-8 DNA-RNA-단백질합성계통에 미치는 노화의 영향

(3) 교차연결이론

교차연결(cross-linking)이란 여러 반응기를 가지는 물질이 가교가 되어 서로 다른 여러 고분자와 결합해서 새로운 고분자를 형성하는 것을 말한다.

교차연결이론은 정상적으로는 분리되어 있어야 할 분자구조들이 화학반응에 의해 분자 사이에 강한 연결고리가 형성되어 노화가 진행된다는 이론이다. 결합조직의 구성성분인 탄력소와 특성별 작용을 고려하기 때문에 피부, 힘줄, 뼈, 근육, 혈관, 심장조직 등 결합조직의 노화로 인해 변화를 설명할 수 있다.

(4) 자유기이론

자유기(유리기, free radical)란 유리전자를 가진 분자를 말하며 흡연, 자외선, 정상세포의 산화반응 과정에서 만들어진다.

자유기이론은 자유기가 단백질, 핵산, 지방, 아교질 등에 손상을 일으키고 이 손상이 축적되면 세포기능을 저하시켜 노화가 일어난다고 하는 이론이며, 다음과 같은 사실이 이 이론을 뒷받침한다.

- 불포화지방산이 자유기의 작용으로 과산화지질이 되어 세포막의 변성을 일으킨다.
- 지방갈색소(lipofuscin; 과산화지질이 중복한 것)는 노화한 신경이나 근육세포에 침착해 있는 색소로, 노화에 의해 그 침착이 증가한다.
- 초과산화물(superoxide)의 손상을 방어하는 항산화제(antioxidant)를 마우스에 투여하면 수명이 20~30% 연장된다.

(5) 면역이론

노화와 동반하여 변성단백질은 증가하지만 면역 담당 세포의 기능은 반대로 저하함으로써 자가항체가 증가한다. 이렇게 면역계통이 퇴화하면 자신의 정상 세포를 이물질로 인식하여 공격하여 자가면역반응이 일어나면 노화가 야기된다고 보는 이론이다. 류마티스인자, 항핵항체, 항갑상샘항체 등의 자가항체가 노화와 동반하여 증가한다.

면역계통의 퇴화를 조절하면 노화를 지연시킬 수 있다고 전제하여 식이조절, 체온조절 등을 하면서 노화에 의한 면역학적 손상을 어느 정도 교정하는 방법 등이 제시되고 있다.

(6) 대사조절이론

세포의 대사회전이 세포분열 속도에 영향을 미쳐 노화나 수명을 지배한다고 보는 이론이다. 동물의 체중당 산소소비량과 수명과의 관계를 조사하면 각각의 대수(로그)를 취한 수치와의 사이에 음의 직선관계가 확인된다.

2) 심리적 노화이론

심리적 노화이론은 노화에 따른 지능과 기억, 학습과 같은 인지기능의 변화를 설명하는 이론으로, 노인들이 가진 가치와 신념에 대한 이해를 돕는다.

대표적인 심리적 노화이론에는 노년초월이론, 발달과업이론 등이 있다.

(1) 노년초월이론

노년초월이란 노년기에 접어든 개인이 인생의 전반적인 시각을 물질주의적이고 합리적인 시각에서 더 우주적이고 초월적인 시각으로 변화시키는 것을 말한다. 노년초월이론은 사람은 노화를 통해 삶의 만족감이 늘어난다고 보는 이론으로, 스웨덴의 노년학자인 톤스탐(Tornstam)이 1994년 처음 제기하였고 이후 심리발달이론으로 발전하였다.

이 이론에서 변화는 사회관계, 성격, 의식의 세 가지 측면에서 발생한다고 보았다. 사회관계 측면에서는 사회상식에 얽매이지 않게 되고 지혜를 획득하게 된다. 성격 측면에서는 젊은 사람에게 흔히 있는 자기중심성이나 자존심이 좋은 의미에서 저하한다. 의식의 측면에서는 사고 안에 시간이나 공간의 벽이 허물어지고 의식이 자유롭게 과거나 미래로 오가게 된다. 이러한 변화와 동반하여 행복감이 높아진다고 보았다.

(2) 발달과업이론

사람이 건전한 발달을 달성하려면 생애에 걸쳐 각 시기에 완수해야 하는 과업이 있으며, 각 단계의 과업을 달성한 사람은 성공적인 노화과정을 거치며 노년기에 잘 대처할 수 있다고 보는 이론이다. 앞에서 설명한 에릭슨(Erikson)의 성장발달이론과 하비거스트(Havighurst)의 발달과업이론이 대표적이다.

3) 사회적 노화이론

사회적 노화이론은 노인에게 일어나는 사회적 관계의 변화를 설명하는 이론으로, 성공적인 노화를 위해 필요한 것은 무엇인지, 사회가 노인을 위해 무엇을 해야 하는지, 나이가 들면 은퇴를 해야 하는지 또는 활동을 계속해야 하는지, 노인의 삶에 만족과 안녕을 증진시키는 것이 무엇인지 등의 질문에 대한 답변을 통해 이론을 발전시켜 나가고 있다.

최근 20여 년 동안 이러한 노화의 심리사회적 측면에 대한 연구가 활발히 진행되어 많은 사회적 노화이론이 탄생하였다.

(1) 활동이론

기본적으로 성공적인 노화는 높은 활동수준을 유지하는 데 달려 있으며, 활동의 참여는 삶의 만족과 밀접한 관련이 있다고 보는 이론이다. 하비거스트(Havighurst)와 그 동료들에 의해 처음 주장되어 노화에 대한 사회적 접근방법으로 주목을 받기 시작한 후 많은 검증과정을 통해 다듬어졌다. 사회적 노화이론 중에서 가장 일반적으로 통용되는 이론이다(표 2-3).

표 2-3 활동이론의 기본 가정과 제한점

기본 가정	• 노인은 젊은 집단에 비해 상호작용의 정도가 감소되는 특징이 있다. • 노인은 불가피한 생물학적 변화와 건강의 변화를 제외하고는 기본적으로 중년기와 동일한 정신적, 사회적 요구를 지닌다. • 자신과 사회에 대한 개인의 역할 요구는 중년기를 거쳐 노년기에 이르기까지 일정하게 남아 있다.
제한점	• 중년기의 활동수준을 유지하지 않으려는 노인들에 대해서는 설명하기 어렵다. • 노인의 성격이나 개인차, 생활양식의 다양성을 고려하지 않는다. • 활동수준보다는 타인과의 친밀감 있는 상호관계가 삶의 만족도에 영향을 끼칠 수 있다. • 삶의 만족과 같은 다차원적인 변수와 활동수준과 같은 일차원적인 변수와의 관계를 밝히는 데 어려움이 있다.

(2) 사회유리이론

노인은 신체적 활력의 감퇴와 더불어 모든 적극적인 사회활동으로부터 자발적으로 물러나게 되며 이러한 사회적 유리과정이 노인들에게 만족감을 높여주게 된다는 이론이다. 사회유리이론은 사회학 행동주의자들에 의해 발전된 다면적이고 포괄적인 이론으로, 커밍(Cumming)과 헨리(Henry)가 5년에 걸친 연구를 통해 개발하였다(표 2-4).

표 2-4 사회유리이론의 기본 가정과 제한점

기본 가정	• 노인은 젊은 집단에 비해 상호작용의 정도가 감소되는 특징이 있다. • 나이가 들어감에 따라 지식과 기술 및 활동능력이 감소된다. • 노인의 일상생활에서 관찰되는 사회적 상호작용의 감소, 그리고 개인이나 사회에 도움이 되는 기능을 하는 것은 노인 스스로에 의해 시작된다.
제한점	• 일부 노인들의 사회참여가 감소되기는 하지만 모든 노인이 다 그러한 것은 아니며 새로운 역할에 참여하는 노인이 있다. • 개인 각각의 취향의 다양성과 사회문화적인 환경의 차이를 고려하지 않았다. • 노화과정에 스스로 적응하려는 개인의 노력을 무시하였다.

(3) 지속성이론

개인의 자아는 생활이 변화함에도 불구하고 근본적으로 똑같이 남아있다고 보는 이론으로, 이러한 지속성은 정상적인 노화과정에서 개인이 결정하고 행동하는 방향을 예측할 수 있게 하는 인간의 기초적인 인격구조의 형성과 유지를 의미한다. 미국의 유명한 노화학자 애칠리(Atchley)는 노화과정이 활동이론이나 사회유리이론과 같은 사회적 노화이론 하나만으로 설명되는 것보다는 개인의 인격과 적응 능력을 고려한 지속성이론을 포함할 때 훨씬 더 잘 설명된다고 하였다.

지속성이론은 노인의 사회적 구조와 문화적 역사적 배경을 고려하여 노인을 이해하고 노화과정에 적용할 수 있게 해준다(표 2-5).

표 2-5 지속성이론의 기본 가정과 제한점

기본 가정	• 중년과 노년기의 개인은 정상적인 노화과정에서 일어나는 변화들에 적응하고자 한다. • 노인은 그들 과거의 경험, 선택, 행동들이 노인의 현재 및 미래의 선택과 행동의 기초를 형성한다.
제한점	• 생태학적으로 타당하지 않다. 즉, 노년기에 이르면 건강이 나빠지고 경제적인 제한점 등이 나타나므로 젊은 시절의 생활방식을 변형시켜야 할 필요가 있다. • 노년기에는 자아에너지, 성역할의 변화 등으로 인한 성격과 행동의 변화가 나타날 수도 있다.

(4) 사회교환이론

노인의 감퇴된 사회적 상호작용은 독거, 건강문제, 수입 경감 등의 결과일 뿐만 아니라 사회와 노인 간의 복잡한 교환과정의 결과라는 인식에서 시작한다. 노인은 자원이 감소되고 의존성이 증가되며 그 결과 힘과 가치가 떨어지고 사회에 대한 기여도가 감소되는데 이를 사회적 교환의 결과로 설명하는 이론이다(표 2-6).

호먼스(Homans)와 블라우(Blau)가 처음 제시한 사회학 이론으로 행동과학과 실용경제학에 근간을 두고 사회적 상호작용을 설명하였다.

표 2-6 사회교환이론의 기본 가정과 제한점

기본 가정	• 사회적 행위는 교환의 연속이다. • 개인이나 집단은 상호작용에 있어서 보상을 최대화하고 비용을 최소화하려는 특징이 있다. • 개인은 상대방으로부터 보상을 받으면 이에 보답할 의무가 있다고 느낀다. • 개인은 비용에 비해 보상이 더 많은 한 계속 상호작용을 유지하려고 한다. • 한 개인이 타인에게 의존할 때 그 타인에게는 힘이 생겨날 것이다.
제한점	• 노화과정을 설명하기 위해 교환이론을 사용한 실증적 연구가 매우 부족하다. • 교환이라는 이론적 개념을 수량화하는 데 제한이 있다.

(5) 연령계층화이론

모든 사회는 청년, 중년, 노년 등 연령에 따라 사람들이 범주화되거나 계층화되어 있다고 보는 이론이다. 동일한 연령층에 속하는 사람들은 유사한 시대적 경험을 공유하기 때문에 이들 간에는 유사한 가치관이나 태도가 형성되어 있다고 본다.

(6) 현대화이론

현대사회는 전통을 존중하기보다 능률 위주의 사회로 재편되었고 이 과정에서 노인의 지위는 하락할 수밖에 없다고 보는 이론이다. 현대화가 노인의 지위를 하락시키며, 현대화 정도가 높을수록 노인의 지위는 더 낮아지고 역할을 상실하게 된다고 예측하였다.

요점정리

- 우리나라는 저출산과 고령화가 진행되어 노인인구비가 고령사회 수준에 있다. 또한 여러 외국과 비교해도 고령화 속도가 빠르다.
- 우리나라 사람의 건강수명은 2019년 시점에 남성 71.3년, 여성 74.7년이다. 같은 해 기대수명과의 차이는 남녀 모두 10년 전후이며 건강수명의 연장이 과제라고 할 수 있다.
- 노인가구의 유형은 1인 가구나 부부 가구가 많으며 가족으로부터의 지원이나 사회와의 접점이 감소하고 있다. 치매 등의 질환 발견이 늦어지거나 고독사의 위험으로 이어지는 점에서 대책이 필요하다.
- 에릭슨(Erikson)은 자신의 과거나 인생을 보내는 방법을 의미 있는 것으로서 받아들이고 노화에 동반한 늙음의 자각이나 상실 체험 등을 극복함으로써 결국 통합된 인생의 마지막 단계를 살아갈 수 있다고 보았다.
- 하비거스트(Havighurst)는 노년기의 발달과제로 ①육체적 힘과 건강의 쇠퇴에 적응, ②업무에서의 은퇴와 수입 감소에 적응, ③배우자의 죽음에 적응, ④자신과 같은 세대 사람들과 밝고 친밀한 관계를 맺음, ⑤사회적 · 시민적 의무를 받아들임, ⑥육체적 쇠퇴에 동반하는 생활을 만족스럽게 보낼 수 있는 준비의 6가지를 들었다.
- 생물학적 노화이론은 세포기능과 세포재생능력의 점차적인 감소에 초점을 두면서 주로 노화로 인한 신체적 변화들을 설명하는 이론으로, 신체가 연령이 증가함에 따라 어떻게 변화하며 스트레스나 질병에 대한 노인의 취약성에 영향을 미치는 요인이 무엇인지를 이해하도록 도와준다.
- 심리적 노화이론은 노화에 따른 지능과 기억, 학습과 같은 인지기능의 변화를 설명하는 이론으로, 노인들이 갖고 있는 가치와 신념에 대한 이해를 돕는다.
- 사회적 노화이론은 노인에게 일어나는 사회적 관계의 변화를 설명하는 것으로, 성공적인 노화를 위해 필요한 것은 무엇인지, 사회가 노인을 위해 무엇을 해야 하는지, 나이가 들면 은퇴를 해야 하는지 또는 활동을 계속해야 하는지, 노인의 삶에 만족과 안녕을 증진시키는 것이 무엇인지 등의 질문에 대한 답변을 통해 이론을 발전시켜 나가고 있다.

PART 2

노인의 건강생활과 간호

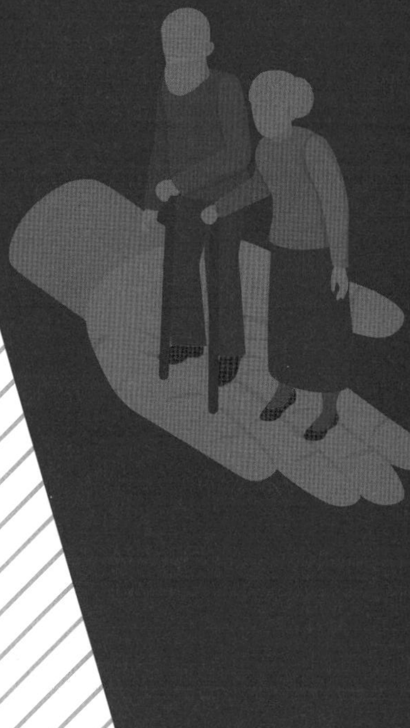

CHAPTER 03 노화과정

학습목표

- 노화에 따른 신체적 변화를 이해한다.
- 노화에 따른 인지적 변화를 이해한다.
- 노화에 따른 사회적 변화를 이해한다.

1. 노화에 따른 신체적 변화

노화는 사람이 태어나서 성장한 후 점차 쇠퇴하여 죽음에 이르는 보편적인 과정이다. 모든 사람이 노화를 겪게 되지만 건강한 젊은 사람에게는 현실적으로 잘 느껴지지 않는다. 신체적으로 몇 살이 노인인지 한 마디로 규정하기 어렵지만 통계학자들은 65세 전후의 은퇴시기를 노년기로 본다.

노화과정은 매우 복잡하여 명확하게 밝혀져 있지 않았지만, 공통적으로 신체 구조와 기능에는 다음과 같은 변화들이 일어난다.

1) 순환계통

나이가 들수록 심장벽이 두꺼워지며 심장 수축능력이 떨어진다. 이는 심(장)박출량의 감소를 유발하고, 이러한 변화에 대한 보상으로 심장박동수가 증가한다. 혈관은 탄력성을 잃고 더욱 굳어지며 좁아지는데, 이는 혈류의 흐름을 방해한다. 판막 또한 일부 기능을 잃고 두꺼워지며 경화한다. 이 변화는 심장박동수와 혈압을 높여 심장에 과부하를 일으킨다. 따라서 노인은 적은 운동에도 빈맥이 될 수 있다.

혈관계통에서 일어나는 많은 변화는 노화 때문이지만, 그 밖에도 생활방식과 관련하여 나타나기도 한다. 흡연, 비만, 운동부족, 스트레스 등은 심장혈관계통에 부정적인 영향을 줄 수 있다.

노화에 따른 순환계통의 주요 변화를 정리하면 표 3-1과 같다.

표 3-1 노화에 따른 순환계통의 변화

기질적 변화	좌심실 비후와 심방용적의 증가, 심실용적의 감소, 심장근육세포수의 감소, 심장근육의 비대, 사이질(interstitium)의 섬유화, 혈관 내 이물질 침착, 판막이나 판막고리의 석회화 등이 일어난다.
기능적 변화	심(장)박출량 감소, 예비능력 저하에 의한 운동 시 두근거림이나 헐떡임, 대동맥의 신전성 저하에 의한 수축기혈압 상승과 확장기혈압 저하, 자극전도계통의 세포 소실 및 섬유화에 의한 부정맥이나 전도장애, 심장동맥경화에 의한 심장근육의 허혈 등이 발생한다.

2) 호흡계통

호흡계통의 변화 양상과 속도는 개인마다 다르지만, 대체적으로 나이가 들어가며 호흡기 질환의 발생 위험이 높아진다. 호흡기능이 감소하면 인체의 세포 단위에서 이루어지는 많은 생리적 활동에 필요한 산소 공급이 어려워져 다른 기능도 약화되기 쉽다. 나이가 들면 호흡기관의 탄력성이 줄고, 호흡근육의 약화로 호흡기능의 효율이 떨어지며 예비능력도 감소한다.

폐포에서는 환기에 필요한 폐포 표면적이 감소하여 확장에 필요한 탄성이 저하됨으로써 운동 시 헐떡임이나 기침을 동반한다. 더불어 폐포 주변 모세혈관의 수가 줄어들고, 폐포벽이 얇아지며 비효율적인 산소-이산화탄소 교환을 하게 된다.

노화로 인해 기도의 분비물을 배출하는 데 중요한 기관지섬모의 기능이 나빠지면 기도 내에 가래가 고여 만성염증을 일으켜서 만성폐쇄성폐질환(COPD)이나 기관지확장증의 원인이 된다. 노화로 인한 폐의 기질적 변화로 방어기능이 떨어진 노인은 세균이나 바이러스의 침입에 의해 폐렴 등의 합병증이 생기기 쉽다. 대부분은 폐흡인이나 폐울혈에 의한 노년폐렴이 발생하며 노인의 주요 사망원인이 된다.

노화에 따른 호흡계통의 주요 변화를 정리하면 표 3-2와 같다.

표 3-2 노화에 따른 호흡계통의 변화

기체교환효율 악화	폐포의 표면적 감소, 가슴우리(흉곽)의 탄성과 운동성 감소, 폐활량 및 산소포화도 감소, 전폐기량 및 최대 수의적 환기량 감소, 잔기량 및 잔기율 증가 등에 기인한다.
호흡부전	기체교환효율 저하, 운동부하 시 최대환기량 감소로 인해 발생한다.

3) 신경계통

노화와 함께 건망증이 심해지거나 감정을 억제하지 못하기도 한다. 또 평형감각이나 이해능력도 저하한다. 뇌의 신경세포는 매일 소실되지만 재생은 거의 되지 않기 때문에 노화에 의한 신경세포의 감소는 결과적으로 뇌의 위축이나 뇌실 확대를 발생시킨다.

노화에 따른 신경계통의 주요 변화를 정리하면 **표 3-3**과 같다.

표 3-3 노화에 따른 신경계통의 변화

뇌의 정상적인 생리적 변화	반사행동, 반응행동의 속도가 느려지지만, 일상생활에 큰 지장은 없고 거의 독립적인 생활을 할 수 있다.
뇌의 병적 변화	질병이나 스트레스, 환경인자, 유전인자 등에 의한 이상이 발생하면 그와 관련하여 신경계통 기능이 저하될 수 있다.
기질적 변화	신경세포의 상실이나 뇌중량의 감소, 시냅스의 느린 전달, 말초신경기능의 상실 등이 발생한다.
기능적 변화	반응시간의 지연, 체온조절기능의 저하 등이 관찰된다.

4) 소화계통

노화에 의한 구강 내 변화에는 치주에 섬유화가 일어나고 치주질환으로 치아상실이 발생하기 쉬우며, 치아가 닳고 착색되며 상아질의 생성이 줄어들게 되어 저작활동에 영향을 끼친다. 점막 아래의 탄력섬유가 소실되고 혀조직이 위축되면서 맛봉오리에 영향을 미쳐 미각의 변화가 발생하는데 특히 만성적인 흡연은 미각 변화를 촉진한다. 침샘의 위축으로 침 분비가 줄고 점도가 높아져 탄수화물 소화장애, 구강건조증을 호소하고 삼킴곤란으로 음식을 삼키는 데 시간이 오래 걸린다.

식도근육의 긴장도가 저하되고 운동성이 떨어짐에 따라 음식물이 식도를 지나는 시간이 길어지고 식도하부조임근의 압력이 감소하여 역류가 잘 발생한다. 또한 프로스타

글랜딘의 생성이 감소하며, 위산 분비가 증가하여 위점막의 방어기능이 외부 손상으로부터 취약해진다. 60세 이상에서 위축위염의 빈도가 증가하며 소화액 분비가 줄어들어 저산증이 된다. 이 외에도 소화관의 점액 분비 저하, 탄력성 저하, 운동성 저하 등으로 소화불량, 복부팽만, 변비, 가스 등이 발생한다. 요실금이나 신체활동 저하 등으로 수분 섭취가 줄어들고 식이섬유의 섭취가 충분하지 않기 때문에 변비가 발생하기 쉽다.

또한 간의 크기가 줄고 무게가 감소한다. 이에 따라 간 혈류량이 저하되어 약물 배출이 감소하게 된다.

노화에 따른 소화계통의 주요 변화를 정리하면 표 3-4와 같다.

표 3-4 노화에 따른 소화계통의 변화

구강 · 인두의 변화	치아탈락이나 침샘 위축에 의한 침 분비량 감소, 침 농도 감소에 의한 저작기능의 저하 등이 발생한다. 침 분비의 감소는 소화기능의 저하나 삼킴곤란으로 흡인폐렴의 위험성이 증가한다.
식도의 변화	연동운동이 저하하며 식도에서 위로 음식물을 보내는 기능이 저하한다.
위의 변화	위점막의 위축으로 위액 분비량이 감소한다. 소화불량이 일어나기 쉬워진다.
소장 · 대장의 변화	점막의 위축이 관찰됨과 동시에 연동운동이 저하한다. 소화물의 장 내 정체시간이 길어져 변비의 원인이 된다.
간의 변화	간세포의 감소와 간중량의 감소가 일어난다. 단백질의 합성이나 각종 대사경로에 관계하는 효소에도 변화가 관찰되며, 간 혈류량 저하에 따라 약물의 대사에도 영향을 미친다.

5) 내분비계통

노화가 진행됨에 따라 각 내분비샘에서 분비되는 호르몬의 양이 감소된다. 이러한 호르몬의 분비 감소는 스트레스, 질병 또는 환경적 변화에 반응하는 신체의 능력에 영향을 미친다. 췌장에서의 인슐린 분비 감소와 말초조직에서의 인슐린 민감도 저하는 혈당 수치를 증가시킨다. 당질부신피질호르몬과 알도스테론 수치 감소에 따라 과도한 수분 소실의 위험이 있다. 갑상샘에서 분비되는 호르몬의 감소로 갑상샘의 기능이 저하되어 기초대사율이 낮아지고 체온조절능력이 저하된다. 또한 멜라토닌 호르몬의 분비 저하로 수면장애를 유발할 수 있다. 생식샘에서의 호르몬 분비가 감소하면 갱년기 증상을 동반한 신체의 변화를 가져온다.

노화에 따른 내분비계통의 주요 변화를 정리하면 표 3-5와 같다.

표 3-5 노화에 따른 내분비계통의 변화

생식샘의 변화	남성은 테스토스테론, 여성은 에스트로젠이 서서히 감소하며, 에스트로젠은 50세 전후의 폐경 이후 현저하게 감소한다.
호르몬 생산의 변화	근육량이나 골량의 감소, 수면장애 등이 나타난다.

6) 비뇨 · 생식계통

비뇨계통에서는 노화로 인해 혈류가 나빠지고 그 결과 혈액을 통해 공급되는 산소나 영양이 부족해져 신장의 실질이 손상된다. 노화에 의한 신장의 기능저하는 혈관경화에 따른 실질의 감소와 허혈에 의한 사이질의 섬유화가 원인인 경우가 대부분이며, 만성신장질환의 원인인 신(장)경화증은 노화에 의한 혈관경화가 주요 원인이다. 방광의 경우 방광근육이 비대해지고 방광벽은 두꺼워짐으로써 방광의 확장능력을 방해하여 방광용적이 감소하고 배뇨반사가 지연된다. 결과적으로 빈뇨, 야뇨, 절박뇨의 문제가 발생하며, 방광을 완전히 비우지 못하게 되면서 잔뇨량이 증가한다. 골반바닥근육의 약화 때문에 많은 폐경기 여성에게서 스트레스요실금(복압요실금)이 나타난다.

생식계통의 경우 남성의 고환은 60세 무렵부터 위축되어 정자형성 등의 기능이 저하된다. 전립샘은 샘의 과다증식으로 비대해져 요도가 압박을 받기 때문에 소변정체의 원인이 된다.

노화에 따른 비뇨 · 생식계통의 주요 변화를 정리하면 **표 3-6**과 같다.

표 3-6 노화에 따른 비뇨 · 생식계통의 변화

신장피질의 변화	여과기능(사구체여과치, 신장혈류량, 신장혈장유량)의 저하가 관찰된다.
신장수질의 변화	소변의 농축기능 저하가 관찰된다.
배뇨장애	방광의 위축이나 골반바닥근육의 이완, 남성에서는 전립샘비대 등이 일어나고 빈뇨나 요실금, 잔뇨 등의 원인이 된다.

7) 근골격계통

노인에게서 뼈, 관절, 근육에 다양한 문제가 발생하는 것은 지극히 정상적이다. 칼슘이 뼈에서 빠져나가기 때문에 연령이 증가함에 따라 골밀도가 감소한다. 이는 골절 위험을 증가시켜 뼈를 더욱 약하게 하는 원인이 된다. 골다공증은 노인에게 흔한 문제이며 특히 여성 노인의 경우 혈액 내 에스트로젠 농도의 감소와 관련이 있다(그림 3-1).

나이가 들면 근육의 강도와 부피가 감소한다. 근육세포가 위축되고 그 수도 감소한다. 근육의 소실과 관절의 경화로 움직임의 유연성과 민첩성이 소실되고 전반적인 운동 능력의 감소로 이어진다. 노인의 근력운동은 근육소실 예방과 뼈의 강도, 유연성 유지에 도움이 된다.

노화에 따른 근골격계통의 주요 변화를 정리하면 **표 3-7**과 같다.

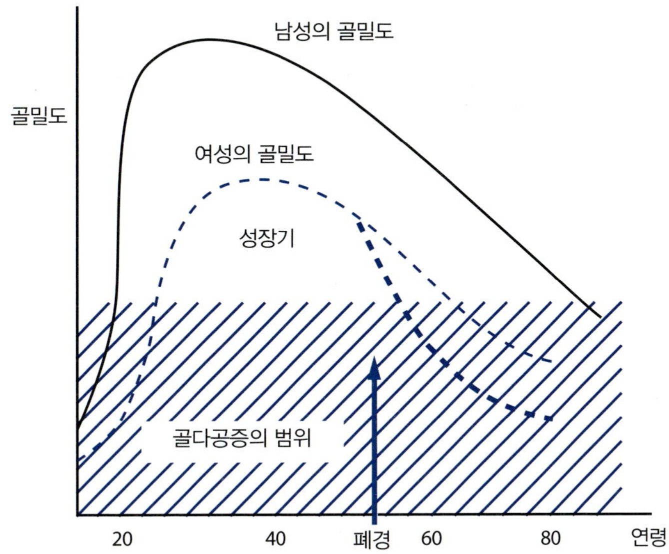

그림 3-1 노화에 따른 골밀도의 변화

표 3-7 노화에 따른 근골격계통의 변화

활동 · 자세	키나 자세의 변화(굽은 등 등), 동작의 느려짐, 가동성 저하를 초래하며 허리통증이나 관절통증을 일으킨다. 불안정한 보행은 낙상이나 골절의 원인이 되기 때문에 동작이나 행동범위나 활동범위가 좁아진다.
뼈의 변화	골다공증이나 연골의 탄력성 저하(추간판, 엉덩관절, 무릎관절 등)가 관찰된다.
근육의 변화	근육위축과 근육의 중량 감소가 관찰된다. 근력저하로 인해 최대근력 및 지구력이 모두 저하한다.

8) 피부계통

나이가 들면서 피부는 주름이 깊어지고 손발톱이 두꺼워지며 건조해지고 깨지기 쉽다. 피부 표피 각질층의 재생산능력이 50%로 떨어지면서 상처치유능력이 감소하고 보호막으로서의 기능이 감소한다. 표피와 진피의 분리가 쉬워 궤양이나 욕창이 잘 발생한다. 표피가 얇아지면서 수분이 쉽게 증발하여 피부가 건조해지고 기온 변화에도 민감해진다.

멜라닌세포 수가 감소하면서 머리색이 변하고 백발이 된다. 자외선으로부터 보호기능이 약해져 피부가 창백해지거나 자외선 노출부위에는 오히려 멜라닌세포가 증가하여 노인성 흑점(검버섯)이 생긴다.

노화로 인해 땀샘이 감소하여 땀 분비가 줄어듦으로써 열소실 감소로 인한 열경련의 위험이 증가하므로 장기간 높은 열이나 습도에 노출되는 것을 피해야 한다. 연령이 증가할수록 털의 분포가 달라진다. 여성의 경우 머리, 겨드랑이, 음부의 털은 줄지만 입가와 뺨은 오히려 증가하며, 남성의 경우 머리카락과 수염은 줄고 입가나 뺨의 털은 많아진다.

노화와 관련된 피부계통의 주요 변화를 정리하면 **표 3-8**과 같다.

표 3-8 노화에 따른 피부계통의 변화

구분	내용
모발 · 눈썹의 변화	모발이 감소하고 백발이 된다. 노화 이외에도 유전적 요인이나 스트레스와의 연관성도 지적되며 개인차가 크다.
손발톱의 변화	두꺼워짐과 동시에 갈라지기 쉽고 표면에 세로선이 두드러지게 된다.
피부의 변화	피부가 건조하고 가려움이나 피부열상이 일어나기 쉽다. 압력이나 온도의 감각이 둔해진다.
땀샘의 변화	땀을 잘 흘리지 않게 되고 체온조절기능이 저하한다.

9) 감각계통

노화로 인해 눈에 일어나는 변화에는 눈꺼풀처짐, 굴절능력 감소, 광선 조절반응 감소, 동공 크기 감소, 섬모체 위축, 야간시력 감소, 수정체의 황색화 및 불투명, 안압 증가 등이 있다. 청력은 노화과정에서 점차 기능이 저하되어 감각성 난청 등이 흔하게 발생한다. 후각도 코에 있는 감각세포의 감소나 질병, 흡연 및 환경적 요인으로 인해 떨어지며, 혀에도 위축성 변화가 일어나 미감이 저하되고, 치근막염과 치은염 및 치아가 없을 경우 침 분비가 감소하여 미각의 변화가 나타난다.

노인들에게는 감각기관의 질환이 흔하게 발생한다. 시각과 청각의 부분적 소실은 나이가 들면서 자연적으로 발생하나 일부 질환은 다른 전신질환의 결과로 나타난다.

노화에 따른 감각계통의 주요 변화를 정리하면 표 3-9와 같다.

표 3-9 노화에 따른 감각계통의 변화

시각의 변화	수정체나 섬모체의 조절기능 저하에 따른 시력 저하(노안), 눈부심, 암순응과 명순응의 감소 등이 일어난다.
수정체의 변화(백내장)	수정체가 혼탁하여 불투명해지기 때문에 시력이 저하하거나 색의 구별이 어려워진다.
청력의 저하	고음역이 잘 들리지 않게 되고 어음청력도 저하한다(단순히 귀지가 외이도를 막고 있어서 잘 들리지 않는 경우도 있어 주의가 필요). 청력이 손상되면 의사소통에 지장이 생기는 경우가 많다.
기타 감각기관의 저하	후각세포나 맛봉오리의 세포, 촉각수용체 수의 감소 등에 의해 각 감각기관의 기능이 저하한다. 또한 반고리관의 기능저하에 동반하여 현기증을 일으키기 쉬워진다.

2. 노화에 따른 인지적 변화

1) 지능

심리학자 웩슬러(Wechsler D.)는 '지능이란 목적에 맞는 행동을 취하고 합리적으로 생각하며 환경에서 가해지는 작용에 효과적으로 대처할 수 있는 능력이다'고 설명하였다. 즉, 지능(intelligence)은 감각, 언어, 기억, 추리, 판단 등의 인지기능을 바탕으로 생활 속에서 지식이나 정보를 활용하는 종합적 능력이라고 할 수 있다. 지식이나 정보는 움직임이나 감각을 경험함으로써 얻은 지식(경험 지식)에 의해 더 활용할 수 있게 된다. 이 사실에서 지능은 노화에 의해 저하만 되는 것이 아니라 유지 또는 향상하는 측면이 있다.

마찬가지로 심리학자 카텔(Cattell R.B.)은 지능이 형성되어온 경위와 대응하는 능력의 차이에 따라 유동성 지능과 결정성 지능으로 분류하였다. 유동성 지능은 새로운 것을 기억하거나 대응하는 능력이다. 예를 들어 추리, 기억, 계산 등 문제해결이나 공간인지, 정보처리속도의 향상과 안정에 관한 능력이다. 결정성 지능은 개인적 경험이나 문화적, 교육적 체험을 통해 형성되는 능력이다. 어휘량이나 언어지식, 일상생활에서의 이해와 판단, 일반상식에 관한 능력이다. 유동성 지능은 20대에 최대에 도달한 후 60세 무렵까지 유지되며 그 이후 빠르게 저하한다(그림 3-2). 결정성 지능은 60대 무렵에 최대가 되었다가 그 이후 천천히 저하한다. 따라서 지능은 나이가 들어감에 따라 감소하는 경향이 있지만, 노년기에 뇌 건강을 위해 지적 자극과 같은 활동으로 관리한다면 지능이 감소하는 속도 또한 늦출 수 있을 것으로 예상된다.

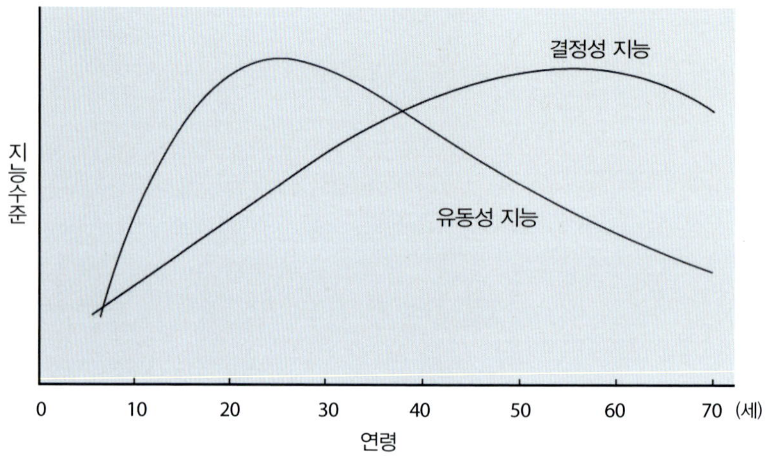

그림 3-2 지능의 발달곡선

2) 기억

기억(memory)은 ①기명(사물을 기억하는 것), ②유지(기억한 내용을 저장해 두는 것), ③상기(저장해 둔 내용을 떠올리는 것)라고 하는 3가지 단계로 이루어지며, 사물을 떠올리기 위해서는 기명과 유지 단계를 거칠 필요가 있다. 노인은 '기억력이 나빠졌다'고 호소하는 경우가 많은데, 이는 노화에 의한 신경기능의 변화로 인해 기명과 유지가 어려워지기 때문이다. 암기할 수 없고, 암기한 내용을 저장해둘 수 없는 상황이 증가하기 때문에 기억력이 나빠졌다고 느끼는 것이다.

기억의 기전으로 미국 심리학자인 앗킨슨(Arkinson R.L.)과 시프린(Shiffrin R.M.)의 정보처리모델이 잘 알려져 있다. 이 모델에서는 사람의 기억을 정보가 인지 처리되는 동안 보존되는 단기기억과 정보를 저장하여 필요 시 재생 가능한 장기기억의 2가지로 크게 나누었다.

노인에게서는 최근 일은 쉽게 잊어버리지만 옛날 일은 잘 기억하는 현상이 관찰된다. 일단 암기하여 장기기억이 된 내용은 노화의 영향을 잘 받지 않으며 어떤 단어에서 연상을 통해 옛날 일이라도 언어의 의미나 이미지를 떠올릴 수 있다. 신경세포의 손상으로 인한 치매나 알츠하이머병 노인의 경우에도 최근 기억이 가장 먼저 소실되는 단기기억장애를 겪으며, 서서히 진행되고 악화되는 질병의 특성상 장기기억 또한 감퇴하게 된다. 그러므로 기억력 손상과 관련하여 조기진단과 약물치료가 필요하며, 건강한 노인의 경우도 기억력 증진을 위한 생활습관 및 훈련이 이루어져야 한다.

3) 인격

인격(personality)이란 개인이 가진 일관된 행동의 경향이나 정서의 특성을 말하며, 넓은 의미의 개념으로서 지능을 포함하기도 한다.

인격은 자신이 처한 상황이나 주위 환경의 영향에 대하여 스스로 생각하고 받아들인 결과로 나타나는 개인특성이다. 따라서 노년기의 변화나 자각, 수용 등이 노인의 인격에 영향을 미친다(표 3-10).

표 3-10 노년기의 인격에 영향을 미치는 주요한 요인

심신기능의 노화 변화	운동기능의 저하는 다른 사람과의 교류 기회를 감소시키고, 시각이나 청각기능의 저하는 의사소통능력을 저하시킨다.
노년기의 환경 변화	노년기에는 자녀의 독립이나 정년퇴직, 친한 사람과의 이별 등의 상실을 여러 번 경험한다. 관계의 변화 외에도 기대하지 않은 환경적 변화를 겪은 노인은 고독이나 우울을 느끼기 쉽다.
기억	새로운 경험을 받아들이는 능력인 기명력이 저하하여 새로운 것을 외우기 어려워지는 한편, 장기기억으로서 머물러 있던 내용이 자신의 사고나 행동의 바탕이 된다. 노인은 이러한 과거의 회상을 반복함으로써 인생을 되돌아본다. 회상은 자신이 무엇을 소중히 여기며 생활해왔는지를 인식하고 의미를 부여하는 중요한 기회가 되며 남은 인생을 살아가는 버팀목이 된다.

3. 노화에 따른 사회적 변화

정신과의사 버틀러(Butler R.N.)는 노년기의 사회적 변화와 그에 동반한 특징을 표 3-11과 같이 정리하였다. 노인이 되면 살고 있는 사회보다도 자신의 내적 세계에 관심을 가지는 경향이 있는데, 버틀러는 기존의 부정적으로 파악되던 노년기의 회상 경향을 긍정적으로 파악하였다.

노인은 과거를 떠올리고 회상함으로써 죄책감이나 정신 내부의 갈등 해소, 가족관계의 화해, 다음 세대를 위한 지식이나 가치관을 계승하고자 한다. 버틀러는 임상연구를 통해 노인이 자신이 보내온 생활에 새로운 의미를 부여하고 그것을 삶의 보람으로 연결짓는 중요성을 제시하였다. 또한 노인은 남은 시간이 얼마 없다고 생각하기 때문에 양보다도 질을 중요시하거나, 다른 연령층의 사람보다도 보답의 의미를 담은 행동을 쉽게 취하거나, 스스로의 행동에 강한 책임감을 가지려 한다고 설명하였다.

나아가 재산을 남기고 싶고 권력을 물려주고 싶으며 인생을 잘 마무리하고 싶은 강한 욕망 등은 노인의 성장하려는 능력을 반영하는 것이라고 설명하였다.

표 3-11 노년기의 사회적 변화와 그에 동반한 특징

- 시간간격의 변화
- 생활양식에 대한 감각의 변화
- 인생을 회고하는 경향
- 속죄와 결의
- 전통의 계승
- 재산을 남기고자 하는 강한 욕망
- 권력의 위양
- 인생을 잘 마무리하려는 마음
- 성장하는 능력

1) 사회적 관계의 변화

사회학자 카반(Cavan R.S.)은 노년기에 겪는 사회적 관계의 변화를 '성인으로서의 사회적 관계 포기'와 '노인으로서의 사회적 관계 수용'이라는 2가지 측면에서 정리하였다(표 3-12).

표 3-12 노년기에 겪는 사회적 관계의 변화

성인으로서의 사회적 관계 포기	노인으로서의 사회적 관계 수용
• 풀타임 근로에서 은퇴, 가사 포기(여성) • 사회적 활동으로부터 은퇴, 조직의 지도적 입장에서 은퇴(남성) • 배우자의 사망에 의한 부부관계의 붕괴 • 독립적인 가계의 상실 • 흥미와 활동성 감퇴 • 장래의 목적과 계획에 대한 관심의 상실	• 타인으로부터의 지원, 조언, 자산관리 수용 • 장년자나 사회복지사에게 종속 • 노인모임 가입 • 가족과의 동거 또는 노인요양시설 입주 • 직접적인 목적으로 생활설계 • 흥미 대상이 자신의 생활경험에서 자녀나 손자로 변화

2) 노년기의 스트레스

노년기에는 사회적 관계의 변화 이외에도 시설로의 이주 등 익숙한 생활터전의 변화, 가족의 질병이나 배우자, 친구와의 사별 등의 '상실'을 경험한다. 환경과 관계 외에도 신체와 정신건강, 경제력, 삶의 목표 등 다양한 것에서 상실을 겪는다. 또한 본능적, 생물적 욕구의 충족을 방해하는 원인이 되는 체력감소나 질환, 후유증에 의한 심신의 제약과 같은 '억제' 등이 일어나기 쉽다. 노인은 노년기 동안 겪게 되는 다양한 일로 인해 많은 스트레스를 체험하게 된다.

그러나 노인은 오랜 세월에 걸친 풍부한 경험에서 얻은 지혜를 발휘하여 앞으로의 생활 목표를 무리 없도록 조정하여 적절한 대응을 선택하면서 적응한다.

생각해봅시다

- 노화가 시작되면 나타나는 증상
- 갑자기 80대 노인이 되었다? 오늘 하루, 노인으로 살아보기

요점정리

- 노화는 신체적 측면뿐만 아니라 인지적, 사회적 측면의 요인과도 서로 영향을 미치면서 진행하며 노화에 따른 변화에는 개인차가 크다.
- 순환계통에서 일어나는 많은 변화는 주로 노화 때문이지만, 그 밖에도 흡연, 과식, 스트레스 등의 생활방식과 관련하여 나타나기도 한다.
- 호흡기관의 탄력성이 줄고, 호흡근육의 약화로 호흡기능의 효율이 떨어지며 예비능력도 감소한다. 호흡계통의 변화 양상과 속도는 개인마다 다르지만, 대체적으로 나이가 들면 호흡기 질환의 발생 위험이 높아진다.
- 노화와 함께 건망증이 심해지거나 감정을 억제하지 못하기도 한다. 평형감각이나 이해능력도 저하한다. 뇌의 신경세포는 매일 소실되지만 재생은 거의 되지 않기 때문에 노화와 함께 신경세포는 감소하여 결과적으로 뇌의 위축이나 뇌실 확대가 나타난다.
- 노화로 인해 혈류가 나빠지고 그 결과 혈액을 통해 공급되는 산소나 영양이 부족해져 신장의 실질이 손상된다.
- 남성은 고환이 60세 무렵부터 위축되고 정자형성 등의 기능이 저하 된다. 여성은 자궁내막이 위축되고 월경이 중단된다. 폐경으로 넘어가는 시기에는 호르몬 균형이 불안정해져 원인 불명의 컨디션 불량이 계속되는 부정수소에 시달린다.
- 뼈의 골밀도가 감소되어 골다공증이 발병하기 쉽다. 근골격계통의 장애와 동반된 통증과 변화는 개인의 운동능력을 감소시키고 타인에 대한 의존성을 증가시킨다.
- 노년기가 되면 다양한 사회적 변화가 일어난다. 노년기에 겪는 많은 사건은 노인에게 상실이나 억제 등의 스트레스가 된다.

CHAPTER 04

포괄적 노인사정과 노인증후군

학습목표

- 노인간호의 사정과 기록 시 주의점을 이해한다.
- 포괄적 노인사정의 개념과 필요성을 이해한다.
- 포괄적 노인사정의 구성요소를 이해한다.
- 노인증후군의 개념과 분류를 이해한다.
- 노쇠의 개념과 그에 따른 증상을 이해한다.

1. 노인간호의 사정과 기록

1) 노인간호와 사정

노인은 자기 자신의 증상을 정확하게 표현하기 어렵고 또 증상도 비전형적으로 나타나기 때문에 파악하기 어려운 경우가 있다. 예를 들어 노인이 '배가 아프다'고 호소해서 복부를 사정하거나 식사 및 배설 양상을 확인해 봐도 특별한 문제는 없었지만, 실제로는 협심증으로 흉통을 호소한 것이었음을 나중에 알게 된 경우도 있다.

간호사는 사정을 통해 노인 자신의 심신 상태를 사정하여 간호문제를 명확히 할 필요가 있다. 또한 노인과 그 가족과의 관계성은 가족에 대한 질문이나 가족 간의 의사소통 패턴을 관찰함으로써 파악할 수 있다. 간호사는 정확한 사정을 통해 간호문제를 명확히 할 수 있고 간호개입의 실마리를 얻을 수 있다.

노인의 심신, 생활, 사회면의 상태를 파악하고 간호문제를 파악하기 위해 필요한 사정내용은 **표 4-1**과 같다.

표 4-1 노인 사정내용

항목	사정내용
뇌 · 신경계통	뇌혈관장애 정도, 뇌혈관치매 유무, 치매 정도, 알츠하이머치매와의 감별, 섬망, 의식장애나 실신의 과거력 등
감각계통	시력, 청력, 평형감각, 피부감각(통증, 가려움) 등
호흡계통	호흡횟수, 호흡음, 운동 시 숨가쁨, 만성폐쇄성폐질환(COPD) 등 숨가쁨의 원인이 되는 질환 유무, 산소포화도 저하, 호흡기 감염 유무, 흡인폐렴 유무, 호흡기능 검사치(폐활량, 일회호흡량, 흡기예비량, 잔류용적) 등
순환계통	체온, 혈압, 맥박수, 부정맥, 맥박 이상, 심음, 심전도, 부종 유무와 부위, 빈혈 유무 등
소화계통	저작기능, 연하기능, 위의 불쾌감, 위통, 오심, 구토, 변비 유무, 장음, 변의 상태, 수분섭취량, 영양상태 등
신장 · 비뇨계통	소변량, 배뇨횟수, 야간빈뇨 유무, 요실금 정도, 배뇨장애 · 요로감염 유무, 기저귀 필요성, 소변패드 필요성 등
근골격계통	체격, 관절 변형, 허리통증, 무릎통증, 낙상 과거력, 골절 과거력, 마비, 구축, 관절가동범위 장애, 선 자세 유지력, 보행능력, 보행거리 등
자립도	일상생활동작(식사, 배설, 이동, 목욕, 옷 입기, 몸단장 등), 수단적 일상생활동작(장보기, 요리, 전화, 은행업무 등), 보조도구의 사용 등
피부	가려움, 습진, 발진, 부종, 욕창, 건성피부 유무 등
심리	불안감, 우울상태, 혼란한 상황, 보람, 취미, 즐거움, 만족도, 적응상황 등
생활	생활환경, 생활양식, 생활습관, 기호, 생활리듬, 행동패턴
가족	관계성, 부양 의사, 부양 등에 대한 생각, 학대 유무
사회면	일 · 가정 내에서의 역할, 사회적 역할, 사회적 지원, 경제상태, 사회자원, 요구사항이나 희망사항, 일을 어떻게 결정해 왔는가 등

2) 노인간호와 기록

간호기록은 수행한 간호내용의 기록으로서 의료팀과 정보전달, 즉 의사소통의 방법으로서 중요하다.

간호사가 의료기관 등에서 작성하는 기록의 종류에는 ①입원 시나 첫 면담 시의 기본정보 및 입원간호기록지 기록, ②간호계획(간호계획 및 문제목록), ③매일의 간호경과기록, ④체온, 맥박, 섭취량과 배설량 등을 확인할 수 있는 기록지, ⑤퇴원이나 전원 시의 간호요약기록, ⑥병동이나 각 간호단위의 간호업무계획, 간호관리기록 등이 있다.

(1) 정보 공유와 간호 반영

간호기록에 사용되는 문장은 객관적이고 간결하게 작성하여 다른 간호사나 의사 등의 타직종 사람이 읽어도 이해할 수 있도록 한다. 또한 노인의 정보를 팀이 공유하여 진료나 간호에 활용할 수 있도록 작성할 필요가 있다. 예를 들어 노인의 호소나 표현한 언어에는 간호를 수행하는 데 단서가 되는 것도 많다.

어떤 치매 노인이 취침시간이 되자 외출하려고 병동 출구를 찾고 있었던 사례를 살펴보자. 자영업을 하는 노인이라는 직업적 배경의 정보를 팀이 공유하고 있다면 눈앞에서 일어나는 행동의 의미를 '하루 매상을 계산하기 위해 자기 가게에 가려고 병동 출구를 찾고 있다'고 이해할 수 있으며 배회에 대한 대응도 더 쉬워진다. 이처럼 기록에서 대응방법을 찾을 수 있는 정보도 많다.

(2) 기록 시의 주의점

간호기록을 작성할 때는 노인이나 가족의 호소와 관찰, 측정사항을 구분하여 사실을 올바르게 적는다. 약어를 이용할 때는 병원이나 시설 내에서 정해진 규칙을 적용한다. 종이문서의 기록을 수정할 때는 적색 볼펜으로 선을 두 줄 그어 수정하고 수정한 사람의 서명을 넣어 정정해야 하며, 지우개나 수정액을 사용해서는 안 된다. 또한 실제로 하지 않은 행위를 기록해서는 안 되며, 간호를 시행한 후 반드시 행위내용을 기록으로 작성해야 한다. 그리고 기록 일시와 기록자의 사인을 반드시 기입한다.

2. 포괄적 노인사정

노인은 노화로 인하여 기능이 전반적으로 저하되기 쉽다. 따라서 노인의 생활을 지원하기 위해서는 신체적 기능과 함께 일상생활이나 사회적 기능에 대해서도 구체적인 정보를 모아 종합적이고도 포괄적으로 생활기능을 평가하는 것이 중요하다. 이러한 관점에서 노인을 사정하는 방법을 포괄적 노인사정(comprehensive geriatric assessment)이라고 한다(그림 4-1).

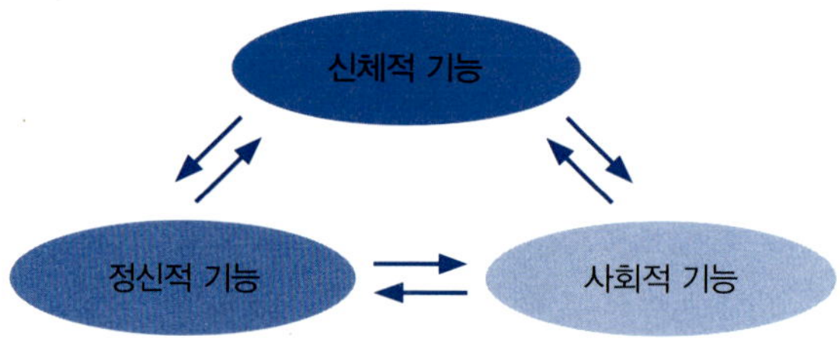

그림 4-1 포괄적 노인사정의 개념

1) 포괄적 노인사정의 목적

포괄적 노인사정에서는 노인의 신체적, 정신적, 사회적 기능에 대해 의사, 간호사, 물리치료사, 작업치료사, 약사, 영양사 등의 다학제 팀이 구체적인 평가항목에 관해 정보를 수집하여 공유한 다음 평가하게 된다. 이러한 다각적인 노인건강사정은 적절한 간호계획의 수립으로 이어지기 때문에 노인과 가족의 삶의 질을 향상시킬 수 있다(**표 4-2**).

표 4-2 포괄적 노인사정의 목적

- 노인의 잠재적인 문제를 발견하여 임상진단의 정확도를 높일 수 있다.
- 정확한 사정을 통해 효율적인 간호중재를 수행할 수 있어 노인의 기능상태 호전으로 이어진다.
- 노인에게 나타날 수 있는 합병증의 위험을 파악할 수 있다.
- 약물이나 치료와 관련한 부작용을 예측하고 예방할 수 있다.
- 불필요한 의료서비스의 이용을 줄임으로써 장기적으로는 개인과 국가의 의료비를 감소시킬 수 있다.
- 궁극적으로는 노인의 삶의 질을 향상시킬 수 있다.

2) 노인 건강문제의 특성

노인의 건강을 사정할 때 노화로 인한 정상적인 변화인지, 질병으로 인한 병적 변화인지를 구분하기가 매우 어렵다. 노인은 다음과 같은 건강문제의 특성을 가지기 때문에 이를 충분히 인지하고 다양한 항목을 조사하는 포괄적 평가가 필요하다.

(1) 다중질환

노인의 평균 질환 수는 65~75세에서 4.6개 질환, 75세 이상에서 5.8개 질환이라고 한다. 장기 및 기관의 노화가 진행되어 다른 기관의 질환을 동시에 앓는 경우가 많다. 이로 인해 치료가 어렵고 약물 사용 시에도 다른 질환에 영향을 미칠 수 있으므로 주의가 필요하다.

(2) 비전형적인 증상

노인의 경우는 노화나 과거질환, 항상성 유지장애, 면역기능 저하로 인해 질환의 전형적인 증상이 잘 나타나지 않는다. 따라서 조기에 질병이 나타내는 증상이나 진행단계를 파악하는 것에 어려움이 있어 발견이 늦어지기도 한다.

예를 들어 폐렴의 경우 일반적으로는 고열(39~40℃), 기침, 가래, 혈떡임 등의 호흡기 증상이나 흉통이 전형적으로 나타나지만, 노인에 따라서는 미열이나 기침, 피로감이나 식욕부진만 호소하는 경우도 있다. 심근경색증에서는 심한 흉통발작도 없고 명치부위의 불쾌감이나 어깨결림 정도만 호소하는 경우도 있다. 한편, 증상은 급격하게 악화하기 때문에 응급간호나 일차의료의 지식과 기술이 중요하다.

(3) 만성화 증가

노인은 성인기부터 질환을 계속해서 앓고 있는 경우가 있다. 이들 질환은 완치할 수 없는 만성질환이거나 비가역적 경과를 보이는 경우가 많으며 일시적으로 질병이 호전되더라도 종종 재발하거나 악화할 수도 있다.

(4) 합병증 증가

질환의 만성화 및 장기화는 장기간 침상 생활을 하게 하여 근육위축, 근력저하, 관절구축, 골다공증, 욕창, 폐렴, 우울상태 등의 비사용증후군(disuse syndrome)을 일으키기 쉽다.

(5) 퇴행변성질환으로 인한 기능장애

퇴행변성질환이란 퇴행기에 관찰되는 병적 노화를 말하며 파킨슨병, 치매, 동맥경화증 등과 그 이차적인 영향[뇌경색증, 허혈심장질환, 대동맥류, 신(장)경화증]이 있다.

이들 질환에 의한 신체의 기능장애는 인지장애나 일상생활동작(ADL) 저하, 사회적인 적응장애, 삶의 질 저하를 일으켜 결국에는 삶의 의욕 상실로 이어진다. 질환이 만성화하거나 합병증을 합병하면 간병이 필요한 상태가 되기 쉬우므로 생활의 재조정이 필요하다.

(6) 사회적 요구나 환경에 따른 질병의 변화

독거 노인이나 노인 부부인 경우에는 사회의 지원이 불충분하면 질환의 발견이 늦어지고 회복기의 사회복귀에 대한 의욕이나 재활훈련 효과가 저하되기 쉽다. 기능장애가 있는 경우에는 특히 가족을 비롯한 주위의 지원이 필요하며, 자각증상이 결핍된 경우에는 주위 사람들이 이상을 발견하기도 한다.

(7) 약물의 축적

노인의 생리적 기능저하는 약물의 작용이나 효과를 변화시킨다. 약물의 흡수기능이 저하하기 때문에 약물의 효과가 늦게 나타난다. 또한 체내의 총수분량이 감소하고 지방량이 증가함으로써 지용성 약물은 체내 분포가 확산되어 혈중 반감기가 길어진다. 따라서 지용성 약물은 효과가 길게 계속되거나 간에 축적되기 쉽다. 나아가 간의 해독기능이나 신장기능도 저하되어 있기 때문에 약물중독을 일으키기 쉽다.

(8) 약물의 부작용 출현

노인은 여러 질환을 앓고 있어 여러 종류의 약물을 복용하는 경우가 많다. 따라서 약물의 상호작용이나 부작용이 출현하기 쉽다. 디기탈리스 제제는 심각한 부정맥과 구역질, 구토, 설사, 식욕부진 등의 소화기계 장애를 일으키기 쉽다. 향정신제는 기분의 동요나 운동실조, 강압제는 기립저혈압이나 서맥 등에 주의할 필요가 있다.

치매 등의 인지장애나 마비, 시력저하, 삼킴장애 등의 기능장애인 경우에는 복약을 스스로 관리하기 어렵기 때문에 노인에 대한 투약 지시와 관리, 증상 관찰을 충분히 하여야 한다.

(9) 수분 · 전해질의 이상

노인은 항상성 유지기능의 저하로 인해 수분 · 전해질의 대사장애가 일어나기 쉽다.

(10) 의식장애

노인은 뇌혈관장애, 경막밑혈종, 치매 등의 중추신경계통 질환 이외에도 탈수 · 전해질이상, 고삼투비케톤혼수, 간성뇌병증, 호흡부전, 심부전, 혈당이상, 내분비질환 등으로 인해 의식장애로 이어지기 쉽다.

3) 포괄적 노인사정의 구성요소

포괄적 노인사정은 크게 3가지 영역, 즉 노인의 건강력에 대한 평가, 노인의 신체적 건강상태에 대한 평가, 기능상태의 평가가 이루어진다.

(1) 건강력 조사

건강력은 사정한 자료를 해석하고 간호계획을 수립하기 위한 기초자료이다. 노인과 가족과의 면담을 통해 노인의 주호소, 현병력, 과거력, 알레르기 유무, 복용 약물 이외에 현병력 때문에 생긴 생활의 영향 등을 파악한다(**표 4-3**).

표 4-3 건강력 조사항목

- 나이, 성별, 교육 정도 등
- 노인의 주호소, 현병력, 과거력, 수술력, 복용 약물 등
- 흡연이나 음주 여부, 건강검진, 예방접종 등

(2) 신체검진

노인의 신체 상태를 종합적으로 사정하기 위해 오감을 활용한 시진, 타진, 촉진, 청진을 통해 객관적 자료를 얻는다(**표 4-4**). 신체검진을 통해 노인의 신체적 기능면에 초점을 맞추어 신체적 변화 징후를 재빨리 발견하고 증상이나 이상을 조기에 예측하고 대처하도록 한다.

표 4-4 신체검진 항목

시진	외형(마비, 변형, 종괴 유무 등), 피부 · 점막(색조, 염증 · 출혈반 · 정맥확장 여부 등), 눈 · 코 · 귀 · 구강(치아 · 인두 · 혀)의 상태와 분비물, 모발 · 손발톱 상태, 외부생식기 · 항문의 염증과 분비물 유무 등
타진	흉배부, 복부, 관절(건반사)
촉진	림프절, 유방, 복부(비만, 복수, 종괴, 압통 등), 하지(부종), 관절(가동범위), 근력, 피부 · 점막(탄력성 등)
청진	심음, 호흡음, 장음, 복부혈류음

(3) 기능평가

노인의 신체기능은 단순히 신체적 질병 유무에만 영향을 받지 않는다. 신체적 요소(질병 여부 등)와 함께 정신적 요소(인지기능 등), 정서적 요소(불안이나 우울 등), 사회적 요소(가족 구성이나 사회활동 정도, 경제여건 등)를 모두 고려하여야 정확한 진단이 가능하다(표 4-5).

표 4-5 기능평가 항목

신체적 기능	기본적 일상생활 수행능력(ADL)	식사, 보행, 이동, 배설, 옷 입기, 몸단장, 목욕 등의 동작 자립도
	도구적 일상생활 수행능력(IADL)	전화, 장보기, 요리, 세탁, 복약관리, 여행, 사회활동 등의 자립도
	낙상, 균형	과거 6개월 이내의 낙상 경험, 보행동작, 자세반사 등
	시력	시력, 시각
	청력	순음청력, 어음청력
	언어기능	발언, 구음, 언어 등
	영양상태	비만도(키, 체중), 혈액검사 결과 등
	복약관리	복용 중인 처방약의 명칭, 약물관리자
정신적 기능	인지기능	인지적 기능, 치매 정도
	치매의 이상행동 · 심리증상	배회, 간호 거부, 노여움, 섬망, 환시, 의욕 저하, 폭력, 흥분, 반사회적 행동 등
	정서	우울상태, 의욕저하 등
사회적 기능	사회활동	사회 참가, 취미활동, 외출 빈도
	가족 구성	동거가족, 별거가족, 주간병인
	가족의 부양 부담감	부양 부담감
	경제상황	가계, 수입 균형

① 신체적 기능상태

노인은 질병의 유무뿐만 아니라 독립적 생활능력의 여부가 삶의 질에 매우 큰 영향을 미치기 때문에 노인사정에서는 기능평가가 기본적이고도 중요한 항목이다. 신체적 기능상태를 측정하기 위한 다양한 도구가 개발되어 있으며 기본적 일상생활 수행능력(Activities of Daily Living Scale, ADL)과 도구적 일상생활 수행능력(Instrumental Activities of Daily Living Scale, IADL)이 많이 활용된다(표 4-6). 그 밖에도 다양한 검사를 통해 낙상위험도, 균형, 시력, 청력, 언어기능, 영양상태, 복약관리 등의 상황을 확인한다.

표 4-6 기본적 일상생활 수행능력 측정도구(K-ADL)

1. **옷 입기**(내복, 외투를 포함한 모든 옷을 옷장이나 서랍, 옷걸이에서 꺼내 챙겨 입고 단추나 지퍼, 벨트를 채우는 것)
   질문 : 어르신께서는 옷을 챙겨 입을 때 다른 사람의 도움 없이 혼자서 하십니까?
   1) 도움 없이 혼자서 옷을 옷장에서 꺼내어 입을 수 있다.
   2) 부분적으로 다른 사람의 도움을 받아 옷을 입을 수 있다.
   3) 전적으로 다른 사람의 도움에 의존한다.
2. **세수하기**(세수, 양치질, 머리감기를 하는 것)
   질문 : 어르신께서는 세수나 양치질을 하고, 머리를 감을 대 다른 사람의 도움 없이 혼자서 하십니까?
3. **목욕하기**[욕조에 들어가서 목욕하거나 욕조에 들어가지 않고 물수건으로 때 밀기, 샤워(물 뿌리기) 등을 모두 포함]
   질문 : 어르신께서는 목욕을 하실 때 다른 사람의 도움을 받지 않고 혼자서 하십니까?
4. **식사하기**(음식이 차려져 있을 때 혼자서 식사할 수 있는 능력)
   질문 : 어르신께서는 음식을 차려주면 남의 도움 없이 혼자서 식사를 하십니까?
5. **이동**(잠자리에서 벗어나 방문을 열고 밖으로 나오는 것)
   질문 : 어르신께서는 이부자리에 누웠다가 일어나 방문 밖으로 나올 때 다른 사람의 도움 없이 혼자서 하십니까?
6. **화장실 사용**(대소변을 보기 위해 화장실에 가는 것과 대소변을 본 후에 닦고 옷을 추려 입는 것)
   질문 : 어르신께서는 대소변을 보기 위해 화장실을 출입할 때 남의 도움 없이 혼자서 하십니까?
7. **대소변 조절**(대변이나 소변보기를 참거나 조절하는 능력)
   질문 : 어르신께서는 대변이나 소변을 지리거나 흘리지 않고 잘 보십니까?

Won CW, Yang KY, Rho YG, Kim SY, Lee EJ, Yoon JL, Cho KH, Shin HC, Cho BR, Oh JR, Yoon DK, Lee HS, Lee YS. ThemDevelopment of Korean Activities of Daily Living(K-ADL) and Korean Instrumental Activities of Daily Living(K-IADL) Scale. J Korean Geriatr Soc 2002;6:107-120.

② 정신적 기능상태

노인 정신상태의 변화 중에서 가장 흔하고도 중요한 문제가 인지기능의 손상이다. 인지기능의 손상을 초기에는 잘 들어나지 않고 천천히 진행되기 때문에 주의 깊은 평가가 필요하다. 인지기능 평가도구로 간이정신상태검사인 MMSE(Mini-Mental State Examination)가 흔히 활용된다(**표 4-7**). 또한 인지기능 저하가 심하면 우울증이 동반되기도 하는데, 노인의 우울상태를 평가하기 위해 한국판 우울증 선별도구(PHQ-9)나 KGDS(Korean Form of Geriatric Depression Scale)가 많이 활용된다(**표 4-8**, **그림 10-7** 참조).

③ 사회적 기능상태

주로 노인의 사회활동, 가족 구성, 가족의 부양 부담감, 경제상황 등을 평가하게 된다.

표 4-7 한국형 간이정신상태검사(MMSE-K)

지남력(orientation)

1. 오늘은 □□□□년, □□월, □□일, □요일, □□계절
2. 당신의 주소는 시 군(구) 면(리, 동)
   여기는 어디입니까?(예 : 교회, 식당, 학교, 시장, 가정집 등)
3. 여기는 무엇을 하는 곳입니까?(예 : 노인정, 마당, 안방, 화장실 등)

기억등록(registration)

4. 물건 이름 기억하기(예 : 사과, 책상, 동전 / 물, 이불, 젓가락)
   (첫 시행에서 반복한 것만 점수를 준다. 6회까지 반복)

기억회상(recall)

5. 3분 내지 5분 뒤에 위의 물건 이름들을 회상
   (8번을 시행한 후에 실시해 주세요)

주의집중 및 계산(attention & calculation)

6. 100 − 7 = − 7 = − 7 = − 7 = − 7 =
   또는 ('삼천리 강산'을 거꾸로 말하기 – 산 / 강 / 리 / 천 / 삼)

언어기능(language)

7. 물건 이름 맞추기 연필 ○○, 시계 ○○
8. 3단계 명령 – 오른손으로 종이를 집어서 / 반으로 접고 / 무릎 위에 놓기
9. 오각형 2개를 겨벼 그리기
10. '간장, 공장, 공장장'을 따라하기

이해 및 판단(reasoning & judgement)

11. "옷은 왜 빨아서(세탁해서) 입습니까?"라고 질문
12. "길에서 남의 주민등록증을 주웠을 때 어떻게 하면 쉽게 주인에게 되돌려 줄 수 있겠습니까?"라고 질문

표 4-7 한국형 간이정신상태검사(MMSE-K) (계속)

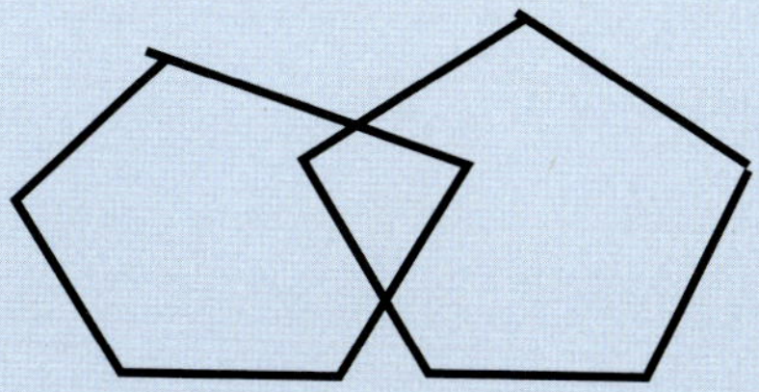

교육을 받지 못했을 경우(무학) : 지남력+1, 주의집중+1, 언어기능+1

전체 점수 : □□

Kwon YC, Park JH. A Validation Study of the Korean-Version of Mini-Mental State Examination(MMSE-K). J Korean Neuropsychiatr Assoc 1989;28:125-135.

Park JH, Kwon YC. Standardization of Korean version of the mini-mental state examination(MMSE-K) for use in the elderly. Part Ⅱ. Diagnostic validity. J Korean Neuropsychiatr Assoc 1989:28:508-513.

표 4-8 한국판 우울증 선별도구(PHQ-9)

지난 2주 동안 당신은 다음과 같은 일로 얼마나 자주 불편함을 느낀 적이 있습니까?	전혀 그렇지 않다	수일 정도	1주일 이상	거의 매일
1. 하는 일에 흥미나 즐거움이 거의 없다.	0	1	2	3
2. 기분이 가라앉고 우울하거나 희망이 없다.	0	1	2	3
3. 불면증이 있거나 지나치게 잠을 많이 잔다.	0	1	2	3
4. 피로감을 느끼거나 기력이 거의 없다.	0	1	2	3
5. 식욕이 없거나 너무 과식을 한다.	0	1	2	3
6. 자신에 대해 죄책감을 갖거나 실패자라고 느낀다.	0	1	2	3
7. 일에 집중하기가 어렵다. (예 : 신문 읽기나 텔레비전 시청)	0	1	2	3
8. 주변 사람들이 알아차릴 정도로 움직이거나 말하는 것이 느려졌고 또는 그 반대로 안절부절못하고 주위를 돌아다닌다.	0	1	2	3
9. 죽어버리는 것이 더 낫다고 생각하거나 어떤 방법으로든지 자신을 해칠 생각을 한다.	0	1	2	3

Han C, Jo SA, Kwak JH, et al. Validation of the Patient Health Questionnaire-9 Korean version in the elderly population: the Ansan Geriatric study. Compr Psychiatry 2008;49:218-223.

An JY, Seo ER, Lim KH, Shin JH, Kim JB. Standardization of the Korean version of screening tool for depression(Patient Health Questionnaire-9, PHQ-9). J Korean Soc Biol Ther Psychiatry 2013:19;47-56.

3. 노인증후군

질환을 치료하는 목적은 일반적으로 치유나 증상을 없애는 데 있지만, 노인의 경우에는 불완전하게 치유되거나 대증요법으로 진행되는 일도 적지 않다. 노인증후군(geriatric syndrome)이란 노인에게 많이 관찰되며 치료와 함께 간병이나 간호가 필요한 일련의 증상소견을 말한다. 즉, 다양한 요인에 의해 여러 기관의 장애가 누적되어 만성적으로 기능장애가 나타나는 노인의 건강상태이다.

1) 노인증후군의 분류

노인증후군은 발병하는 빈도에 따라 세 가지로 분류할 수 있다(그림 4-2).

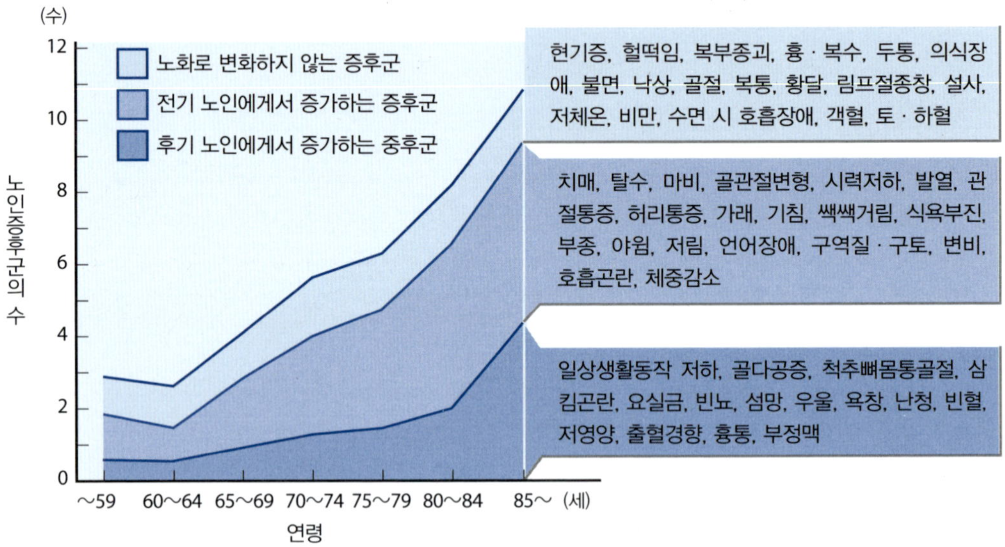

그림 4-2 노인증후군의 분류와 증상

(1) 노화로 변화하지 않는 증후군

급성질환에 따른 이차성 질환으로 젊은 층과 비슷한 빈도로 발생하지만 처방에 있어서 고려가 필요하다.

(2) 전기 노인에게서 증가하는 증후군

만성질환을 동반하며, 65~75세 미만의 전기 노인에게서 증가하는 증후군이다.

(3) 후기 노인에게서 증가하는 증후군

75세 이상의 후기 노인에게서 급증하며 일상생활동작(ADL) 저하와 관련하여 간병이 중요해지는 증후군이다.

2) 노인증후군의 증상

노인증후군의 대표적인 증상에는 연하장애, 영양결핍, 치매, 섬망, 시각장애, 청각장애, 어지럼증, 실신, 수면장애, 요실금, 보행장애, 낙상, 골다공증, 욕창이 있다(표 4-9).

표 4-9 노인증후군의 대표적인 증상

삼킴장애	노인의 경우 노화와 관련된 신체적 변화, 치매, 약물 부작용, 다른 질환 등 그 원인이 일정하지 않다. 삼킴장애는 영양실조, 호흡곤란, 흡인폐렴 등을 유발할 수 있기 때문에 원인을 찾아 치료하여야 한다.
영양결핍	노쇠에 따른 신체적 변화, 만성 질환, 복용 약물의 부작용 등 다양한 원인으로 나타난다. 노인의 체중 변화를 평가하여 노인의 피곤, 쇠약감, 통증과 영양결핍의 연관성을 인지하여야 한다.
치매	치매는 시간의 경과에 따라 악화하여 기능장애를 유발한다. 건강한 노인의 건망증과 알츠하이머병, 뇌졸중에 의한 혈관치매, 파킨슨병으로 인한 치매를 잘 구분하여야 하며, 인지기능이 감퇴하고 사고능력에 문제가 생기면 치매와 별도로 기능수행이 어려워지기 때문에 이 점도 잘 파악하여야 한다.
섬망	짧으면 수일에서 길면 몇 달간 지속되는 의식의 혼돈을 말한다. 방치하면 심각한 문제로 이어지므로 최대한 빠른 시기에 관리를 시작할 필요가 있다. 노인이 집중력을 잃거나 기억력이 떨어진 경우나 말을 잘못하고 의식이 분명하지 않은 경우에는 섬망을 의심해봐야 한다.
시각장애	노인의 시각장애에는 근시, 노안, 녹내장, 백내장, 당뇨병망막병증, 시력감퇴 등이 포함되며, 시각장애는 노인의 낙상 위험 증가와 연관이 있다. 따라서 노인의 경우 1~2년마다 눈 검사를 하여 조기부터 치료를 시작할 수 있어야 한다.
청각장애	청각소실도 노인에게서 흔하게 나타나는 감각기능의 문제이다. 삶의 질이 떨어지지 않도록 1년마다 한 번씩 청각검사를 시행하여 문제가 있으면 치료하도록 한다.

표 4-9 노인증후군의 대표적인 증상 (계속)

어지럼증	흔히 저혈압, 시력 저하, 내이의 문제, 우울감, 약물 부작용 등 여러 원인 중 하나 이상의 원인으로 발생한다. 주위가 도는 느낌, 가벼운 실신, 가벼운 두통 등이 발생할 수 있고 이는 보행장애, 낙상의 위험도와 함께 삶의 질 저하를 야기한다.
실신	낙상을 유발하는 증상으로 저혈압, 저혈당, 불규칙한 맥박 등이 원인이다.
수면장애	치매, 섬망, 스트레스, 우울증, 약물, 알코올, 통증 유발 관절염, 신경학적 문제, 호흡곤란, 속쓰림, 야간빈뇨 등 다양한 원인으로 발생한다. 수면장애는 삶의 질 저하, 낙상이나 손상 등의 문제를 일으키므로 적극적인 관리가 필요하다.
요실금	요실금을 비롯해 과민성 방광, 방광수축근 약화, 요로감염, 변비, 섬망, 심장질환, 당뇨병, 치매, 약물 부작용 등이 포함된다. 대부분의 경우 치료 효과가 좋으므로 적극적으로 치료하도록 한다.
보행장애	노화에 따른 관절염, 뼈와 근육의 문제, 파킨슨병, 혈액순환장애, 어지럼증, 뇌졸중 후 변화, 시력장애, 근력 감소, 낙상에 대한 두려움 등이 총체적으로 결합하여 발생한다.
낙상	노인의 사망 위험도를 높인다. 가정 내 환경적 요소, 약물 부작용, 보행장애, 시력장애, 어지럼증, 관절염, 노쇠, 영양결핍 등이 주요 원인이며, 한 가지 이상의 원인이 복합적으로 작용한다.
골다공증	여성이나 80세 이상 남성에게서 치명적인 골절을 야기할 수 있다. 칼슘과 비타민 D가 부족한 음식 섭취, 운동부족, 흡연, 과량의 음주, 약물, 골연화증 등이 주요한 원인이다.
욕창	인체의 어느 부위든 지속적인 압력이 가해져 생기는 것으로 침대, 휠체어 등에서 오랜 시간 움직이지 못하면 진행한다. 통증을 동반하고 중증 염증을 일으키므로, 욕창이 발생하기 전에 예방 차원에서 영양결핍의 치료, 피부 상태 유지, 에어매트리스 사용, 노인의 적절한 운동 등을 시행하는 것이 중요하다.

3) 노인증후군의 간호관리

한 가지 원인에 의해 발생하는 것이 아니라 여러 원인이 서로 얽혀 있고, 다중질환의 이환으로 인한 다중약물요법은 약물 부작용, 약물 간 상호작용, 치료 순응도 저하 등과 같은 문제를 유발하기 때문에 포괄적 노인사정이 필요하다. 또한 영양, 수면, 스트레스 관리, 신체활동 등의 건강한 생활습관과 건강증진프로그램의 수행을 통해 노인증후군을 예방하는 것도 중요하다.

4. 노쇠

노인증후군과 매우 관련이 있는 상태로서 노쇠(frailty)가 있다. 노쇠는 노화와 동반하여 운동기능이나 인지기능 등의 생리적 예비기능이 저하하고 스트레스에 대한 취약성이 증가된 상태이다. 노쇠는 체중, 근력, 신체 활동량 등의 저하로서 나타나기 때문에 이들 요소를 평가하게 되는데, 적절한 개입과 지원을 통해 생활기능의 유지 및 향상이 가능한 점에서 조기발견이 매우 중요하다.

1) 노쇠의 증상

식욕 저하, 영양불량, 탈수, 기력 없음, 체력 감소, 피로, 근감소증, 느려진 걸음속도, 어지럼증, 생리적 기능저하 등과 같은 신체적인 증상 등이 대표적이며, 사람에 따라서는 이러한 증상이 없을 수도 있다. 또한 우울증, 의욕저하, 기억력 저하 등의 정신적 증상이나 사회적 고립, 외로움 등의 증상이 나타날 수 있다.

노쇠가 있는 노인은 가벼운 질병에 이환되었을 때 다른 건강한 노인에 비해 큰 질병으로 이어져 예후가 나빠진다.

2) 노쇠의 진단기준

표준화된 기준은 없으나 병력청취와 신체진단을 통해 노쇠를 평가할 수 있는 몇 가지 기준이 있다. 노쇠를 평가하기 위한 여러 도구가 개발되어 있으나 진료 현장에서 손쉽게 적용 가능한 도구는 노쇠 선별검사(K-FRAIL scale)이다(**표 4-10**). 노인 환자를 대상으로 5가지 항목(피로감, 계단 오르기 어려움, 100m 걷기, 보유 질환, 체중 감소 유무)을 평가하여 0점이면 정상, 1~2점이면 전노쇠 단계, 3점 이상이면 노쇠 단계로 진단한다.

표 4-10 노쇠 선별검사(K-FRAIL scale)

항목		0점	1점
F(fatigue, 피로)	지난 4주간 심한 피로감을 느낀 시간	자주/가끔/없음	항상/대부분
R(resistance, 저항)	혼자서 쉬지 않고 10계단 오르기 어려움	아니오	예
A(ambulation, 이동)	혼자서 100m 걷기 어려움	아니오	예
I(illness, 지병)	고혈압, 당뇨병, 암, 폐질환, 심근경색, 심부전, 협심증, 천식, 관절염, 뇌졸중, 신질환 중 5개 이상의 만성복합질환	아니오	예
L(loss of weight, 체중감소)	6개월 전과 비교하여 5% 이상 체중 감소	아니오	예

※ 0점 정상, 1~2점 전노쇠, 3점 이상 노쇠

3) 노쇠의 간호관리

노쇠의 예방과 그 치료 효과를 평가하기 위한 방법으로 운동 프로그램이나 영양 공급을 시행하는 연구가 활발히 이루어지고 있다.

근육 감소나 염증 감소의 효과를 기대할 수 있는 운동요법은 하루 30~60분간 주 3회 이상이 권장되며 유산소운동을 비롯해서 근력운동이 근력과 근육량을 늘리는 데 도움이 된다. 또한 단백질은 체중 kg당 대략 1.0g 이상을 매일 섭취할 경우 노쇠의 예방 및 치료 효과가 있는 것으로 밝혀졌다. 그 밖에도 비타민 D, 지중해식 식이요법 등의 효과가 보고되고 있다.

요점정리

- 간호사정을 통해 노인의 신체적, 정신적 상태를 사정하고 간호문제를 명확히 한다. 간호기록은 수행한 간호중재의 기록으로서 또 팀의료를 행하는 데 있어 정보 전달 수단으로서 중요하다.
- 노인의 신체기능과 함께 일상생활이나 사회적 기능에 대해서도 구체적인 정보를 취합하여 종합적이고 포괄적으로 기능을 평가하는 것을 포괄적 노인사정이라고 한다.
- 포괄적 노인건강사정은 적절한 간호계획의 수립으로 이어지기 때문에 노인과 가족의 삶의 질을 향상시킬 수 있다.
- 노인의 건강을 사정할 때 노화로 인한 정상적인 변화인지, 질병으로 인한 병적 변화인지를 구분하기 매우 어렵다. 노인의 질병 특성을 충분히 인지하고 다양한 항목을 조사하는 포괄적 평가가 필요하다.
- 포괄적 노인사정은 크게 노인의 건강력, 노인의 신체적 건강상태, 기능상태의 3가지 영역에 대한 평가가 이루어진다.
- 노인의 기능은 단순히 신체적 질병 유무에만 영향을 받지 않는다. 따라서 신체적 요소와 함께 정신적 요소, 정서적 요소, 사회적 요소를 모두 고려하여야 정확한 진단이 가능하다.
- 노인증후군이란 다양한 요인에 의해 여러 기관의 장애가 누적되어 만성적으로 기능장애가 나타나는 노인의 건강상태를 말하며, 대표적인 증상으로 삼킴장애, 영양결핍, 치매, 섬망, 시각장애, 청각장애, 어지럼증, 실신, 수면장애, 요실금, 보행장애, 낙상, 골다공증, 욕창 등이 나타난다.
- 노쇠는 노화와 동반하여 운동기능이나 인지기능 등의 생리적 예비기능이 저하하고 스트레스에 대한 취약성이 증가된 상태이다. 이를 예방하기 위해 영양이나 운동 측면에서 접근할 필요가 있다.

CHAPTER 05 노인의 기본생활간호

학습목표

- 노인의 영양에 미치는 요인을 파악하고 식사간호의 실제를 이해한다.
- 노화로 인한 활동의 변화와 이동간호의 실제를 이해한다.
- 노인의 운동 의미와 운동지침을 이해한다.
- 노인의 수면장애 원인과 수면 지원의 실제를 이해한다.

1. 노인의 영양

의학의 발달, 신약의 개발, 면역력 증가로 인하여 인간의 수명은 증가하고 있으나 전 세계적으로 노인들의 건강상태는 불량하여 노년기의 삶의 질에 대한 문제가 제기되고 있다. 삶의 질을 향상하고 유지하기 위해서는 치료보다 예방이 중요하기 때문에 질병 예방을 위해 개인, 사회 및 국가적 차원에서 많은 노력을 기울이고 있다. 질병의 효율적 예방을 위해서는 올바른 식생활 습관 및 적절한 영양 섭취에 비중을 둔 영양교육프로그램을 개발하여 성인 및 노인들에게 영양교육을 실시하는 것이 바람직하다.

1) 식사기능

식사는 외부로부터 음식물을 체내에 받아들임으로써 생명을 유지하고 활동이나 성장에 필요한 영양분을 보충하는 행위이다. 단순히 영양학이나 생리학 차원에서의 섭취 행위뿐만 아니라 식사에는 다양한 기능이 있다.

① 기본적인 욕구 충족

사람은 살기 위해 식사를 한다. 식사는 생명을 유지하기 위해 필요한 영양소의 보충수단이며, 호흡이나 배설과 함께 인간의 기본적인 욕구를 충족하는 수단이다.

② 의사소통의 수단

식사는 사람과 사람과의 교류를 깊게 하는 의사소통의 수단이기도 하다. 서로 이야기하면서 식사하는 일은 다른 사람과의 교류를 원활히 하고 인간관계를 만들어 가는 데 매우 도움이 된다.

③ 일상생활동작의 확장

특히 노인의 경우는 도움을 받더라도 다른 사람들과 함께 식사를 하는 것이 일상생활의 활동을 확장하는 계기가 된다. 식사 동작을 조금이라도 할 수 있도록 도움으로써 입이나 손뿐만 아니라 다른 신체의 움직임도 당연히 넓혀갈 수 있기 때문이다.

④ 자기표현의 수단

식사하는 시간과 공간을 만드는 것은 자기표현의 수단이 되기도 한다. 사람마다 각자 요리나 섭취 과정이 다르듯이 식사 자체가 자기표현이라고도 할 수 있다. 즉, 요리법, 간 맞추기, 그릇에 담기 등을 통해 그 사람의 기술이나 센스, 나아가 생활습관이나 식습관, 기호가 반영된다.

2) 노인의 영양에 영향을 미치는 요인

노인의 영양에 영향을 미치는 요인은 크게 신체적, 심리적, 사회 · 경제적, 문화 · 종교적 요인으로 나눌 수 있으며, 이들 요인은 각각 독립적으로 또는 복합적으로 작용한다(표 5-1).

노인의 영양 상태는 신체적 영향뿐만 아니라 현재 노인이 처한 일상생활의 활동과도 깊은 관련이 있는데, 직업이 있거나 지역사회 등에서 적극적으로 활동하는 노인인 경우에는 영양 상태가 좋다. 이에 반해 거동을 못하거나 집에만 있는 노인, 혼자 사는 노인인 경우에는 영양 상태에 문제가 많다. 영양의 과잉 섭취를 시정해야 하는 사람이 있는 반면, 영양 부족증상이 있어 섭취를 늘려야 하는 사람도 있다.

표 5-1 노인의 영양에 영향을 미치는 요인

신체적 요인	식욕 감퇴, 미각 감퇴(상실), 치아 결손, 규정된 식사, 만성 질환, 식품 불내성, 건강 상태, 육체적 무력감, 운동 정도, 시력 문제
심리적 요인	고독, 사별, 사회적 분리, 식품 혐오, 식품 기호, 지각, 자신의 가치에 대한 인식, 영양 지식, 가족 또는 삶의 형태에 대한 불안
사회 · 경제적 요인	연령, 성별, 수입 수준, 조리시설, 일일 계획, 은퇴 및 여가시간, 교육 수준, 식품 저장 간격, 운반 이용도, 친숙한 식품의 이용도
문화 · 종교적 요인	민족적, 문화적, 종교적 특성에 따른 전통음식의 섭취 의미

3) 노인의 영양권장량

(1) 에너지

노인의 기초대사는 젊은 사람의 약 10~15%로 낮고 일상생활의 활동량 저하 등으로 필요로 하는 총에너지량은 초등학생 정도까지 감소한다. 따라서 젊었을 때보다 에너지 섭취량을 줄여야 한다(표 5-2).

표 5-2 노년기 한국인의 하루 에너지 섭취 기준

성별	연령(세)	에너지 필요추정량(kcal/일)
남자	50~64	2,200
	65~74	2,000
	75 이상	1,900
여자	50~64	1,700
	66~74	1,600
	75 이상	1,500

〈출처 : 보건복지부, 2020 한국인 영양소 섭취기준〉

(2) 수분

음식 섭취뿐만 아니라 수분 섭취도 노인에게는 매우 중요하다. 하루 수분섭취량은 병원이나 시설의 기준으로 결정하는 것이 아니라 본인의 체중이나 운동량에 따라 결정할 필요가 있다.

> **MEMO**
>
> **노인의 필요 수분섭취량**
>
> 일반 성인은 1시간에 체중 1kg당 1mL의 소변을 생성한다. 하루 수분섭취량의 간이계산방법은 체중(kg)×30~35mL이다. 예를 들어 체중 40kg인 여성은 1,200~1,400mL가 되지만, 체중 60kg인 남성은 1,800~2,100mL로 4컵 이상 차이가 나기 때문에 개인의 특성을 고려한 수분섭취가 필요하다.

(3) 탄수화물

한국인 영양소 섭취기준(2020)에 따르면 노년기에는 총에너지의 55~65%를 탄수화물 섭취를 통해 얻어야 한다(표 5-3). 우리나라보다 지방 섭취가 높고 탄수화물 섭취가 적은 미국이나 캐나다에서는 탄수화물의 에너지 적정 비율을 45~65%로 설정하고 있다.

포도당, 과당, 갈락토스와 같은 단당(류)은 당분 이외의 영양분이 거의 없으므로 섭취를 피하고 되도록 녹말이나 식이섬유 등의 복합당(류)을 섭취하도록 한다.

표 5-3 노년기 탄수화물, 지방 및 단백질의 에너지 적정 비율

영양소	에너지 적정 비율(%)
탄수화물	55~65
단백질	7~20
지방	15~30

〈출처 : 보건복지부, 2020 한국인 영양소 섭취기준〉

(4) 단백질

노년기의 단백질 섭취량은 남자 60g/일, 여자 50g/일 정도가 권장되며 총에너지의 7~20%를 단백질 섭취를 통해 얻어야 한다(표 5-3). 노인의 단백질 불균형은 근육감소로 이어져 노쇠의 원인이 되므로, 매일 단백질을 보충해주어야 한다. 우리나라의 경우 전통적으로 동물성 단백질이 들어 있는 식품 섭취가 부족하므로 이를 충분히 고려하여 동물성과 식물성 단백질이 들어 있는 식품을 골고루 섭취하도록 한다.

(5) 지방

총에너지의 15~30%를 지방 섭취를 통해 얻어야 한다(표 5-3). 지방의 섭취 부족은 에너지 섭취가 부족할 때 나타나며 영양실조 등을 초래한다. 지방의 과다 섭취는 비만을 유도하고 포화지방산과 콜레스테롤의 섭취가 증가하면 죽(상)경화증 및 고혈압, 심근경색증과 같은 심혈관질환이 발병할 수 있으므로 주의가 필요하다.

(6) 칼슘과 비타민

주로 폐경 후 3~7년 사이에 급격한 뼈손실이 일어나 폐경 후 여성에서 골다공증 위험도가 증가한다. 골다공증을 예방하려면 충분한 칼슘 및 비타민 D를 섭취하고 균형 잡힌 식단을 유지하는 것이 중요하다. 노년기의 칼슘 섭취량은 남자 700mg/일, 여자 800mg/일 정도가 권장된다. 칼슘은 우유 및 유제품, 뼈째 먹는 생선, 푸른 채소 등에 다량 함유되어 있으며 체내 이용률도 높다.

(7) 철분

철분은 체내에 저장이 안 되고 흡수율도 10~20% 정도로 낮아 식품 섭취를 통해 지속적으로 보충해야 한다. 체내에 철분이 부족하면 철결핍빈혈의 원인이 되며, 산소를 운반하는 혈색소의 수치 감소로 인해 쉽게 피로해지고 건망증이 나타나기도 하므로 철분을 충분히 섭취하도록 한다.

MEMO

노인을 위한 식생활 실천지침(대한영양사협회)

- 다양한 식품을 골라 균형식을 섭취한다. 5가지 기초식품을 골고루 골라 하루 30가지 이상의 식품을 먹는다.
- 양질의 단백질을 알맞게 섭취한다. 고기나 생선, 계란, 콩과 콩제품 등 양질의 단백질을 매일 먹는다.
- 지방과 기름은 적당히 먹는다. 지방과 기름은 하루에 5~8티스푼 정도로 섭취하는 것이 좋다. 특히 트랜스지방은 하루 섭취 열량 중 1%를 넘지 않도록 세계보건기구(WHO)는 권고하고 있다. 채소와 과일을 매일 먹는다. 다양한 채소 반찬과 제철 과일을 매일 먹는다.
- 칼슘과 철분을 충분히 섭취한다. 노년기의 골격질환과 빈혈을 예방하기 위하여 칼슘과 철분이 풍부한 식품을 섭취한다.
- 짠 음식은 피하고 싱겁게 먹는다. 노인은 미각이 감퇴하여 짜게 먹는 경향이 있으므로 소금(염분) 이외의 다른 향신료를 이용하여 음식 맛을 내어 싱겁게 먹도록 한다. 젓갈류 등의 짠 음식은 적게 먹는다.
- 술을 절제하고 물을 충분히 마신다. 되도록 술은 마시지 않으며, 마실 때는 하루 1~2잔으로 제한한다. 물은 자주 충분히 마신다.
- 세끼 식사와 간식을 꼭 먹는다. 세끼 식사를 규칙적으로 알맞게 먹으며 과식을 피한다. 하루 1~2컵 우유 또는 두유를 간식으로 먹는다.
- 음식은 먹을 만큼 준비하고, 오래된 것은 먹지 않는다. 음식은 한꺼번에 많이 만들지 않는다. 남은 음식은 곧바로 냉장 보관하고, 오래된 것은 버린다.
- 적당한 운동으로 식욕과 적정 체중을 유지한다. 자신에게 알맞은 운동을 규칙으로 하며, 많이 움직이는 것을 생활화한다. 운동으로 몸을 단련시키고 휴식과 정서적 안정을 취한다.

4) 노인의 식사간호 실제

(1) 식사환경의 조성

노인의 식사환경을 조성할 때 알아두어야 하는 유의점은 첫째로 노인이 '이제 식사한다'고 하는 준비상황에 들어가는 환경을 만드는 것이 중요하다. 예를 들어 음식 섭취 전 식사나 식사 준비에 대한 설명(손 씻기, 몸단장, 구강청결, 안경이나 의치 및 보청기 착용 등), 메뉴 소개 등을 제공함으로써 식사에 대한 마음과 신체를 준비할 수 있어 식사가 가능해질 수 있기 때문이다. 둘째로 조용하게 식사에 집중할 수 있는 환경을 조성해야 한다. 지금까지 어떠한 식사 분위기를 중요하게 여겨왔는지를 파악할 필요가 있다. 셋째로 편안한 섭취 자세를 확보해야 한다. 허리를 구부림으로써 근육긴장이 이완되거나 복압이 가해지면 식욕이 저하되는 경우도 있다.

(2) 식전간호

① 식전의 현실감각훈련

현재의 시간과 조식인지 중식인지 석식인지를 설명한다. 치매가 있는 사람의 경우에는 지금이 언제인지, 앞으로 무엇을 하는지를 그때마다 설명할 필요가 있다.

② 식전의 컨디션 확인

신체의 컨디션 변화를 관찰한다. 식전에 배설을 마치게 한다.

③ 식전의 환경 조정

오물은 신속하게 치우고 환기한다. 또 냄새를 제거하기 위해 노력한다. 이동식 변기나 소변기 등은 눈에 띄지 않는 장소에 정리해야 하지만, 노인 중에는 오히려 눈에 보이지 않으면 불안해하는 경우도 있다.

④ 손 씻기

손을 씻고 거울을 보면서 매무새를 가다듬는다.

⑤ 식사자리

병원이나 시설이라면 마음이 맞는 동료와 함께 식사할 수 있는 자리가 바람직하다. 또 자택이라면 지금까지 해오던 대로 식사환경을 조성하는 배려도 필요하다.

⑥ 체위 조정과 안전 확인

노인은 피로해지기 쉽고 같은 자세를 오래 유지하기 힘든 경우가 많다. 따라서 약 1~2시간 간격으로 간호사가 체위를 조정하여야 한다. 의자나 휠체어를 이용할 때는 안전하고 편안하게 앉아 있는지를 확인한다. 이때 각 관절이 90도를 이루는 자세인지, 발밑이 안정적인지 등이 핵심이 된다(그림 5-1). 침대 위에 있는 사람은 침대 머리를 세우거나 작은 베개 등을 사용해서 체위를 유지한다.

⑦ 식전 감각보조기기 준비

식사가 조금이라도 맛있고 즐거울 수 있도록 의치, 안경, 보청기 등을 착용하는 등 감각계통에 대한 배려를 잊지 않도록 한다.

⑧ 식전 복약과 약물의 준비

식전에 약물을 복용해야 하는 노인은 미리 파악해둘 필요가 있다. 또한 노인은 여러 가지 합병증을 가진 사람도 많다. 따라서 약물의 종류도 많고 병원이나 시설에서 오투약이 발생할 우려가 있다. 약물 복용 시에는 약봉지나 용기에 있는 이름이나 약물의 종류를 충분히 확인한다. 특히 식당에서 식사하는 경우에는 옆 사람의 약물을 복용하게 되는 등의 경우도 있으므로 주의한다.

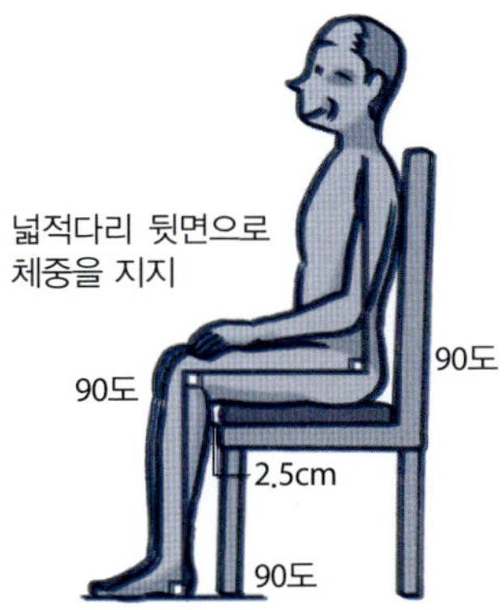

90도 규칙의 앉은 자세

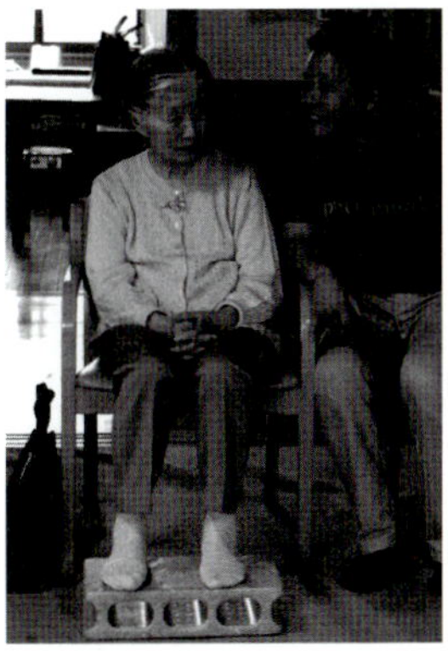

발밑을 안정시키는 배려

그림 5-1 안전하고 편안한 앉은 자세

(3) 식사간호

① 스스로 식사할 수 있는 경우

스스로 식사할 수 있어도 밥을 한꺼번에 입 안에 욱여넣거나 반찬 없이 밥만 묵묵히 먹는 경우도 있으므로 배려가 필요하다. 또 잘 씹지 않고 삼키는 경우도 있으므로 주의한다.

② 스스로 식사할 수 없거나 일부 도움이 필요한 경우

간호사는 환자의 눈높이에 맞춰서 정중앙이 아니라 다소 비스듬한 각도에 위치하도록 한다. 또한 각성 상태에서 음식을 먹지 않으면 폐흡인을 일으킬 위험성이 높기 때문에 완전히 깨어 있는지 확인한다. 그릇은 시선이 닿는 범위에 둔다.
식사 중 삼키는 모습, 표정, 안색 등의 변화를 관찰한다. 노인은 침의 분비기능이 저하되어 있기 때문에 입안이 말라 있는 경우가 많으므로 우선 국물로 입을 축이게 한다.
노인을 재촉하지 않고 여유 있게 식사할 수 있도록 한다. 급하게 음식을 먹지 않도록 하는 것이 중요하다. 반대로 빨리 먹는 사람의 경우에는 여유로운 기분이 들 수 있도록 의사소통을 하도록 한다.

(4) 식후간호

① 복약

약 복용을 잊거나 폐흡인 등이 일어나지 않도록 지켜보면서 복약을 돕는다. 약물을 거부하거나 먹기 힘들어 하는 경우에는 소량의 시럽에 약을 섞거나 젤리 형태의 오블라토를 이용하는 방법도 있다.
노인이 식사로 피로해져 식후에 약을 먹지 못하는 상태가 예측될 때는 약을 숟가락에 담아 식사 도중에 복용하도록 하는 방법도 필요하다.

② 그릇 치우기

음식물이 입안에 남아 있지 않는지 확인하면서 물이나 차를 권한다. 또한 의치나 보조도구 등이 그릇에 남아 있지 않은지 확인한다. 그릇을 치울 때는 식사가 끝났는지 본인에게 확인하여 양해를 얻은 후 정리한다. 노인의 입장에서 그릇을 치우되 먹고 있는 도중에 그릇을 정리하는 일은 없도록 한다.

③ 음식물을 계속해서 방치하지 않기

위생상 실내나 거실에는 남은 음식물을 두지 않도록 한다. 남은 음식물을 눈에 띄는 곳에 두면 식욕이 저하되기도 한다.

④ 구강 내 청결

노인은 침 분비가 줄어들어 구강 내 자정작용도 저하되기 때문에 충치나 감염병을 일으키기 쉬운 상황에 있다. 병원이나 시설에서는 소독용 거즈로 닦는 정도의 구강간호를 하는 경우도 있는데, 입안의 근력저하를 방지하는 효과가 있는 양치질이 바람직하다.

양치질을 할 때는 이닦기뿐만 아니라 잇몸 마사지도 소홀히 하지 않도록 한다. 경관영양을 하는 사람이라도 나중에 다시 구강 섭취 가능성이 있으므로 양치질을 권장한다.

⑤ 식후의 안정

식사동작은 노인에게 많은 에너지가 소비된다. 안정을 위해서 목욕이나 재활 등은 최소 30분 후에 한다. 또한 역류성 폐흡인의 위험성도 높기 때문에 피로도를 관찰하면서 자리에 눕도록 한다.

MEMO

삼킴기능 향상을 위한 얼음마사지

노인의 경우는 노화와 함께 삼킴기능이 저하하여 폐흡인을 일으키기 쉽다. 후두나 목의 근력저하 때문에 삼킴이 늦어지거나 또 그로 인해 침이나 음식물 덩어리가 후두에 고이기 쉬워서 폐흡인을 조장할 위험성이 더욱 높아진다. 이러한 경우에는 식전에 목이나 어깨 스트레칭 등을 해서 이완할 필요가 있다. 또 얼음물에 적신 면봉 등으로 목을 자극하는 얼음마사지도 인두반사의 촉진에 효과적이다.

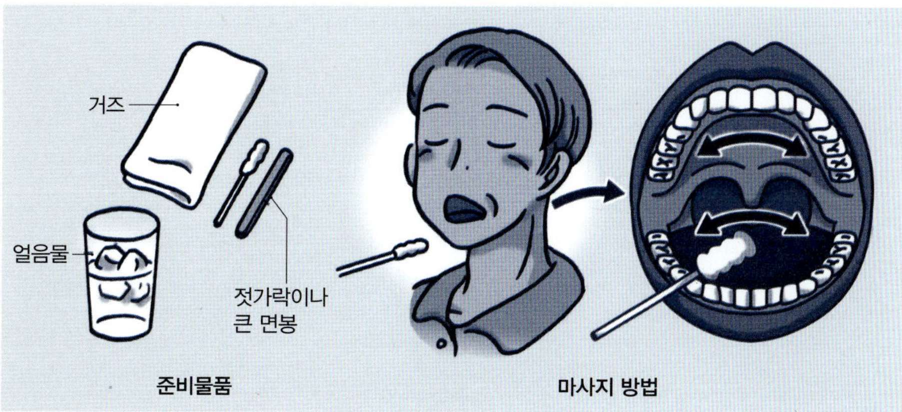

2. 노인의 활동

1) 노인의 자세와 동작 변화

노인은 등이 구부정해지거나 내반슬(오다리) 자세가 되기 쉽다. 이는 노화로 인해 척주가 위축 및 변형하는 데다가 근력이 저하하는 요인도 관여한다. 얼핏 보기에 올바른 자세의 노인이라도 잘 관찰하면 두 어깨가 수평이 아니거나 목이 기울어 있거나 무릎이 굽어 있기도 한다.

이러한 자세나 근육위축, 체력저하로 인해 노인은 젊은이처럼 원활하게 행동을 할 수 없고 동작이 느려지기 쉽다. 간호사가 일상생활동작을 지원할 때는 환자가 할 수 있는 동작과 어떻게 하면 그 동작의 범위와 능력을 키울 것인지를 관찰할 필요가 있다.

(1) 일상생활수행능력의 평가

일상생활수행능력을 키우기 위해서는 일상생활수행능력 측정도구나 기능적 독립성 측정도구(functional independence measure, FIM) 등을 통해 지금 있는 힘, 이른바 잔존능력을 이끌어내는 것이 중요하다. FIM의 평가항목은 운동항목 13개와 인지항목 3개로 구성되며, 실제로 행하는 동작을 해당 시점에 평가한다(표 5-4, 5-5).

표 5-4 FIM의 평가항목

운동항목	자가간호	① 식사	씹기나 삼키기를 포함하는 식사동작
		② 몸단장	구강간호, 머리 빗기, 손 씻기, 세안 등
		③ 닦기	목욕이나 샤워 시 목보다 아래(등 이외)의 위생
		④ 옷 입기(상반신)	허리보다 위의 옷 입기 또는 의족 · 의수의 장착
		⑤ 옷 입기(하반신)	허리보다 아래의 옷 입기 또는 의족 · 의수의 장착
		⑥ 화장실 동작	의복 탈의, 배설 후 청결
	배설간호	⑦ 배뇨간호	배뇨 조절(기구나 약물의 사용을 포함)
		⑧ 배변간호	배변 조절(기구나 약물의 사용을 포함)
	이동간호	⑨ 침대, 의자, 휠체어	침대에서 의자, 휠체어 상호이동(기립동작을 포함)
		⑩ 화장실	변기에서 이동
		⑪ 욕조, 샤워	욕조나 샤워실에서 이동

표 5-4 FIM의 평가항목 (계속)

운동항목	운동간호	⑫ 보행, 휠체어	실내에서 보행 또는 휠체어 이동
		⑬ 계단	12~14개의 계단 오르내리기
인지항목	의사소통	⑭ 이해	청각 또는 시각에 의한 의사소통 이해
	사회적 인지	⑮ 표출	언어적 또는 비언어적 표현
		⑯ 사회적 교류	다른 환자, 의료진 등과의 교류, 사회적 상황에 대한 순응
		⑰ 문제해결	일상생활 상에서의 문제해결, 적절한 판단능력
		⑱ 기억	일상생활 상에 필요한 정보의 기억

주 : ①~⑱의 각 항목에 대해 표 5-5의 기준으로 평가하여 점수를 매긴다.

표 5-5 FIM의 점수와 평가

평가	점수	보조자	보조	평가기준
독립	7점	불필요	불필요	완전 독립(시간, 안전성을 포함한 자립)
	6점	불필요	불필요	대부분 독립(시간을 요함, 보조구 등을 사용)
부분도움	5점	필요	불필요	감시 또는 준비(자신이 90% 이상 할 수 있음)
	4점	필요	필요	최소 도움(자신이 75% 이상 할 수 있음)
	3점	필요	필요	중등도 도움(자신이 50% 이상 할 수 있음)
완전도움	2점	필요	필요	최대 도움(자신이 25% 이상 할 수 있음)
	1점	필요	필요	완전 도움(자신이 할 수 있는 것은 25% 미만)

(2) 운동기능저하증후군

뼈, 관절, 근육 등의 장애로 인해 보행이나 일어서기와 같은 기능에 저하를 일으킨 상태를 운동기능저하증후군(locomotive syndrome)이라고 한다. 이 상태는 서서히 진행하기 때문에 잘 알아채기 어렵다. 따라서 집안에서 넘어지거나, 미끄러지거나, 계단을 오르는 데 난간이 필요하거나, 15분 정도 계속해서 걸을 수 없는 등의 체크리스트를 사용하여 확인함으로써 조기발견을 기대할 수 있다.

(3) 일상생활수행능력 유지

일상생활수행능력(ADL)이 저하한 노인을 그냥 '눕혀 놓기만' 하는 것은 의료인의 태만이다. 노인은 지원에 대해 수동적이 되기 쉽고 치료 상 안정을 강요받는 경우도 많아 생활범위가 좁아짐으로써 행동능력도 저하될 위험성이 높다. 의료인이 적극적으로 ADL의 저하를 방지하고 비사용증후군을 일으키지 않도록 하는 것이 중요하다.

2) 활동저하로 인한 문제

비사용증후군(disuse syndrome)이란 노화현상에 동반되는 체력저하나 장애를 가짐으로써 어느 정도 안정이 필요해진 경우 신체를 사용하지 않는 것이 몸의 다양한 부분에 부정적인 영향을 미치는 것을 말한다. 침상안정을 강요받음으로써 운동기능이나 심폐기능이 저하되어 비사용증후군이 일어나기 쉽다(표 5-6). 예를 들어 뇌혈관장애 후 편마비나 골절 등에 의해 환부 쪽뿐만 아니라 건강한 쪽의 손발까지 움직이기 어려워지는 노인도 많다.

표 5-6 주요 비사용증후군

관절구축	관절 주위에 있는 탄력성 조직이 탄력을 상실하여 굳고 그로 인해 관절이 충분히 움직이지 않게 된다.
근육위축	근육조직은 사용하지 않으면 가늘어진다. 그것이 계속되어 근육 전체가 가늘어져 근력저하가 일어난다.
골다공증, 뼈위축	노화현상에 동반되어 칼슘, 인, 아교질 등 뼈를 구성하는 물질이 감소하고 그로 인해 뼈가 성긴 상태가 된다. 또 거동을 못하면 뼈에 중력이 가해지지 않고 그것이 칼슘을 더욱 감소시킨다. 뼈에서 유출된 칼슘은 요로결석이나 신장질환을 일으킨다.
기립저혈압	거동을 못하는 상태로 인해 혈압의 조절기능이 저하된다. 기립했을 때 뇌로 가는 혈액순환을 제대로 조절할 수 없어 현기증이나 어지럼증을 일으킨다.
우울상태	오랫동안 외부 자극이 가해지지 않는 환경에 놓이면 은둔, 자신감 상실, 흥미 감소, 무관심, 무욕 상태가 된다.
욕창	몸의 동일 부위에 장기간 압박이 계속되어 혈류가 저하되면 그 부위의 조직이 사멸한다. 욕창은 뼈가 튀어나온 부위에서 일어나기 쉽고 피부에 장애가 생긴다.
식욕감소	운동을 하지 않기 때문에 식욕이 감소한다. 이와 함께 소화능력이나 삼킴기능이 약해지고 변비나 저영양상태가 되어 체중도 감소한다.

3) 생활동작의 확대

자리에서 일어나기 위한 가장 기본적인 동작은 이동이다. 이동동작을 활용함으로써 자리에서 일어날 수 있게 되고 또 이동범위를 넓히는 것은 생활동작을 확대하는 데 큰 역할을 한다.

보통 마비가 있는 사람의 경우는 건강한 쪽을 생활 장소로 삼도록 한다. 구체적으로는 건강한 쪽에 테이블이나 상두대 등을 둔다. 다만, 양측마비, 류마티스관절염, 척수손상, 근위축증 등이 있는 사람의 경우에는 장기간의 생활습관에 맞추어 설정하는 것이 중요하다.

(1) 주의사항

이동간호는 신체상황(근력, 유연성, 마비, 통증, 이해도 등)에 적합하여야 한다. 또 환부 쪽을 보호하는 데 신경을 쓰며 불안해하지 않도록 안전하게 지원한다. 두 다리에 지지능력이 전혀 없는 체격이 큰 사람을 지원할 때는 반드시 2명 이상의 간호사가 수행하도록 한다. 또한 건강한 측에 지지능력이 조금이라도 있는 경우에는 이동할 때 무릎관절을 뻗어 선 자세에서 본인의 체중을 가하도록 한다.

(2) 이동간호의 효과

이러한 기본적인 이동동작을 식사나 배설 시에만 지원하더라도 하루 20회 정도의 이동훈련이 가능하며 이는 건강한 쪽의 지지력 강화로 이어진다.

전신의 근력이 없어 안겨서 이동하는 노인도 있다. 하지만 근위축증 등이 있는 경우를 제외하고는 안겼을 때 근육이 긴장해서 엉덩이부터 쿵 하고 떨어지는 일은 없다. 즉, 안겨 있더라도 근육에 자극은 가해지고 있으며 ADL의 유지가 이루어지고 있다고 할 수 있다. 그것만으로도 생활의 활성화로 이어지는 효과를 기대할 수 있기 때문에 자리에서 일어나는 기본동작을 계속해서 훈련할 필요가 있다.

4) 체위변경과 이동간호 실제

노인의 자세는 노화에서 오는 신체적 변화와 지금까지의 생활습관이나 심리적 측면 등에 영향을 받은 변화로 형성된 것이다. 건강한 노인은 개개인의 ADL 정도에 맞추어 자연스럽게 합리적인 동작을 한다.

건강한 상태에서 갑자기 장애를 입게 되면 종일 침대에 누운 자세를 강요받음으로써 고통을 느끼게 되거나 침상안정으로 인해 비사용증후군 등을 합병하게 되는 경우도 적지 않다. 이를 예방하고 개개인에게 맞춘 편안한 체위를 유지하는 것을 목적으로 체위변경이나 이동간호가 이루어진다.

(1) 바로누운자세(앙와위)에서 옆누운자세(측와위)로

순서는 일반 체위변경 지원과 동일하지만, 특히 노인의 경우에는 합병증 등이 많고 질병의 종류나 정도에 따라 배려가 필요하다.

- 고통스러운 체위나 통증 등을 표정이나 언어를 통해 확인한다.
- 전체를 관찰해서 부자연스러운 굴곡이나 압박이 없는지 확인한다.
- 필요에 따라 활력징후를 확인하고 순환기관 등에 미치는 영향이 없는지 확인한다.

(2) 바로누운자세(앙와위)에서 상체를 일으킨 자세(반좌위나 기좌위)로

장기간 누워 지내서 순환동태가 불안정한 사람의 경우에는 기립저혈압을 일으키므로 주의해서 시행한다. 침대 머리를 천천히 올려 불쾌감, 안색 변화 등을 살핀다.

호흡곤란이 있는 경우에는 오버테이블이나 베개 등을 노인 앞에 두고 높이를 조절하여 앉은 자세를 취하게 한다(그림 5-2). 부드러운 베개를 테이블 중간에 두고 테이블에 기대거나 얼굴을 옆으로 향하게 하며, 가볍고 보온성 높은 가운 등으로 등을 덮어준다.

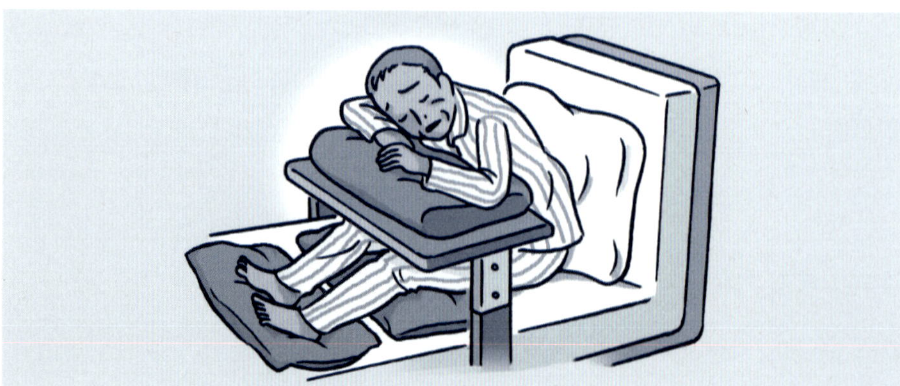

그림 5-2 상체를 앞으로 기울인 자세

(3) 침대에서 휠체어로 이동

마비가 있는 경우에는 휠체어를 건강한 쪽 침대의 발아래에 20~30도 각도로 근접시키고 고정장치를 걸어둔다. 앉은 자세가 안정적이지 않은 사람은 상체를 일으키기 전에 신발을 신으면 좋다.

자리에서 일으켜 세울 때 마비 있는 쪽의 손을 간호사의 어깨에 두르지 못하는 경우가 많다. 또한 노인의 팔이 자유로워지면 이동 시 불안감 때문에 담요나 침대 프레임 등에 걸려 오히려 넘어질 위험이 있다. 따라서 노인의 두 팔을 앞으로 모으게 하여 간호사가 그 팔 전체를 감싸듯이 끌어안는다. 이때 간호사와 노인이 떨어지지 않도록 최대한 밀착한다.

장애가 있어도 선 자세를 유지할 수 있는 경우에는 일단 단단히 서서 허리를 펴도록 한다. 또한 휠체어에 깊숙이 앉히는 경우에는 두 팔을 모아 앞으로 구부린 자세를 취하게 한다(그림 5-3). 노인의 팔꿈치에서 최대한 가까운 부분을 잡고 허리를 당기듯이 보조하면 되는데, 이때 너무 세게 잡으면 피부가 쓸리거나 압박흔이 생기기도 한다.

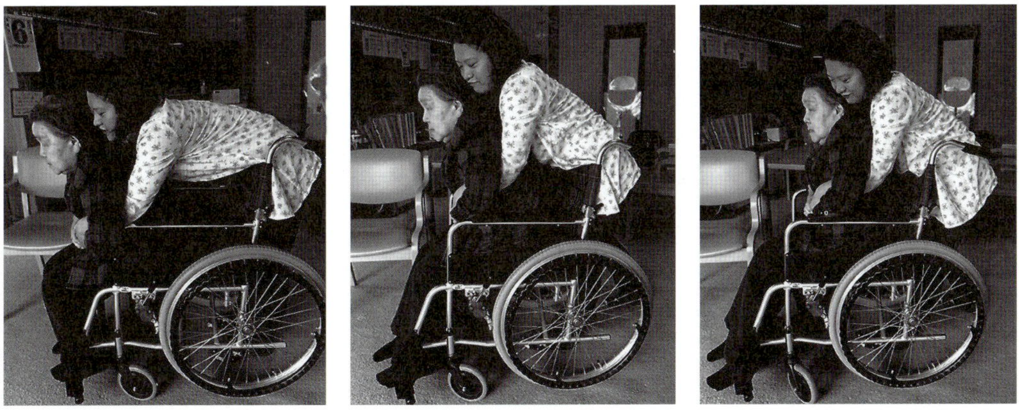

① 팔을 모아 앞으로 기울인 자세를 취하게 한다. ② 팔을 잡고 허리를 당기듯이 보조한다. ③ 조심히 앉혀서 안정을 확인한다.

그림 5-3 휠체어에 깊숙이 앉히는 경우의 간호

(4) 휠체어에서 화장실로 이동

마비가 있는 노인의 경우는 화장실의 높이를 미리 확인해 둘 필요가 있다. 선 자세가 안정적이지 않은 사람은 간호사가 앞에 서서 몸을 밀착시키듯이 허리를 지지하여 한 손으로 바지를 올리고 내리도록 지원한다.

(5) 치매가 있는 경우

혈관성치매는 마비가 있는 경우가 많지만, 알츠하이머치매는 초기라면 어느 정도 자립해서 생활동작을 할 수 있다. 하지만 점점 심해지면 자세이상, 보행이상, 균형이상 등이 생기고 일상생활도 어느 정도 도움이 필요해진다. 보행 균형을 잡지 못한 채 걷는 사람, 똑바로 서 있어도 목이 구부러지는 사람, 침대에 둥글게 누워 자는 사람 등이 안전하고 조금이라도 편안하게 지낼 수 있도록 배려하는 것이 중요하다.

3. 노인의 운동

1) 운동의 의미

평균수명의 연장으로 노인들은 과거에 비해 노년기 생활을 보람 있게 보내는 것에 관심이 높고, 여가에 대한 다양한 욕구를 보이고 있다. 또한 노인에게 건강을 유지하기 위한 스포츠 활동은 성공적 노화에 중요한 역할을 하는 것으로 밝혀졌다. 운동에는 비만이나 생활습관병의 예방, 체력 및 근력의 유지강화 효과가 있는데, 노인의 경우 운동을 통해 운동기능저하증후군이나 골다공증, 어깨결림, 요통을 예방하는 효과를 기대할 수 있다.

TV 시청, 독서, 여행, 스포츠 등의 활동에 참여하는 것은 노인의 삶에 긍정적인 영향을 미칠 수 있으며, 그중에서도 운동을 통한 활동은 노인에게 신체적, 정신적, 사회적 건강을 모두 기대할 수 있다.

2) 운동의 효과

노년기에는 신체활동의 부족으로 건강과 체력이 약화되고 고독감과 소외감 등을 경험하게 되는데, 이러한 문제는 운동을 통하여 해결할 수 있다. 운동은 노인의 신체적 요인과 심리적 요인을 긍정적으로 변화시키는 역할을 한다(표 5-7).

규칙적인 운동은 노후의 자립성을 연장하고 의학적 장애를 일으키는 위험요인을 감소시킨다. 또한 신진대사에 필요한 에너지 균형을 유지하고 평균수명을 연장하여 노화로 인한 장애시간을 단축시킨다고 보고되었다.

아울러 낙상으로 인해 빈번이 발생되는 노인의 골절 위험을 줄이고 심혈관, 호흡기 및 근육의 기능 향상과 질병 이환율을 낮추며 노화로 인해 상실될 수 있는 일상생활동작과 수단적 일상생활동작의 유지에 긍정적인 효과가 있다. 특히 골격계통과 심혈관계통의 기질과 기능 개선에 대한 운동의 효과는 매우 명확하다.

운동은 뼈에 중력을 가함으로써 골밀도를 증가시키고 상대적으로 골손실이 감소함으로써 골다공증의 예방 및 치료에 효과적이다. 또한 장기적인 유·무산소운동에 따른 심혈관 기능 개선과 동맥경화증의 주요 위험요인으로 알려진 고혈압, 고지혈증, 체중 개선 등에도 매우 효과적이다.

표 5-7 노년기의 운동 효과

- 신체기능이 향상된다.
- 최대 산소섭취량의 증가, 일정 강도 운동에 대한 맥박수와 혈압의 감소 등 심폐기능이 향상된다. 육체적으로 활동적인 사람에 비해 육체적 활동이 부족한 사람은 심장질환에 걸릴 위험이 2배 이상 높으므로 규칙적인 운동은 심장질환의 위험인자를 줄여 심혈관계통 질환의 일차적인 예방에 효과적이다.
- 안정 시 수축기혈압 및 확장기혈압의 감소, 이상적인 혈중 콜레스테롤 유지 등 관상동맥질환의 위험요인을 감소시킨다.
- 근력과 유연성을 강화하고 뼈대 및 관절의 건강을 유지시킨다. 또한 류마티스관절염이나 퇴행관절염이 있는 경우에 규칙적인 운동은 지구력과 근력을 강화시키고 유연성 및 관절의 가동범위를 증진시킨다.
- 뼈의 손실 속도를 저하시키고 특히 폐경기 여성의 골밀도를 증가시킨다.
- 뇌혈관질환자들의 재활에 도움이 된다. 뇌졸중을 앓은 환자들의 대부분은 체력 및 심폐기능이 저하되어 있으므로 뇌졸중 회복단계 환자들에게 운동치료를 실시하면 손상된 운동기능을 빠르게 회복시킬 수 있다.
- 그 밖에도 운동을 통한 사회화 활동을 통해 자신에 대한 존중감과 자신감이 고양되고 노인우울지수도 감소한다.

3) 노인의 운동지침

운동을 할 때는 심폐기능, 근력, 유연성의 세 가지 측면을 반드시 고려해야 한다. 즉, 이 세 가지가 조화를 이룬 운동이 인체에 이로운 효과를 준다. 무리한 조깅이나 과격한 운동은 오히려 건강을 해칠 수 있으며 특히 질병이 있거나 위험요인을 가진 경우에는 운동에 관해 전문가의 조언을 받아야 한다. 즉, 신체의 부적합성을 개선하면서 건강을 증진시키려면 개개인에게 적합한 운동 처방이 요구된다.

특히 노인은 적당한 속도와 리듬을 유지하는 운동이 적합하다. 심혈관계통 기능을 개선하려면 걷기, 댄스, 에어로빅, 요가, 수영, 자전거 타기 등 큰 근육을 리듬감 있게 사용하는 가벼운 유산소운동을 해야 한다. 또한 근력운동 시에는 저강도의 저항운동을 권장하며, 같은 동작을 여러 번 반복하는 등장성 운동이 좋으며 등척성 운동은 피하도록 한다.

그 밖에 관절이나 근육의 경직을 막기 위해 스트레칭을 하는 등의 유연성 운동이 좋다. 이를 통해 통증이 예방되거나 치료되며, 신체활동을 할 때 적절한 가동범위를 향상시켜준다. 또한 노인들은 낙상 예방을 위해 균형감을 향상시켜 주는 운동도 효과적이다.

4. 노인의 수면

1) 수면의 의미

수면은 기본적인 욕구 중 하나이며 생리적, 정신적 항상성을 유지하는 데 절대적으로 필요한 요소이다. 수면 중에는 신체의 다양한 부위에서 회복과 조정이 이루어지는데, 뇌의 휴식을 위해서라도 수면은 중요하다. 하루 6시간 이하의 수면은 면역력 저하, 심장질환, 관상동맥질환, 인지장애, 알츠하이머치매, 뇌졸중, 비만, 당뇨병 등 만성질환의 발병 위험률을 증가시키며, 수면장애는 만성피로 증가, 낙상 위험 증가, 섬망과 치매 발생 증가, 일상생활 활동 저하 등을 일으켜 우울증과 불안 등에 영향을 주고 최종적으로는 삶의 질이 저하된다.

사람은 24시간을 주기로 수면과 각성을 반복하는데, 이 체내시계의 리듬을 하루주기리듬(circadian rhythm)이라고 한다. 호르몬 분비도 하루주기리듬과 깊은 관계가 있다.

2) 수면장애의 원인

노인은 수면장애를 가진 경우가 많은데, 그 배경에는 신체적 요인, 정신적 요인, 환경적 요인이 관계하고 있다.

(1) 신체적 요인

노화로 인해 신장이나 방광의 기능이 저하되어 빈뇨가 발생되면 야간에 배뇨를 위해 여러 번 일어나야 해 잠을 못자는 경우가 있다. 또한 노화로 인해 체내시계의 조절을 담당하는 멜라토닌의 분비량이 감소하기 때문에 체내시계의 주기가 쉽게 흐트러지는 것도 수면장애의 원인이 된다.

그 밖에 낮 동안의 활동에 따라서는 스트레스나 피로에 의해 세로토닌 분비량이 감소하고 노르아드레날린(noradrenaline)이 증가함으로써 신체의 흥분이 촉진된다. 신체의 흥분상태가 계속되면 수면을 지배하는 자율신경계통의 흐트러짐이 일어나 수면부족이 된다.

(2) 정신적 요인

노인은 신체의 이상 등을 통해 지금이 인생의 후반부임을 느끼고 이를 받아들이게 된다. 따라서 노인은 불안을 안고 있으며 이러한 정신상태도 수면장애의 원인이 된다. 또한 수면장애이 계속되면 우울상태를 초래하여 무기력해지거나 자신의 세계에 갇혀 활동성이 저하하는 등 생활리듬이 더욱 흐트러지게 된다.

(3) 환경적 요인

입원 등으로 변화된 환경에 적응할 수 없어 불면이 생기도 한다. 취침시간과 평소의 생활리듬이 다른 것도 수면장애의 원인이 된다.

3) 수면장애의 종류

수면장애는 그 원인에 따라 일차성과 이차성으로 구분할 수 있다. 대표적인 일차성 수면장애에는 불면증, 수면 관련 호흡장애, 주기적 사지운동증과 하지불안증후군을 포함한 수면 관련 운동장애, 렘수면장애를 포함한 사건수면, 전진수면위상 등의 하루주기리듬장애 등이 있다.

이차성 수면장애는 내과질환, 정신과질환, 신경퇴행성 또는 신경학적 질환에 동반되어 발생하기도 하고 복용 약물, 알코올 섭취, 수면제 사용이나 남용 등 이차적 원인으로 흔히 발생한다(표 5-8).

(1) 불면증(insomnia)

잠이 들기 힘들거나 자다가 잘 깨고 아침에 너무 일찍 일어나게 되는 등의 증상을 보이는 노인들은 흔하다. 불면증은 가장 많은 형태의 수면장애이다. 야간의 수면이 충분하지 않으므로 아침에 일어나도 상쾌한 기분이 들지 않고 낮에는 졸림을 느끼며 일상생활에 지장을 받게 된다.

(2) 수면 관련 호흡장애

수면 관련 호흡장애 중에서 수면무호흡증후군(sleep apnea syndrome)이 가장 흔하고 임상적 중요성이 높다. 수면 중 무호흡으로 인해 혈중 산소농도가 떨어지고 수면으로부터의 각성이 자주 발생하게 된다. 수면무호흡증후군은 상기도의 협착으로 인한 폐쇄성과 중추신경계통 수면중추의 장애로 인한 중심성, 이 두 가지가 섞인 혼합형이 있다.

수면 관련 호흡장애는 노인 연령에서 증가하게 되는데, 그 이유는 신경학적 질환, 심장질환, 뇌혈관질환, 기타 대사질환이 모두 노인에게서 유병률이 높기 때문일 것으로 추측된다.

(3) 주기적 사지운동증과 하지불안증후군

주기적 사지운동증은 수면 중에 주로 다리의 주기적인 불수의적 움직임이 발생하는 것으로 수면 중에 각성을 유발하여 주간 졸림증 등을 유발할 수 있다. 주기적 사지운동증 환자에서 하지불안증후군(restless legs syndrome)도 많이 동반되는데, 움직이려고 하는 충동이 주로 다리에, 그리고 낮보다는 밤에 생기며 움직이면 호전되는 임상 양상을 보인다.

주기적 사지운동증과 하지불안증후군은 모두 노인에게서 발병률이 높은데, 그 이유는 이 두 질환을 악화 또는 유발시킬 수 있는 대사성, 혈관성 및 신경과적 질환의 빈도가 높고, 삼환계 항우울제, 세로토닌, 노르에피네프린재흡수억제제, 리튬, 카페인, 이뇨제, 중추신경계통에 작용하는 항히스타민제, 기관지확장제, 칼슘통로길항제, 비스테로이드소염제, 항콜레스테롤제 등의 약물 사용빈도가 높기 때문이다.

(4) 렘수면장애

정상적인 렘수면 중에는 꿈을 꾸면서 대뇌활동이 활발하지만 안구를 제외한 운동신경은 억제된다. 하지만 이러한 정상적인 회로의 작동 이상으로 꿈의 내용대로 말을 하거나 소리를 치고 누운 채 또는 일어나서 여러 가지 행동을 하게 된다. 특히 과격한 행동이 문제가 되는데 발로 차거나 주먹으로 치는 등 배우자에게 신체적 손상을 입히거나 본인이 다치게 되기도 한다.

급성렘수면장애는 알코올이나 카페인의 과다섭취, 삼환계 항우울제나 MAO 억제제의 사용 등과 관련이 있으며, 만성렘수면장애는 기질적인 뇌질환과 관련하여 파킨슨병 증상이 발현되기 수년 전에 렘수면장애가 선행하기도 한다.

(5) 하루주기리듬장애

노인에게는 신체의 생리적인 변화나 사회적 역할 및 관계의 변동에 따라 일주기리듬의 변화가 생기게 된다. 이로 인해 전진수면위상장애, 시차증후군, 불규칙 수면 · 각성주기장애가 호발한다.

표 5-8 이차성 수면장애를 유발하는 질환 및 상황

내과질환	야간뇨, 소화기장애, 만성통증, 폐경, 뇌혈관질환, 당뇨병, 폐질환, 류마티스관절염, 신장질환, 골관절염 등
정신과질환	적응장애, 우울증, 불안증, 치매 등
복용 약물	항우울제, 고혈압약, 기관지확장제, 이뇨제, 베타차단제, 부신피질호르몬제, 알코올, 카페인, 니코틴 등
특수 상황	불규칙한 수면 일정, 불량한 수면 위생, 급성질환으로 인한 병원 입원, 기저질환으로 인해 요양병원 입원 등

4) 수면 지원

수면 전에는 스마트폰이나 TV 등을 보는 시간을 줄인다. 또한 중심체온이 저하하는 무렵에 잠자리에 들면 잠이 잘 들므로 취침시간 1~2시간 전에 목욕할 수 있도록 지원한다(그림 5-4).

취침 시에는 신축성이 높고 흡수성이 좋은 옷을 입는다. 또한 베개 높이나 침대나 이불의 단단함 등은 본인의 기호에 맞도록 조정한다. 수면제를 복용하는 경우에는 복용시간과 양을 관찰하여 적절한 수면을 할 수 있도록 지원한다. 입원 등으로 환경에 익숙하지 않은 경우에는 발아래의 조명을 사용하는 등 야간의 낙상을 방지하도록 한다.

도저히 잠을 잘 수 없는 경우에는 본인의 희망을 물어 최대한 대응한다. 특히 환경이 바뀐 경우에는 환자의 희망에 성의를 가지고 대응함으로써 안심하고 잠에 들 수 있는 경우도 있다.

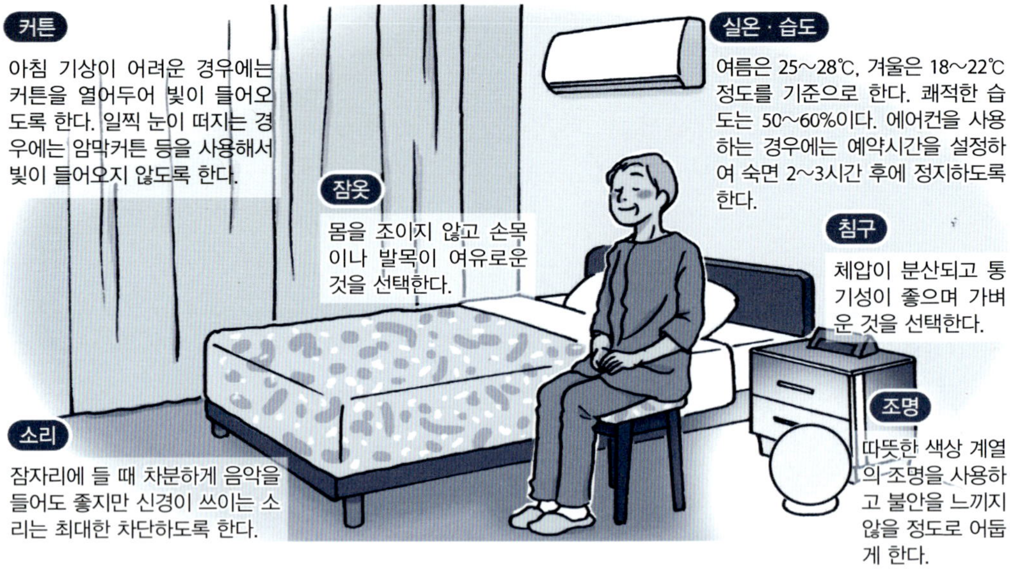

그림 5-4 수면 시의 적절한 환경

MEMO

야간에 숙면을 취하는 6가지 방법

① **수면의 중요성 인식**
② **건강한 생활방식 채택** : 규칙적 운동, 건강식단 유지, 과음 금지, 금연 등
③ **좋은 수면습관 유지** : 규칙적인 수면습관, 수면 전 규칙적 활동 계획, 침상의 용도를 수면과 부부의 공간으로 제한, 낮잠 제한, 잠이 오지 않는 경우 침상 밖으로 나오기
④ **이상적인 수면환경 조성** : 소음 조정, 적당한 조명, 적절한 온도와 환기, 시계가 안 보이도록 하기, 침상을 최적의 편안한 공간으로 조성하기(잠옷, 침구 등)
⑤ **수면 방해물질 피하기** : 카페인 제한, 지나친 음주 제한, 금연, 적절한 음료 섭취, 속쓰림 유발 음식 제한
⑥ **지속적인 수면문제에 대한 도움 요청**

요점정리

- 노년기의 삶의 질 향상을 위해서는 올바른 식생활 습관 및 적절한 영양 섭취에 비중을 둔 영양교육프로그램을 개발하여 성인 및 노인들에게 영양교육을 실시하는 것이 바람직하다.
- 식사하는 기능을 유지시키기 위해서는 노인의 섭식과정을 관찰하여 개개인에 적합한 식사 진행법을 파악할 필요가 있다.
- 건강한 상태에서 갑자기 장애를 입게 되면 종일 침대에서 누운 자세를 강요받아 고통을 느끼게 되거나 침상안정으로 인한 비사용증후군 등의 합병도 적지 않다.
- 노인의 생활동작을 넓히기 위해서는 생활 속에서 기본동작을 계속할 수 있도록 돕는 것이 필요하다.
- 노년기에는 신체활동의 부족으로 건강과 체력이 약화되고 고독감과 소외감 등을 경험하게 되는데, 이러한 문제는 운동을 통하여 해결할 수 있다. 운동은 노인의 신체적 요인과 심리적 요인을 긍정적으로 변화시키는 역할을 한다.
- 노화와 동반하여 활동성 저하나 수면장애가 일어나기 쉽다. 휴식과 운동의 균형을 고려하면서 생활리듬을 정돈하고 안심하고 수면할 수 있도록 하는 것이 중요하다.

CHAPTER 06 노인의 안위간호

학습목표

- 노인의 통증관리와 약물관리를 위한 간호방법을 이해한다.
- 노인을 위한 안전한 환경의 중요성과 간호방법을 이해한다.
- 노인의 성과 가족의 중요성을 이해한다.
- 노인재활과 간호의 역할을 이해한다.

1. 노인의 통증

1) 노인 통증의 특징

고령사회에 접어든 우리나라에서는 증가하는 노인에 대한 의료, 간병, 연금, 생활 등 많은 문제를 해결해야 한다. 그 하나로서 삶의 질 저하가 문제가 되고 있는데, 노화로 인해 증가하는 만성통증이 삶의 질과 밀접하게 관계하고 있다.

통증이란 조직손상 후 치유과정에서 일어나는 염증반응에 동반하여 발생하는 것으로, 이 통증이 3~6개월 이상 지속되면 만성통증이 된다.

만성통증 자체만으로는 생명을 위협할 만한 질환이 아니지만 지속적인 통증으로 인해 보행과 같은 일상생활에 불편함을 경험하게 되고, 삶의 질이 저하될 뿐만 아니라 우울증이나 불안과 같은 정신적 질환을 동반하는 경우가 많다. 따라서 만성통증을 다른 질환에 수반되는 일종의 증상이 아닌 일련의 경과를 가진 질환으로서 인식할 필요가 있다.

만성통증은 뇌의 형태학적 변화에도 영향을 줄 수 있다. 11년간의 추적관찰을 통해 요통을 호소한 환자에게서 정상인보다 뇌실질이 축소된 양상을 보인다는 연구 결과가 있으며, 섬유근육통을 비롯한 많은 만성통증 질환자들의 기능적 MRI 영상에서 정상인보다 유의한 차이가 있다는 연구 결과도 많다. 이러한 신체적, 정신적 변화와 더불어 만성통증은 실직, 가정불화, 인간관계의 단절 등 사회적 관계의 심각한 훼손, 공공 의료비용의 증가, 장애로 인한 사회적 비용의 증가, 노동력 상실로 인한 개인 및 사회적 손실 등 실로 많은 사회경제적 비용을 초래한다.

2) 노인의 통증사정

노인은 젊은 사람에 비해 통증을 자각하기 어렵고 임상증상이 전형적이지 않은 경우가 많다. 만성통증 환자는 견디기 어려운 난치성 통증, 통증에 의한 일상생활동작의 고도 제한, 심각한 우울상태가 일반적으로 나타나는데, 65세 이상 노인의 경우 성인과 비교하여 일상생활동작의 제한에는 유의한 차이가 없었지만, 다소 경증의 통증, 우울상태가 있을 수 있음이 확인된 바 있다. 이는 환자의 호소만으로는 오진을 하거나 병태를 과소평가할 위험성을 높인다.

노인은 통증을 평가하기 어렵다. 통증평가법으로 숫자평정척도(Numeric Rating Scale, NRS)에 의한 통증 점수가 가장 널리 사용되는데, 이는 가장 아플 때의 통증을 10, 통증이 없는 상태를 0으로 평가하는 방법이다. 또한 인지기능이 저하된 노인을 위해 얼굴통증평가척도(Face Pain Rating Scale, FPRS)를 사용하기도 한다(**그림 6-1**). 최대의 통증을 기억했다가 현재의 통증을 객관적으로 평가해야 하는데, 이는 노인에게 매우 어려운 일이다. 따라서 통증의 중등도가 통증 정도나 우울상태에 따라 환자의 일상생활동작으로 강하게 나타나기 때문에 이 점에 중점을 두고 평가하는 것이 유용하다(**표 6-1**).

의사소통에 어려움이 있는 치매노인의 통증관리를 위해서는 대상자의 자가보고뿐만 아니라 행동관찰을 통한 통증사정이 권장되며, 돌봄자의 관찰을 통한 통증사정도구로 PAINAD(Pain Assessment in Advanced Dementia Scale), PACSLAC(Pain Assessment Checklist for Seniors with Limited Ability to Communicate) 등이 있다. PAINAD는 호흡양상, 부정적 음성표현, 얼굴표정, 신체언어, 진정 등 행동범주를 관찰하여 측정할 수 있다. PACSLAC는 전체 60개 문항으로 반응특성에 따라 4개의 세부영역인 얼굴표정, 행동/신체활동, 사회성/인격/기분, 생리적 변화/식욕과 수면 변화/음성 표현영역으로 구분한다.

또한 노인은 통증의 부위 및 합병증이 많다. 하나의 통증이 완화되면 다른 부위의 통증이 나타나는 경우가 자주 있다. 또 심장질환, 당뇨병 등의 합병증도 많고 이들 질환에 의한 통증 가능성이나 치료법의 선택 등 항상 종합적인 관리가 요구된다.

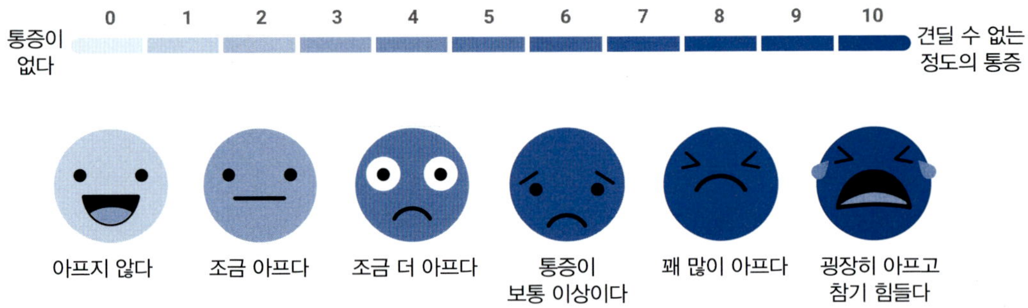

그림 6-1 숫자평정척도(NRS)와 얼굴통증평가척도(FPRS)

표 6-1 통증사정을 위한 질문사항

- 통증은 언제부터 시작되었습니까?
- 통증의 특성(통증의 강도 포함)이 어떻습니까?
- 통증을 완화하기 위해 어떤 방법을 사용했습니까?
- 사용했다면 언제 사용했으며 그 방법으로 통증이 많이 완화되었습니까?
- 만성통증이 있습니까?
- 만성통증이 느껴지는 부위는 어디입니까?
- 만성통증의 특성이 어떻습니까?
- 어떤 방법으로 만성통증을 해결해왔습니까?

3) 노인의 통증관리

(1) 약물적 접근 (그림 6-2)

젊은 사람과 달리 노인은 통증에 대해 민감한 반응을 나타낼 뿐만 아니라 통증이나 그 스트레스로 인해 우울상태가 되는 경우가 많다. 이 경우 항진통제나 항염증제를 사용한 치료만으로는 완치하지 않는다. 또 신경장애성 통증과 같은 심한 통증에는 비스테로이드소염제(NSAID)는 효과가 없어 아편유사제(opioid)가 사용된다. 아편유사제에는 마약성 진통제나 관련 합성진통제 등이 있으며 그중에서도 모르핀(morphine)이 대표적인 약물이다. 또한 신경장애성 통증에 항우울제나 항간질제를 사용하면 좋은 결과를 얻을 수 있다.

진통을 위해 복용하는 약물에는 표 6-2와 같은 부작용이 있다.

경증	→	중등도	→	중증
비마약성 진통제를 우선 사용 후 통증이 지속될 때 약한 마약성 진통제 추가 (NSAID, 아스피린 등)	→	약한 마약성 진통제를 우선 사용 후 통증이 지속될 때 강한 마약성 진통제 추가 (코데인, 트라마돌 등)	→	처음부터 강한 마약성 진통제 사용(모르핀, 옥시코돈, 펜타닐 등)

그림 6-2 통증 강도에 따른 진통제 사용

표 6-2 노인을 위한 진통치료

약물	통증 정도	통증 종류	부작용
비스테로이드소염제(NSAID)	경증, 중등도	급성	위장장애, 간장애, 신장장애 등
항우울제	중등도, 중증	만성, 신경장애성	불면, 혈압변화 등
항간질제	중등도, 중증	만성, 신경장애성	위장장애, 진정작용
아편유사제	중등도, 중증	만성	변비, 구토, 졸음 등

(2) 비약물적 접근

비약물적으로 통증을 완화하는 방법은 다양하다. 온열요법, 전기자극치료, 레이저 치료 등의 물리적 치료, 심리적 치료, 생활습관 개선 등을 통해서도 통증을 완화시킬 수 있으며 장기적인 관점에서도 건강을 유지하는 데 도움이 된다(표 6-3).

표 6-3 통증관리를 위한 비약물적 접근

구분	내용
물리적 치료	• 온열요법 • 지압, 침술, 마사지 • 전기자극치료 • 레이저치료 등
심리적 치료	• 자기암시, 명상, 시각화, 점진적 이완요법, 심리치료 • 웃음치료, 음악치료, 회상요법, 미술치료, 레크리에이션 • 통증인지 교육, 통증상담 등
생활습관 개선	• 올바른 식습관 유지 • 충분한 휴식 • 올바른 자세 유지 • 규칙적인 운동 등

2. 노인의 약물

노인은 여러 질환을 앓고 있는 사람이 많고 그만큼 처방약도 많다. 실제로 노인 10명 중 4명 이상이 5가지 이상의 약물을 복용하고 있다고 알려져 있다. 여러 약물을 한꺼번에 복용하는 것을 다약제 복용(polypharmacy)이라고 하는데, 노인의 경우 약물의 유해반응 발생빈도가 높아진다. 따라서 처방된 약물의 종류나 양이 많은 경우에는 본인이나 가족으로부터 부작용에 관한 정보를 수집하고 의사나 약사 등과도 상담하는 것이 간호사의 역할이다.

1) 노인의 약물작용 기전

노인의 경우 처방되는 약물의 종류가 늘어나면 부작용이 일어나기 쉽고 중증화도 쉽다. 이는 노화로 간이나 신장의 기능이 저하함으로써 약물의 대사나 배설에 시간이 걸리기 때문이다(그림 6-3).

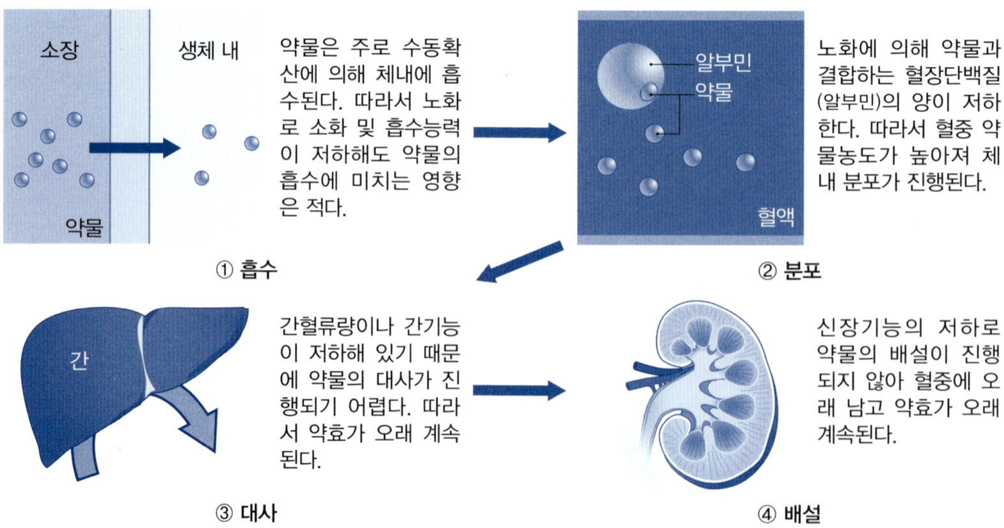

②~④의 영향으로 노인에게는 약효가 강하게 나타나기 쉽다.

그림 6-3 노인의 약물동태

(1) 흡수

경구약의 경우 대부분의 약물은 위에서 용해되어 소장 점막에서 흡수된다. 노인은 노화로 인해 위산 분비가 감소하고 소화관의 기능도 저하하기 때문에 비타민이나 철 등의 수동수송으로 흡수되는 것은 그 영향을 받는다. 하지만 약물의 흡수에는 영향을 미치지 않는다. 이는 약물이 체내농도의 차이에 의한 수동확산으로 흡수되기 때문이다.

(2) 분포

소화기관에서 흡수된 약물은 문맥을 통해 간에 모인 후 혈액을 타고 온몸으로 운반된다. 이 과정이 분포이다. 노인은 저영양상태가 되기 쉽고 혈장단백질의 일종인 알부민의 양이 저하해 있다. 알부민은 대부분의 약물과 결합하여 약효를 억제하는 작용이 있기 때문에 노인에게는 약효가 강하게 나타나기 쉽다.

(3) 대사

약물 중에는 간에서 대사 및 분해되는 것이 있다. 노인은 간혈류량이나 간기능이 저하해 있기 때문에 약물의 대사가 이루어지기 어렵고 또 시간도 걸린다. 그 결과 혈중 약물농도가 높아져 약효가 나타나기 쉬워진다.

(4) 배설

약물은 주로 신장에서 소변으로 배설된다. 노인은 신장혈류량이 저하하고 사구체 여과율도 저하해 있기 때문에 소변으로 약물 배출이 진행되지 않아 혈중농도가 높아져 약효가 강해진다.

2) 약물의 부작용

약물 부작용이란 약을 먹은 후 의사나 환자가 원하지 않았던 건강에 해로운 결과가 나타나는 것을 말한다. 노인에게 가장 많은 부작용은 휘청거림, 낙상, 건망증이며 특히 낙상은 5가지 이상의 약을 사용하는 노인의 40% 이상에게서 발생한다. 노인에게 낙상이 일어나면 골절 가능성이 높아지고 그에 따라 거동을 못하게 될 가능성도 높아진다. 침상에서 지내면 치매 발병으로도 이어지기 때문에 약물 부작용에 의한 낙상을 피하는 것은 매우 중요하다.

그 밖의 부작용으로서 우울상태나 섬망, 식욕저하, 변비, 비뇨장애 등을 일으키기 쉽다.

3) 노인의 약물관리와 복용 지원

노인의 경우 관리가 번잡하다며 같은 약을 중복해서 먹거나 의사가 지시한 복약방법과 다른 방법으로 복용하는 경우가 있다. 용법과 용량이 지켜지지 않으면 본래 가진 약물의 작용이 증강되거나 저하되는 경우가 있기 때문에 충분히 주의하여야 한다. 특히 약이 남았다고 해서 다른 사람에게 주거나 부족하다고 해서 다른 사람에게 받는 것은 의료사고로 이어질 수 있으므로 피하도록 충분히 설명한다. 또한 노인은 여러 약을 처방받은 경우가 많기 때문에 병용할 때는 다른 약물과 음식의 상호작용에 특히 주의할 필요가 있다(표 6-4).

표 6-4 병용에 주의가 필요한 식품과 약물

식품명	상호작용에 주의가 필요한 약물	약효에 미치는 영향	상호작용
자몽	칼슘대항제 지질이상증 치료제	↑	자몽주스에 포함된 플라보노이드류가 약물의 흡수를 높이기 때문에 혈당강하작용이 강해진다.
	항알레르기제	↓	약물의 소화와 흡수를 방해하기 때문에 효과가 감소한다.
청국장, 클로렐라, 녹즙 (비타민 K)	항응고제	↓	비타민 K에 의해 항응고작용제의 작용이 감소한다.
우유, 분유 등 (고칼슘식품)	항균제	↓	약물의 흡수를 방해하기 때문에 효과가 감소한다.
이온음료	골다공증 치료제	↓	약물의 흡수를 방해하기 때문에 효과가 감소한다.
커피, 홍차 등 (카페인)	강심제, 기관지확장제 선택적 세로토닌재흡수억제제 지질이상증 치료제	↑	중추신경자극작용이 증가한다.
치즈	항파킨슨병제 소화궤양 치료제	–	치즈에 함유된 티라민의 분해를 방해하기 때문에 안면홍조나 혈압상승 등의 티라민 중독이 일어날 가능성이 있다.

(1) 약물수첩

적절한 복약을 위해서는 약사와의 협력도 중요하다. 진료 시에는 약물수첩을 지참하게 하여 현재 복용하는 약물에 대해 의사나 약사, 간호사가 확인한다. 약물수첩의 작성에는 다음과 같은 장점이 있다.

- 현재 복용하는 약물의 종류나 약물 간의 상호작용을 확인할 수 있다.
- 약물 복용량이나 부작용 유무의 기록이 있기 때문에 안전하게 약물을 사용할 수 있다.
- 여행지에서 질병에 걸렸을 때, 재해로 대피했을 때, 응급 시 등에 올바른 내용을 전달할 수 있다.

(2) 약물달력

가정에서 복약을 관리하는 방법으로는 약물달력을 사용하면 좋다(**그림 6-4**). 또한 복약을 잊지 않도록 1회 복용분씩 포장하는 것도 효과적이다.

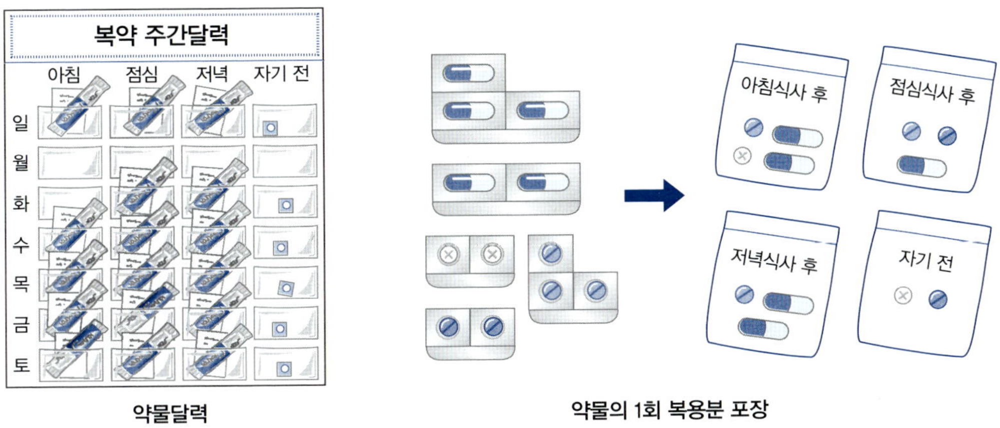

그림 6-4 약물 관리방법

(3) 복약을 위한 다양한 방안

경도의 삼킴장애가 있는 경우에는 의사나 약사와 상담한다. 작은 알약이나 복약 횟수가 적은 약물로 변경하거나 첩부제나 좌제 등 내복 이외의 제형 변경에 대해 검토하도록 한다. 물로 약을 먹기 어려운 경우에는 젤리나 푸딩 등에 섞거나 오블라트에 싸서 먹게 할 수도 하다.

류마티스관절염 등으로 악력이 약한 사람이나 마비가 있는 사람의 경우 도구를 사용하면 편리하다(그림 6-5). 또한 거동이 힘든 사람에 대한 복약 지원으로는 파울러자세에서 코 부분을 잘라낸 컵을 사용하는 방법이 있다(그림 6-6).

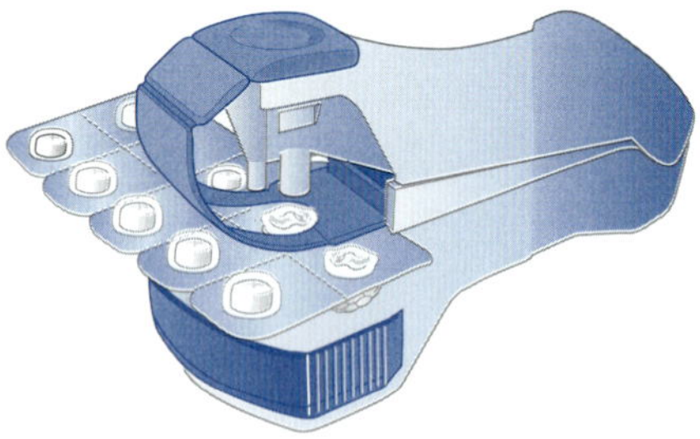

약물 시트를 끼우고 위에서 누르면 한 손으로도 쉽게 꺼낼 수 있다.

알약 꺼내는 기구

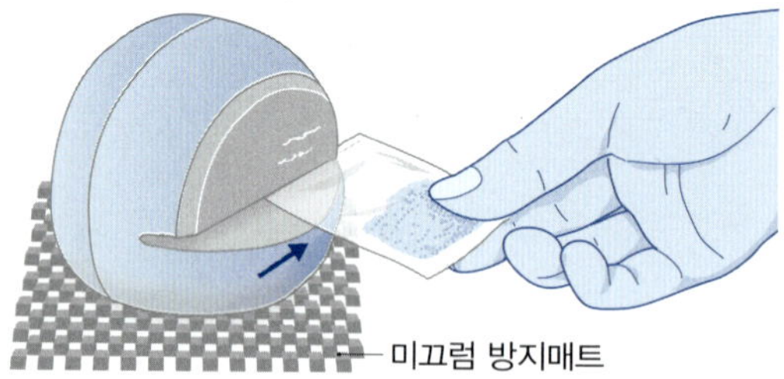

가루약이 든 봉지는 레터오프너를 사용하면 쉽게 개봉할 수 있다.

레터오프너

그림 6-5 약을 꺼낼 때의 보조도구

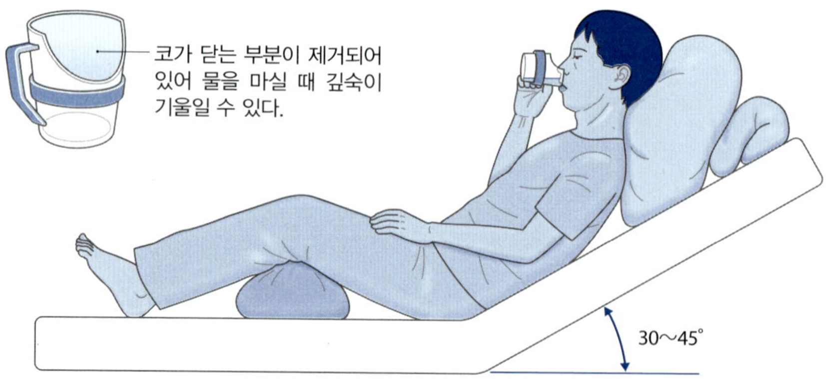

그림 6-6 파울러자세에서의 복약

3. 노인의 안전과 환경

안전이란 위험이 생기거나 사고가 날 염려가 없는 상태를 말한다. 고령이 되면 인지기능이나 신체기능이 저하하여 스스로 위험을 감지하고 회피하기 어려운 경우도 적지 않다. 입원하거나 다른 사람으로부터 생활동작의 보조를 받는 노인의 경우에는 보조자 측의 요인에 의해 위험에 노출되는 경우도 있다. 게다가 위험을 회피할 수 없어 사고 등이 발생한 경우에는 성인과 비교해서 큰 피해가 노인의 심신에 미친다. 그 결과, 자립된 생활이 어려워지고 노인 자신과 가족의 삶의 질에도 큰 영향을 미치는 경우가 많기 때문에 한층 더 주의가 필요하다.

사고의 발생을 제로로 만들기는 쉽지 않으며 당사자의 개인적인 반성만으로는 근본적인 해결로 이어지지 않는다. 과거 사고사례의 분석 등을 통해 조직 전체에서 사정 정밀도, 환경, 시스템 등에 대해 개선점을 찾아 위험관리에 대처하는 것이 중요하다.

1) 노인과 낙상

노인의 낙상에는 자세의 변화, 다리근력이나 균형 유지력 저하 등 본인의 신체적 요인이 관여한다. 하지만 그뿐만 아니라 휘청거림 등을 일으키는 원인이 되는 약물의 복용, 바닥이나 노면의 상태, 신발, 조명 등의 환경적 요인, 낙상에 대한 공포심 등 여러 가지 요인이 연관되어 있다. 이들 요인이 연쇄함으로써 노인의 낙상이 일어나며 그 결과 거동을 못하거나 간병이 필요한 상태로 이어지기 쉽다고 한다.

우리나라의 가정에서 지내는 노인의 20% 정도는 1년간 1회 이상의 낙상 경험이 있다고 한다. 미국의 조사에서는 낙상을 경험한 노인 가운데 30~50%에 어떠한 외상이 생겼다고 하며 특히 75세 이상에서는 24%에 중요한 외상이 생겼고 그 가운데 골절은 6%였다고 보고되었다. 노인이 낙상할 때 골절되기 쉬운 부위는 상완골경부, 요골원위단, 척추, 대퇴골경부 등이다(그림 6-7).

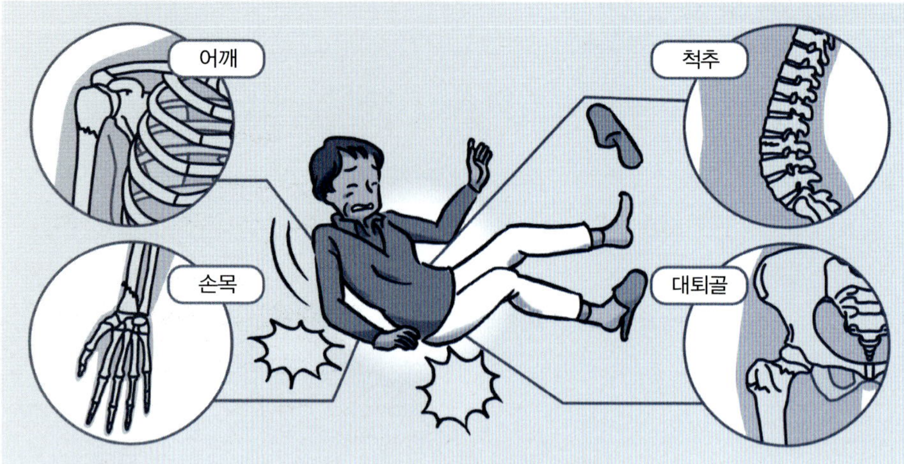

그림 6-7 노인의 골절 호발부위

(1) 낙상의 유형

낙상은 낙상 고위험 환자에게서 발생하는 예측 가능한 생리적 낙상, 낙상이 처음 발생하여 예측 불가능한 생리적 낙상, 환경적 요인이나 사고에 의한 우발적인 낙상으로 나눌 수 있다(표 6-5).

표 6-5 낙상의 유형

예측 가능한 생리적 낙상	• 환자의 의식이 없음 • 보행장애, 걸음걸이 변화(파킨슨병으로 인해 발을 끌며 걷는 경우, 가위 모양으로 걷는 경우, 치매로 인해 중력의 중심이 이동하는 경우) 등으로 인해 발생
예측 불가능한 생리적 낙상	• 환자의 의식이 명료함 • 의식상실 없이 갑작스러운 근긴장도 상실, 어지럼증, 약물반응, 기절 등으로 인해 발생
우발적인 낙상	• 환자의 의식이 정상

(2) 낙상의 위험요인

낙상의 위험요인은 그 관점에 따라 역학적 요인, 약물요인, 공학적 요인, 환경적 요인 등 여러 가지로 분류할 수 있지만, 실제로 이러한 모든 요인이 복잡하게 얽혀 발생한다. 크게 내적 요인과 외적 요인으로 나누어 정리하면 표 6-6과 같다.

표 6-6 낙상의 위험요인

내적 요인	외적 요인
• 낙상 과거력 • 고령(65세 이상) • 감각기능 저하(청력, 시력) • 보행장애 • 근골격계통 장애 • 정신기능장애 • 급성질환 • 만성질환 • 낙상에 대한 두려움	• 약물(3~4개 이상의 약물 복용) • 욕실과 화장실의 보조지지도구 결여 • 가구나 시설의 부적절한 디자인 • 바닥상태(미끄러운 바닥 표면, 닳아 해진 카펫, 바닥에 노출된 코드와 전선, 부서지거나 금이 가서 편평하지 않은 복도 등) • 불충분한 조명 • 부적절한 보조도구의 사용 • 불충분한 지지도구

(3) 낙상위험 사정

모든 환자와 가족에게 입원생활의 안내 및 교육 시 각종 낙상의 발생 가능성을 주지시키고 낙상위험 사정도구에 의거하여 낙상의 위험요소를 사정한다. 고위험 환자, 즉 낙상사정도구(Morse fall scale)에 따른 점수가 51점 이상인 경우에는 즉시 위험요인을 사정하여 중재하고, 51점 미만인 경우에는 환자상태 변화 시 즉시 재사정하도록 한다. 낙상사정도구는 간결하여 임상에서 적용하기 용이하며 타당도가 입증된 도구이다(그림 6-8).

(4) 낙상 예방을 위한 간호관리

노인에게 낙상은 자립도 저하 등의 원인이 된다. 노인 자신의 낙상 위험에 대한 인식이나 주의, 낙상 위험장소의 이해, 다리의 건강유지방법 등을 포함한 포괄적 낙상 예방교육을 시행하는 것이 중요하다(표 6-7).

구분	척도	점수	날짜			
			/	/	/	/
1. 낙상의 경험	있음 (3개월 이내)	25				
	없음	0				
2. 이차적인 질환	주 질환 외 기저 질환 있음 (완치된 것 제외)	15				
	없음	0				
3. 보행 보조	보행 보조 목적의 보조기 이외 주변 기물/기구를 잡고 보행 (IV pole 포함)	30				
	목발/지팡이/보행기 사용함	15				
	보지기 사용하지 않음, 침상안정/휠체어/bed-ridden, 간호제공자가 도와줌	0				
4. 정맥수액요법/헤파린록(heparin lock)	있음 (heparin lock, chemo-port 포함)	20				
	없음	0				
5. 걸음걸이	장애가 있음, 사람이나 기구의 도움 없이는 걸을 수 없음, 시선 및 균형 유지 불가능, 의족착용, 파킨슨 보행	20				
	허약함, 균형 및 시선 유지되나 보폭이 좁거나 기력이 저하됨	10				
	정상/침상안정/부동	0				
6. 의식장애	의식이 명료하지 않거나 자신의 기능수준을 과대평가하거나 잊어버림	15				
	의식이 명료하며 자신의 기능수준을 잘 알고 있음	0				
총점						

※ 결과 해석
0~24점 : 낙상 위험성이 거의 없음
25~50점 : 낙상 위험성이 낮음
51~125점 : 낙상 위험성이 높음
(단, 기준점은 의료기관이나 시설의 종류에 따라 다르게 적용할 수 있음)

그림 6-8 낙상사정도구

표 6-7 낙상 예방 간호관리

- 환자간호 환경의 외적 위험요인을 정기적으로 사정하고 위험요인을 제거하도록 한다.
- 낙상 고위험군으로 분류된 환자에 대해서는 낙상 고위험군임을 알릴 수 있는 낙상위험 표지판을 환자의 차트, 환자, 병실, 침상에 부착하고 환자와 보호자에게 낙상예방 교육을 시행한다.
- 호출기를 환자의 손이 닿는 범위에 배치하여 쉽게 이용할 수 있게 한다.
- 요실금이나 실변이 있는 환자의 경우 환자의 필요에 따라 또는 매 2시간마다 규칙적으로 배뇨, 배변상태를 확인하고 적절한 간호를 제공한다.
- 빈뇨가 있을 경우 이동식 변기를 사용할 수 있도록 한다.
- 크기가 잘 맞고, 바닥이 미끄럽지 않은 신발이나 슬리퍼를 신도록 조치한다.
- 혼동이 심하거나 주의 깊은 관찰이 필요한 환자의 경우는 간호사실 가까운 쪽으로 병실을 배치하고 환자의 보호자나 간호 제공자가 병실에 머무르도록 격려한다.
- 고위험 환자는 자주 순회하며 주변의 환경적 상황을 점검한다. 금기가 아니면 조기보행과 규칙적인(1회/일, 30분) 운동을 하도록 격려한다.
- 특히 의식이 명료하지 못하거나 매우 불안정한 환자 및 수술환자는 반드시 간호사 또는 보호자의 보조를 받아 침상에서 내려오도록 한다.
- 보행을 시작할 때는 서서히 단계적으로 움직일 수 있도록 계획한다.
- 거동 시 반드시 보조자와 함께 걷도록 한다.

2) 노인의 생활과 위험관리

(1) 병원에서의 위험관리

병원은 질환이나 증상에 따라 각종 검사 및 치료를 하여 환자의 건강상태 회복을 주목적으로 한다. 따라서 생명을 지키기 위해 안전하게 치료를 수행하는 것이 중요하며 노인도 이러한 병원 환경에 적응해야 한다. 환경 적응이 어려운 치매 노인에게는 안정을 유지하기 위해 '신체구속'이라는 수단이 너무 쉽게 이용되는 경우도 적지 않다.

한편, 병원에서 일어나는 노인의 사고건수는 많다. 2022년 환자안전 통계연보에 따르면 60세 이상의 노인 환자에게 발생한 사고 보고건이 61.6%를 차지하였다. 또한 사고 종류에 따른 보고 건수는 약물(43.3%)이 가장 많았고 이어서 낙상, 상해, 검사, 처치 및 시술 순이었다(**그림 6-9**). 사고가 발생한 장소는 전체의 40.7%가 병실이었고, 외래진료실(28.9%), 복도(4.0%) 등의 순으로 많았다.

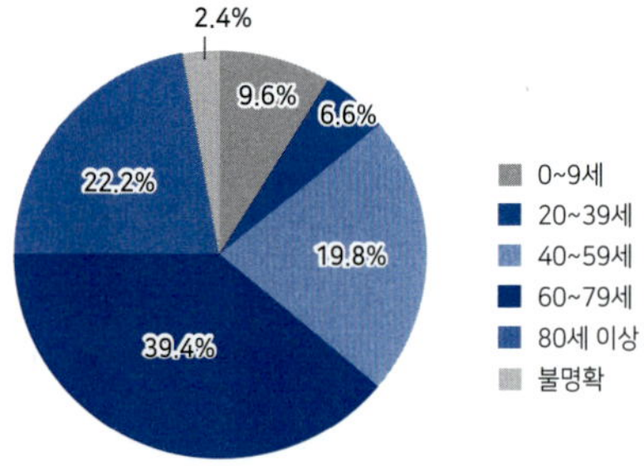

연령대별 사고 발생 비율

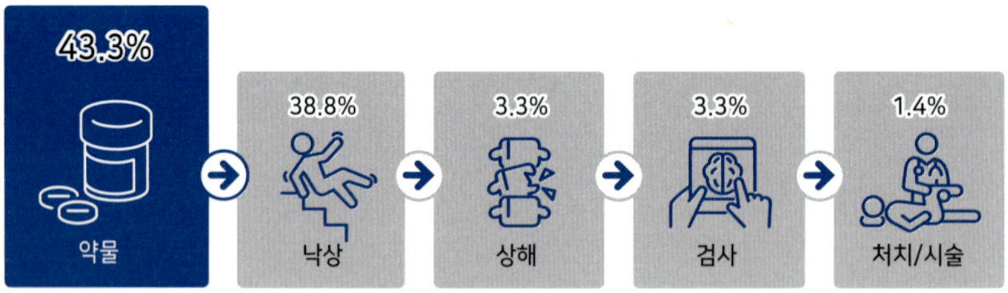

사고 종류에 따른 보고 건수

그림 6-9 연령대별 사고 발생 비율과 사고 종류에 따른 보고 건수

① 안전한 요양환경 제공

병실 안이나 이동 중인 노인의 낙상사고를 예방하기 위해서는 병실이나 복도에 불필요한 물건을 두지 않고, 처치나 간호에 사용한 물건은 신속하게 정돈하며, 바닥에 물기 등이 없도록 하는 등 기본적인 환경 정비가 중요하다. 이를 위해서는 바쁜 업무 속에서 무심코 미루기 쉬운 물품 정리 등에 대해 간호사 한 사람 한 사람의 의식화나 습관화를 도입할 필요가 있다.

또한 병실과 물품 수납장소나 오염처리실 등의 배치를 고려하여 동선을 짧게 하거나 간호업무를 보조하는 인원을 투입하는 시기나 시간대를 고안하는 등 시설설비면의 정비나 인원배치와 같은 조직적인 대처도 효과가 있다.

② 사정과 정보의 공유

개개인의 노인에 대해 심신기능을 충분히 사정하여 위험을 예측하고 필요한 케어를 제공하는 것도 간호의 기본이다. 환자의 상황을 파악하여 악화를 예방하는 것이 사고 방지로도 이어진다. 예를 들어 매일의 간호 속에서도 지남력이 혼란해지기 쉬운 노인에게는 시선을 맞추고 천천히 말하거나 현실감각훈련을 염두에 두는 것만으로도 불안이 경감되어 섬망이나 치매의 행동 · 심리증상 예방으로 이어질 가능성이 있다.

또한 입원 중의 위험을 예측하기 위해서는 노인과 관계하는 각 의료전문인 간의 정보공유가 중요하다. 예를 들어 노인의 신체 균형유지 정도에 대해 간호사가 물리치료사와 충분한 정보공유를 하거나 작업치료사나 임상심리사로부터 재활훈련 중의 주의력에 대해 알 수 있으면 낙상사고의 예방 가능성은 높아질 것이다.

(2) 노인복지시설에서의 위험관리

① 노인복지시설의 특징과 위험

가족과 가정의 대체기능으로서 시설의 입소와 이용은 필수이며, 이러한 가족과 가정의 대체기능 역할에서 노인복지시설의 의의를 찾을 수 있다. 노인복지법에 의거한 노인복지시설에는 ①노인주거복지시설, ②노인의료복지시설, ③노인여가복지시설, ④재가노인복지시설, ⑤노인보호전문기관, ⑥노인일자리지원기관 등이 있다. 시설에서 제공되는 서비스의 종류에 따라 발생하는 위험도 달라진다.

입소형 서비스는 24시간 365일 시설에서 생활하는 것을 전제로 하기 때문에 충분한 물리적 환경의 정비가 요구된다. 입소해 있는 노인 한 사람 한 사람을 정성들여 케어함으로써 개별 위험을 파악하여 대처할 수 있다. 하지만 입소 직후의 노인에게는 생활환경의 전반이 바뀌는 데 따른 불안이나 혼란이 발생하기 쉬워 환경에 익숙해질 때까지는 집중해서 케어에 임할 필요가 있다. 또한 물리적 환경은 시설을 설계하는 구상 단계부터 노인의 신체적 및 심리적 특징에 입각하여 검토가 이루어지는 것이 좋은데, 발생한 문제별로 기존 시설설비를 개수해서 대응하기란 쉽지 않다.

이용형 서비스는 노인복지시설에 노인들이 모여 집단으로 하루의 시간을 보내는 서비스이다. 그날그날 집으로 돌아가고 여러 노인이 이용하기 때문에 내복약이나 목욕 전후 소지품, 의류 관리 시 사람을 오인하는 일이 없도록 충분히 주의하여야 한다.

또한 가정에서의 모습을 파악함으로써 건강관리로 연결시키는 것이 중요하다. 특히 단기보호시설은 입소형 서비스와 마찬가지로 입소 직후의 위험을 항상 안고 있기 때문에 가족이나 케어매니저로부터 필요한 정보를 효율적으로 획득하여 시설 직원에게 전달하는 시스템을 구축하는 것이 중요하다.

06

② 노인복지시설에서 간호사의 역할

노인복지시설에서의 위험관리도 병원에서와 마찬가지로 물리적 환경 정비, 인원 배치를 포함한 간호체제나 시스템의 정비 및 직접 간호에 임하는 직원 개개인의 사정기술이나 간호기술의 질을 향상시키는 것이 중요하다.

차이점으로는 이러한 노인복지시설은 간호사가 대부분 1명에서 수명 정도인 경우가 많아, 간호사는 건강관리에 관한 전문적 판단을 내려야 하는 역할이 요구된다. 노인은 증상 출현이 비전형적이고 평소와 약간 다른 모습에서 컨디션 불량이나 이상을 발견하여야 하는 경우도 있다.

간호사는 위험관리의 일환으로서 활력징후의 측정이나 복용관리뿐만 아니라 노인의 평소 모습을 파악하는 기회를 확보하고, 노인의 일상생활을 간병하는 요양사 등과 연계해서 이상의 조기발견으로 이어지는 구조를 적극적으로 구축하는 역할을 맡을 필요가 있다.

(3) 재가노인의 위험관리

고령이나 노인성 질환으로 일상생활을 하기 어려워 집에 머물며 지내는 노인을 재가노인이라고 한다. 인구의 고령화로 인해 간병이 필요하거나 질병이 있지만 혼자 생활하는 노인이 적지 않다. 하지만 노인은 신체의 예비력 저하로 호흡이나 순환 상태를 악화시키기 쉽고 또 주의력 저하로 사고 등을 일으키기 쉬운 상태에 있다. 따라서 노인 본인도 간호사나 요양보호사 등과 상담하거나 친족이나 지역주민과의 협력을 통해 이러한 위험을 줄여나갈 필요가 있다.

① 안전지원

노인맞춤돌봄서비스의 일환으로 직접 방문하거나 전화를 통해 노인의 안전이나 안부를 확인하는 안전지원서비스가 시행되고 있다. 또 TV나 휴대전화 등과 같이 매일 사용하는 가전제품의 동작패턴을 파악하여 안부를 확인할 수 있는 서비스도 있다.

② 열중증 예방

노인은 체온조절기능이 저하하는 데다가 갈증을 잘 느끼지 않기 때문에 수분섭취가 부족해지는 경향에 있어 탈수나 열중증에 걸리기 쉽고 중증화 우려도 있다. 열중증을 예방하기 위해서는 ①세심하게 수분과 염분을 보충하고, ②덥다고 느껴지지 않더라도 선풍기나 에어컨을 사용해서 적절한 온도나 습도를 유지하며, ③외출 시에는 모자나 양산으로 직사광선을 피하고 냉각스카프 등을 이용하는 등의 노력이 중요하다.

③ 화재 예방

노인은 판단력이나 운동기능의 저하로 화재가 발생했을 때 희생이 되기 쉽다. 인지기능이 저하되면 전기장판, 난로 등의 난방기구나 가스레인지를 까먹고 끄지 않아 화재의 위험은 높아진다. 따라서 에어컨이나 전기레인지 등의 화재가 일어나기 어려운 가전제품을 사용하거나 주택용 화재경보기나 노인이라도 다루기 쉬운 소화기를 설치하여 만일의 경우에 대비해 두는 것이 중요하다. 이러한 대처는 노인 본인이 기능 저하로 위험성이 높아진 이후부터가 아니라 평소 건강할 때부터 대책을 세우는 것이 중요하다.

3) 사고를 예방하기 위한 평가 및 관찰항목

사고를 예방하기 위한 평가 및 관찰항목을 환경, 노인, 간호사의 3가지 시점에서 고려하여 표 6-8에 나타내었다. 이 표에는 사고를 방지하기 위해 환경 정비 이외에도 많은 관찰항목이 있음을 알 수 있다. 중요한 사실은 생활하는 노인과 같은 시점에서 안전을 지키는 노력을 하는 것이다.

표 6-8 안전을 위한 관찰항목

구분	관찰항목
환경	• 취침 장소가 정리되어 있는가? • 취침에 사용하는 침대 높이와 이불은 자는 데 지장이 없는가? • 야간 조명이 설치되어 있는가? • 지팡이나 휠체어 등에 고장은 없는가? • 활동하는 장소에 넘어지기 쉬운 물건이나 방해가 되는 물건은 없는가? • 장소의 위치정보는 있는가? • 쓰레기나 식사 후 바닥에 흘린 음식물 등은 없는가? • 신체에 영향을 미치는 물품 등이 부주의하게 놓여 있지 않은가?

표 6-8 안전을 위한 관찰항목 (계속)

노인	• 신발은 적당한가? • 의복 등은 적절한가? • 잠은 잘 자는가? • 피곤하지 않은가? • 신체적 증상은 없는가? • 운동기능의 저하나 신체균형은 저하해 있지 않은가? • 인지기능장애는 없는가? • 장소의 지남력장애는 없는가? • 시공간 인지장애는 없는가? • 문자 · 기호 · 언어의 이해능력 저하는 없는가? • 치매의 행동 · 심리증상은 없는가? • 위험을 예견하고 회피하는 위험회피능력은 있는가? • 과거에 낙상사고는 없었는가?
간호사	• 질병이나 노화현상을 올바르게 이해하고 있는가? • 복용하는 약물의 작용과 부작용을 이해하고 있는가? • 마비 등의 장애에 적절한 간호가 이루어지고 있는가? • 대상자와의 의사소통은 이루어지고 있는가? • 대상자의 인지 정도, 지남력장애, 문자 · 기호 · 언어의 이해능력, 시공간 인지장애, 위험회피능력을 파악하고 있는가? • 화장실, 세면대, 부엌 등을 개별로 조정하는 배려는 되어 있는가? • 다른 간호 제공자나 가족과의 연계는 이루어지고 있는가? • 간호 제공자의 기술은 완전한가? • 과거의 사고를 파악하고 있는가?

4) 환경 정비를 위한 간호관리

간호사는 노인이 심신 모두 안전하고 편안한 상태에서 쾌적한 하루를 보내고 숙면할 수 있는 환경을 정비할 필요가 있다. 또한 지금까지 담당해온 역할(가사나 작업 등)을 수행할 능력이 노인에게 있는 경우에는 환경이 바뀌어도 그 역할을 계속해서 맡도록 하는 것이 중요하다. 이때는 모든 것을 지원하고 정비하는 것이 아니라 노인과 함께 환경 정비를 해나갈 필요가 있다.

(1) 실온과 습도

- 냉 · 난방기기의 위생관리나 수선을 정기적으로 한다.
- 여름철은 26~27℃(습도 40~50%), 겨울철은 22~23℃(습도 40~50%)가 바람직하

다. 신체를 노출하는 경우에는 실온을 확인하고 상기의 온도보다 약 2℃ 높인다. 온도계는 노인이 주로 지내는 장소 및 높이에 설치한다. 보통은 바닥에서 50~100cm 정도로 한다.

- 냉 · 난방이나 창에서 직접 바람이 닿지 않도록 침대의 위치를 조정하고 담요 등을 준비한다.
- 난방을 사용하는 경우에는 실내가 건조해지기 쉬우므로 가습기를 사용하며, 이때는 가습기의 위생관리를 잊지 않도록 한다.
- 온도와 습도에 신경을 쓰면서 정기적으로 환기한다.

(2) 냄새

- 냄새는 땀 등의 분비물이나 배설물, 화장실이나 부엌에서의 배수, 나아가 음식물 등에서도 발생한다. 이러한 냄새가 발생하지 않도록 청결한 환경을 만드는 것이 중요하다. 노인의 경우는 배설 지원(기저귀 교환 등)에 동반하여 냄새가 발생하는 경우가 많다.
- 실내에서 냄새가 나는 경우에는 실온에 주의를 주면서 환기한다. 탈취제도 함께 사용하면 효과적이다.
- 꽃향기는 사람에 따라서는 쾌 · 불쾌의 차이가 있다. 따라서 특히 야간에는 향기가 강한 꽃은 실외로 꺼내둔다.

(3) 채광

- 장기간 누워서 지내는 노인도 있기 때문에 실내는 햇볕이 잘 드는 남향이 이상적이다.
- 커튼으로 햇볕을 조절하여 직사광선이 닿지 않도록 한다.
- 팔에 장애가 있는 사람도 조명을 쉽게 조작할 수 있도록 배려한다.
- 야간에는 발조명을 달아 둔다.
- 머리맡의 전등갓에 천이나 종이를 올려두면 화재의 원인이 되므로 주의한다.

(4) 소음

- 문 여닫는 소리, 발소리, 대화 소리(높은 목소리, 웃음소리), 라디오나 텔레비전 소리, 물소리 등의 생활 소리도 거슬리는 경우가 있으므로 주의한다. 특히 치매

노인은 소리에 민감하며 그 사람에게 소음으로 느껴지는 소리가 나면 일상생활 동작(ADL)이 막히거나 다음에 무엇을 하면 좋을지 몰라 혼란에 빠지는 경우도 있다.

- 침대, 의자, 휠체어 등을 실내에서 이동할 때 끌거나 문이나 벽에 부딪히지 않도록 한다.

(5) 비품관리

- 휠체어, 처치 카트, 기저귀 카트 등은 정해진 위치에 정돈하고 보행의 방해가 되는 것은 두지 않는다.
- 체위변경용 베개 등의 간호(간병)용품은 필요한 수만큼 실내에 두고 그 외에는 정해진 장소에 보관한다.
- 책상이나 상두대 등의 정돈에도 신경을 쓴다. 침대 주위의 책상이나 상두대의 위치는 노인과 상담한 후 사용하기 쉬운 장소로 설정하며, 마비가 있는 경우는 건강한 쪽에 배치하는 것이 원칙이다.
- 노인은 침대를 사용하는 것이 바람직하며, 그 높이는 침대 끝에 앉았을 때 바닥에 발이 닿는 정도(40~45cm)로 한다(그림 6-10).

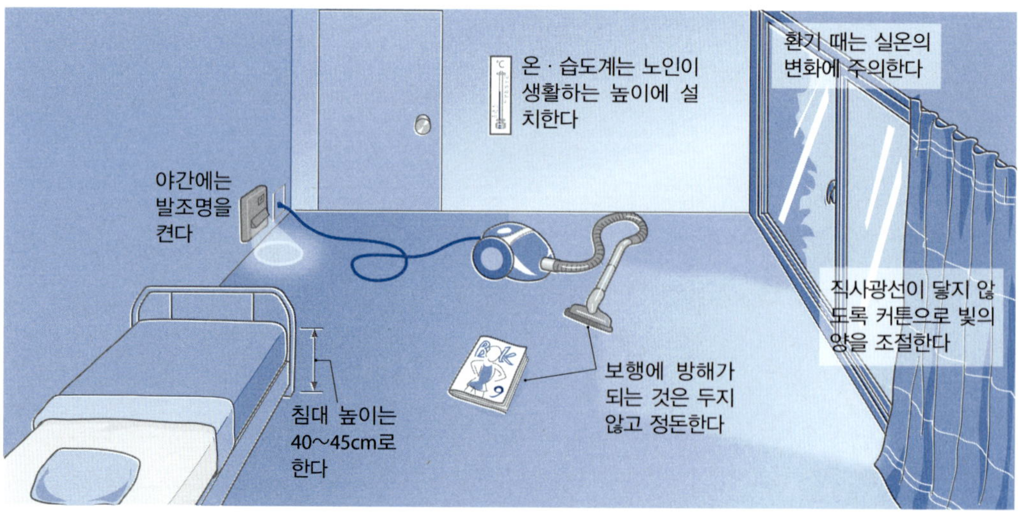

그림 6-10 노인이 생활하는 환경의 정비

(6) 아침 · 취침 시의 환경 정비

방수포는 방수용으로서 활용하지만, 불감발한이나 땀 등의 수분을 흡수할 목적으로도 사용한다. 다만 방수포가 꼭 필요한 것은 아니므로 개개인의 상황에 맞추어 활용한다.

(7) 치매 노인을 위한 환경 정비

치매 노인은 주의력과 집중력이 저하해 있기 때문에 사소한 장애물에도 낙상사고를 일으키기 쉽다. 또한 시공간인지, 즉 물체 간의 위치관계나 자신과 물체와의 거리감을 지각하는 것에 장애가 생겨 난간이나 의자를 잡지 못해 넘어지는 경우도 있다. 따라서 치매나 장애 정도를 파악한 다음 안전하고 편안한 환경을 정비할 필요가 있다.

4. 노인의 성

우리나라의 사회적 풍토는 노인의 성 문제를 오랫동안 터부시해 온 측면이 있다. 예를 들어 '노인이 되면 성욕이 사라진다' 등의 고정관점을 바탕으로 노인의 성생활은 이상한 것, 부끄러운 것이라는 생각이 주류를 차지해왔다. 반면, 고령사회의 도래와 함께 '노인의 연애'를 이해하는 사람들도 늘고 있다. 그렇다고는 해도 막상 배우자를 잃은 자신의 부모가 연애를 하고 또는 재혼하는 처지에 놓이면 반대하는 자녀도 많다. 이는 재산 문제 등도 그렇지만 역시 가구 구성을 걱정하기 때문이다.

식욕, 성욕, 수면욕은 인간의 3대 본능이라고 한다. 본능은 고령이 되었다고 해서 사라지는 것은 아니다. 오히려 해를 거듭할수록 이들 욕구는 남은 여생을 살아내기 위한 필요충분조건이다. 그 의미에서 '이성에 대한 관심과 그에 동반한 모든 행동'으로 정의되는 성의 문제를 노인의 입장에서 다시 생각해보아야 한다.

1) 이성에 대한 관심

65세 이상 노인 남녀 428명을 대상으로 실시한 조사에 따르면 남성은 약 95%, 여성은 약 70%가 이성과의 연애나 성적 관계를 희망했다. 이는 대부분의 남성이나 여성이 죽을 때까지 이성에 대한 관심이 계속된다는 것을 말해준다. 고령이 되어도 이성과의 교제는 가슴을 뛰게 하는 것이 있어 살아가는 에너지의 원천 중 하나가 된다.

이를 뒷받침하듯 병원이나 시설에서도 노인의 성에 대한 화제는 자주 대두된다. 예를 들어 남성 노인 환자를 간호하기 위해 여성 간호사가 병실로 가면 몸을 만지거나 같이 자자고 말하기도 한다. 반대로 여성 노인 환자의 경우는 남성 물리치료사에게 마음을 품거나 일부러 옷을 벗어 몸의 일부를 보여주기도 한다. 또한 노인 간의 연애도 볼 수 있는데 침상에 함께 누워 있기도 한다.

물론 이렇게 노골적인 상황만 있는 것은 아니며 마음 따듯해지는 순간도 있다. 재활을 담당하는 물리치료사가 올 때 립스틱을 바르거나 몸단장을 해서 애인이라도 만나는 것처럼 준비하는 여성 노인도 있다. 또한 인기가 많은 남성 노인을 병실 문 뒤에서 몰래 들여다보고 혼자 마음을 품는 사람도 있다.

이러한 다양한 사례는 간호사실에서도 자주 다루어지는데, 간호 및 간병계획에는 대처방법이 언급되지 않으며 어떻게 대응하는지는 간호사 개인에게 맡겨지는 경우가 많다. 특히 젊은 간호사는 노인의 성적 문제에 혐오감을 느끼는 경우가 많아 골머리를 썩는다. 숙련된 간호사처럼 가볍게 받아 넘기거나 상대방이 불쾌하지 않도록 넌지시 주의를 주어 간호할 수 있으려면 많은 인생 경험도 필요할 것이다. 성적 관심이 많은 노인 환자의 간호 사례 대응은 간호계획으로서는 작성되기 어렵고 개개인이 대응할 수밖에 없는데, 그렇다고 해서 몸을 만지게 하면 끝나는 문제도 아니다. 어떻게 하면 적절한 지원을 제공할 수 있는지 숙고할 필요가 있다.

서양에서는 노인의 연애나 동성애를 하는 사람들에게도 적극적인 간호계획이 세워지고 그에 따라 각 대상자에게 시간과 공간이 부여되고 있다. 우리나라에서는 아직 '성'은 감추어야 하고 매우 개인적인 일이라는 사고가 지배적이다. 시설에 따라서는 지원하는 사람 전원이 간호계획으로서 성에 대처하여 다양한 실험을 하면서 노인의 성과 마주하는 곳도 있지만, 전체적으로 보면 성에 관한 이해는 아직 부족하고 노인의 성에 대한 대처도 아직 막 시작되었다고 할 수 있다.

2) 치매 노인의 성

성적 관심은 치매 노인에게서도 마찬가지 형태로 나타난다. 예를 들어 시설에서 옆 병실에 있는 남성을 자신의 남편이라고 믿는 여성은 남성이 병실을 나가면 아내로서의 역할을 하려고 함께 나간다. 또 남성 의사에게 마음을 품고 있는 여성은 의사와 동행하는 젊은 여성 간호사를 질투하여 자신이 더 여성답다는 듯이 행동하여 경쟁하려고 한다. 또한 다른 남성 환자를 자신의 병실로 불러들여 성적 관심을 끌어내려고 한다. 그 밖에도 어떤 남성은 여성 간호사에게 도움을 받으면 기뻐서 '널 위해 100만 달러 준비할게' 하며 손에 키스하거나 한다.

이러한 행동은 일반 노인과 전혀 다를 바 없다. 치매 노인의 경우 지원을 할 때도 의사소통은 성립되기 어렵지만, 이성 관계에서 자기표현은 본능인 것처럼 보인다.

인간은 다른 사람과의 관계없이는 살아갈 수 없는 사회적 존재인데, 이는 치매 노인도 마찬가지이다. 언어나 행동에 의한 자기표현은 있는 그대로의 마음의 외침으로 파악할 필요가 있다. 이 사람은 치매 증상이 있으니까 언어와 행동은 일반적이지 않을 것이라는 선입견을 버리는 것이 중요하다.

치매 노인뿐만 아니라 성의 자기표현은 이성과의 관계 속에서 자신의 존재를 확인하고 그것을 사는 에너지로 삼아가는 행위이다. 예를 들어 노인의 경우 손자와 놀거나 포옹함으로써 활기가 생기는 것과 마찬가지로 이성과의 교류, 젊은 사람과의 만남 등에서 힘을 얻는 경우가 많다. 그 속에서 자신의 '남자다움'이나 '여자다움'을 재확인하고, 교류를 통해 서로의 차이를 보충하면서 살아가는 것을 성의 기본적인 개념으로 파악하여야 한다.

5. 노인과 가족

1) 가족의 정의

가족에 대한 개념은 개인, 문화, 시대에 따라 다르며 다양하게 정의된다. 표준국어대사전에는 '주로 부부를 중심으로 한 친족관계에 있는 사람들의 집단 또는 그 구성원으로, 혼인, 혈연, 입양 등으로 이루어진다'고 설명되어 있다. 또한 가족간호 이론가인 프리드먼(Friedman, M.M.)은 '서로 정서적으로 얽혀 있고 지리적으로 가까이에서 생활하는 사람들(둘 이상의 사람)로 이루어진다'고 정의하였다. 정서적으로 얽혀 있다는 말은 공통 감각이나 상호 의무, 일종의 의무를 공유하고 있다는 인식을 가지고 또 상호 관계와 배려에 의해 맺어진 것을 의미한다. 이 정의에는 혼인이나 혈연, 양자결연 등 공적 관계에 있는 가족뿐만 아니라 한부모가정이나 동성애자 가족 등도 포함된다. 간호사는 다양한 가족의 형태를 이해한 후 그에 맞는 지원을 하여야 한다.

2) 가족의 기능

프리드먼은 가족기능에 대해 ①정서기능, ②사회화와 사회배치기능, ③생식기능, ④경제기능, ⑤건강간호기능을 들었다(표 6-9). 이러한 가족기능은 그 시대의 가족관이나 사회변동 등에 따라 변화한다.

최근 세대원이 서서히 감소하는 추세에 있으며 이는 가족기능에 영향을 미치고 있다. 예를 들어 독거노인이 간병이 필요해졌을 때 가족이 먼 곳에 살고 있으면 가족만으로는 대응하기 어려워진다.

현재는 정보통신기술(ICT)이 발달하고 요양서비스 등이 다양해지면서 가족기능의 일부를 가족 외부에서 제공할 수 있게 되었다. 그렇다고는 하지만 가족은 예전이나 지금이나 노인에게 평온함을 주고 생활을 지지하는 커다란 존재임에는 변함이 없다.

표 6-9 가족의 기능

기능	내용
정서기능	가족 구성원의 심리적 요구에 부응한다.
사회화와 사회배치기능	생활습관의 획득이나 예의범절 등 아이의 사회화를 담당한다.
	가족 구성원으로서의 지위를 아이에게 부여한다.
생식기능	가족의 연속성을 세대에서 세대로 보증한다.
경제적 기능	충분한 경제적 자원을 제공하여 유효하게 배분한다.
건강간호기능	의식주 등 인간이 살아가는 데 필요로 하는 최소한을 공급한다.

3) 가족생활주기

가족생활주기(family life cycle)에는 결혼, 출산, 양육 등의 생활사건이 있으며 그때마다 다양한 발달과제가 생긴다. 가족생활주기의 단계는 크게 가족 형성기, 가족 확대기, 가족 축소기로 구분할 수 있으며, 에블린 두발(Evelyn Duvall)의 경우 핵가족을 기준으로 가족생활주기를 8단계로 나누었다(표 6-10).

개인의 생애주기에 발달단계와 발달과제가 있는 것처럼 가족생활주기에도 발달단계와 발달과제가 있다. 각 발달단계의 발달과제를 달성하면 다음 발달단계로 이행하지만, 발달과제가 달성되지 않으면 다음 발달과제를 달성하기 어려워진다. 간호사는 가족의 발달단계를 이해하고 교육적인 작용을 통해 가족이 발달과제를 달성할 수 있도록 지원한다.

표 6-10 가족생활주기

가족의 발달단계		가족의 발달과제
1단계	가족의 탄생	서로 만족할 수 있는 결혼생활을 구축한다. 조화로운 가족 네트워크를 구축한다. 가족계획을 세운다.
2단계	출산 가족 (첫째가 2세 6개월 미만)	가족 구성원 각각의 발달요구를 충족한다. 새로운 역할(아버지, 어머니 등)을 학습한다. 가족이 역할을 조정하여 가족기능이나 가족관계를 확대한다.
3단계	학령 전기의 자녀가 있는 가족 (첫째가 2세 6개월~6세 미만)	아이가 자기 역할을 할 수 있도록 키운다. 자녀의 사고나 건강장애를 예방한다. 첫째의 요구를 충족하면서 둘째의 요구를 충족한다. 부모 역할과 부부 역할, 자식 역할(부모의 자녀독립, 자녀의 부모독립)을 조정한다.
4단계	학동기의 자녀가 있는 가족 (첫째가 6세~12세 미만)	자녀의 사회화를 유도한다. 자녀가 학업에 매진하도록 배려한다. 원만한 부부관계를 유지한다. 자녀가 부모로부터 분리할 수 있도록 돕는다.
5단계	10대 자녀가 있는 가족	자녀의 자유와 책임을 인정하고 자녀를 독립시킬 준비를 한다. 가족의 통합을 서서히 느슨히 하고 자녀를 해방시킨다. 부모와 자녀 간에 개방적인 의사소통을 확립한다.
6단계	새로운 출발 시기에 있는 가족 (첫째가 독립한 후부터 막내가 독립할 때까지)	첫째의 독립을 지원하고 다른 자녀에게는 독립 준비를 시킨다. 자녀의 결혼을 통해 새로운 가족 구성원을 맞이하여 가족을 확장한다. 자녀 부부의 생활 스타일이나 가치관을 인정한다. 부부 역할을 조정해서 재확립한다.
7단계	장년기 가족 (자녀 독립 후부터 은퇴까지)	성장한 자녀와의 관계성을 새롭게 정의하면서 자녀로부터 독립하도록 매진한다. 건강한 환경을 갖춘다. 나이가 든 부모나 손자와 유익한 관계를 유지한다. 부부관계를 견고히 한다.
8단계	은퇴 후 노인 가족 (배우자의 은퇴에서 죽음까지)	만족할 수 있는 생활상태를 유지하고 감소한 수입으로 생활에 적응해간다. 부부관계를 유지한다. 배우자의 상실에 적응한다. 가족의 유대를 통합시켜서 유지한다. 인생을 되돌아보고 자신의 존재 의미를 찾아낸다.

4) 노인과 가족

우리나라의 평균수명은 매년 연장되고 있으며, 이에 따라 노인가구도 증가하는 추세이다. 가구유형은 1인 가구가 36.3%로 가장 많다(그림 2-5 참조).

단독세대가 증가함으로써 질병이나 장애를 가진 노인이 가족의 지원을 받지 못하는 사태가 일어나고 있다. 또 사회와의 접점이 결핍된 경우 치매나 우울의 발견이 늦어지고 고독사 위험으로 이어진다. 앞으로도 노인세대의 증가가 예측되고 있으며 이들 건강 과제에 대한 대책으로 추진되고 있다.

5) 가족의 역할과 고민

가족에게는 자녀를 낳아 키우고 집안일을 하며 간병하고 경제적으로 서로 협력하는 등 가족이라는 집단을 존속시키는 역할이 있다. 또한 애정을 쏟고 기쁨이나 고생을 서로 나누는 등 가족 구성원의 욕구를 충족시키는 역할도 있다.

가족 간병에 대한 인식 조사에서 부모 간병 시 가장 걱정이 되는 점이 무엇인지 물었을 때 가장 많이 꼽은 응답은 '경제적인 부담'으로 3명 중 2명 이상(68%)으로 나타났다. 다음으로 '간병으로 인한 정신적 스트레스나 우울증'이 33%, '직업이나 학업 유지 등 사회활동 제한'이 32% 등의 순이었다(**그림 6-11**).

고령이 될수록 가족의 역할은 자녀양육에서 부부관계의 유지로 변화한다. 또한 노화와 동반하는 심신의 변화 때문에 자신의 건강에 불안을 느끼거나 고령이 된 부모의 간병이 필요해지는 등 새로운 과제나 고민을 마주하게 된다.

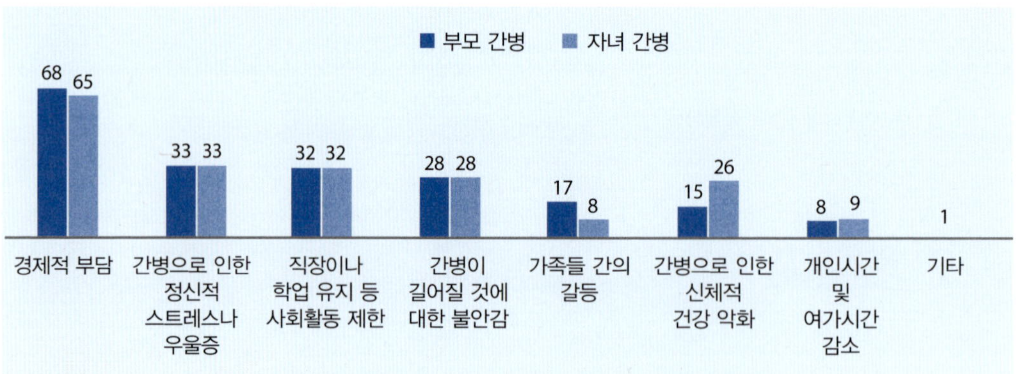

그림 6-11 가족 간병에 대한 인식 조사

〈출처 : 한국리서치, 한국 사회의 간병에 대한 인식 조사, 2023〉

6. 노인의 재활

1) 재활의 정의

재활(rehabilitation)은 단순한 기능회복훈련이 아니라 심신에 장애를 가진 사람들의 전인적 복권을 이념으로 잠재하는 능력을 최대한으로 발휘시켜 일상생활의 활동을 높이고 가정이나 사회에 참가할 수 있게 그 자립을 유도하는 것이다. 노인이 마지막까지 활기차고 건강한 생애를 보낼 수 있는 사회의 구축이 절실하게 요구된다.

최대한 간병이 필요한 상태가 되지 않도록 하거나 간병이 필요한 상태가 되더라도 자립을 유도하는 재활은 우리나라의 노인 의료에서 가장 중요한 과제이다.

2) 노인재활의 기본이념

노인은 노화로 인한 신체기능의 쇠퇴와 더불어 뇌혈관장애나 순환기질환 등 다양한 질환에 의한 신체기능장애가 발생하기 쉬워 일상생활에 도움을 필요로 하는 사람이 많다. 노인재활에서는 단순히 질환의 장애에 대응하는 것뿐만 아니라 노인의 특성을 이해하고 재활을 시행할 필요가 있다.

(1) 노인의 잔존기능을 끌어내어 자립된 생활을 목표

운동기능이 손상되어 일상생활동작의 대부분을 다른 사람의 도움을 받아서 해야 하는 노인은 자신의 가능성에 주목하지 않고 의존적인 사람이 되는 경우도 있다. 하지만 '혼자 화장실에서 배설했다', '혼자 단추를 잠갔다' 등 행동의 개선이 '아직 나도 할 수 있다'고 하는 살아가는 의욕의 개선으로 이어진다.

(2) 예방의학으로서의 역할 중시

노인이 장애에 고민하는 일 없이 활력이 있는 노후 생활을 보낼 수 있도록 하려면 특히 75세 이상의 노인에게 발병하기 쉬운 질환이나 장애를 어떻게 예방해나가는가가 중요한 과제이다. 따라서 건강할 때부터 예방의학으로서 재활의 도입이 추진되고 있다.

(3) 노인의 특성에 맞게 시행

노인의 질환은 여러 장기에 걸친 경우가 있고 증상이 비전형적이다. 비교적 만성화하기 쉽고 그것이 기능장애로 이어지거나 합병증을 일으키기도 한다. 또한 노인은 사회적 요인이나 환경 변화로 증상이 변동하기 쉬운 것도 특징이다. 질병을 근치하기 위해서가 아니라 만성 질환이 있으면서도 자립한 생활을 유지할 수 있도록 재활에 매진하는 것이 중요하다.

(4) 특정 질환에서의 회복에 대처

노인에게 발생하기 쉬운 질환, 구체적으로는 뇌혈관장애, 치매, 파킨슨병을 중심으로 한 중추신경장애, 골절, 변형관절증, 골다공증 등의 정형외과질환, 폐렴이나 만성 호흡부전 등의 호흡기질환 등에 대해서는 각각에 맞는 재활이 있다. 그 밖에 흉복부 수술 후나 당뇨병에 의한 신경장애 등도 재활 대상 질환이다.

3) 재활 과정의 특징

재활은 상병의 치료나 기능회복 정도에 따라 단계를 나눌 수 있다(그림 6-12). 노인에게는 특히 질병이 없어도 간병이 필요한 상태를 예방하는 재활의 시행이 요구된다. 여기서는 치료나 기능유지를 전제로 한 각 단계의 재활 특징에 대해 설명한다.

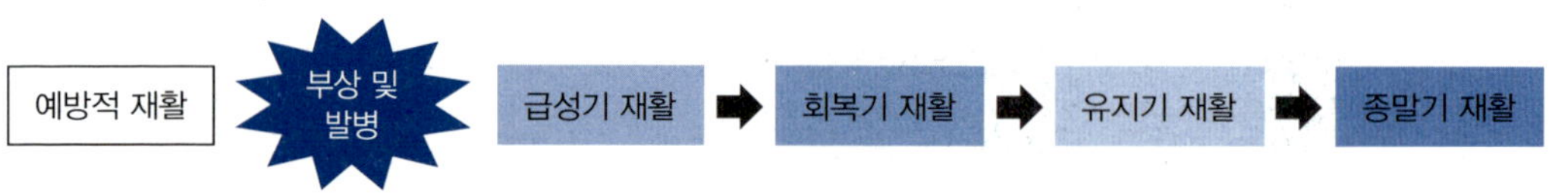

그림 6-12 노인의 재활 과정

(1) 예방적 재활

노인은 일상생활 속에서 몸을 움직일 기회가 줄어들면 바로 심신의 기능이 감소하여 간병이 필요한 상태가 되기 쉽다. 노인이 최대한 오래 자립된 생활을 보내기 위한 재활이 예방적 재활이다. 장애가 발생하기 전부터 적절하게 재활을 함으로써 장애 자체의 발생을 예방하고 장애가 발생하더라도 그 정도를 최소한으로 억제할 수 있다(그림 6–13).

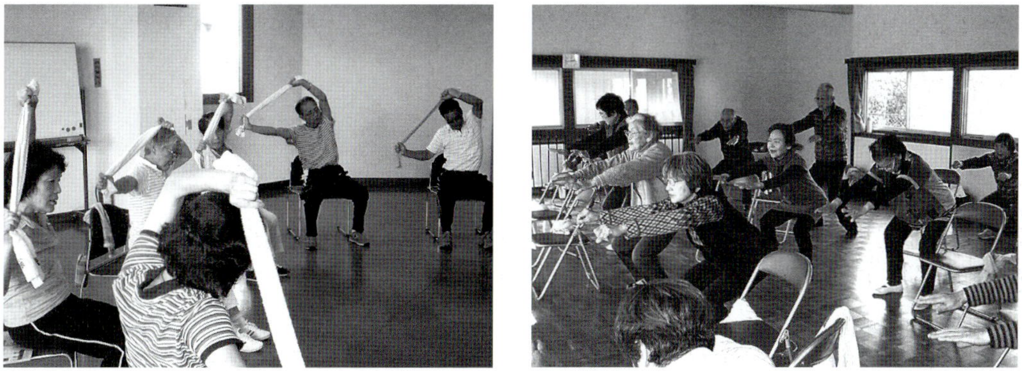

그림 6–13 예방적 재활 중인 모습

(2) 급성기 재활

구명을 전제로 하여 가까운 장래에 문제가 될 장애를 최소한으로 하기 위해 질병의 급성기 치료와 병행해서 이루어지는 것이 급성기 재활이다. 일반적으로는 발병 및 부상 후 약 30일 이내의 의학적 재활(급성기 물리치료, 작업치료, 언어요법 등)을 가리킨다. 대상에 따라서는 발병 당일부터 재활이 시작되는 경우도 있다. 이 시기의 이차적 합병증(욕창, 관절구축, 폐렴 등)을 예방하는 것이 그 이후의 심신기능이나 생활능력 회복, 그리고 넓은 의미의 재활에 큰 영향을 미친다.

(3) 회복기 재활

뇌혈관질환이나 대퇴골경부골절 등의 환자에게 거동을 못하는 상황의 방지와 가정 복귀를 목적으로 이루어지는 것이 회복기 재활이다. 의료 전문인이 팀을 구성하여 환자와 함께 집중적으로 대처한다. 회복기 재활병동은 발병해서부터 입원할 때까지의 기간이 질환별로 정해져 있으며 1개월 또는 2개월 이내이다. 입원할 수 있는 기간도 정해져 있으며 뇌혈관질환의 경우 최대 150일이다.

회복기 재활병동의 목적은 일상생활동작 능력의 향상에 의한 비사용증후군 예방과 가정 복귀의 촉진이다. 이 목적을 달성하기 위해 퇴원 후 활동 즉, 일상생활동작을 목표로 팀이 계획을 짜고 일상생활동작 능력의 향상을 위한 재활을 집중적으로 시행한다. 물리치료사나 작업치료사가 재활실에서 활동향상훈련을 시행하고 간호사 등이 병동이라는 생활 장소에서 할 수 있는 일상생활동작을 정착시키는 협업체계로 진행한다.

(4) 유지기 재활

장애 상태가 안정되고 개인의 남겨진 기능이나 능력을 유지 또는 개선하기 위해 시행하는 것이 유지기 재활이다. 최근에는 주로 통근 재활, 노인복지시설, 요양병동에서 이루어진다. 간병이 필요한 상태가 된 경우에도 능력 회복 및 개선 가능성이 남아 있으며, 노력을 게을리하면 심신기능이나 생활능력의 저하로 이어질 우려가 있다. 따라서 적극적인 재활이 매우 중요하다.

(5) 종말기 재활

종말기가 되면 대부분의 사람은 일상생활동작이 현저하게 저하된다. 그래도 가능한 범위의 자립된 생활을 보낼 수 있도록 재활을 하는 것은 존엄 있는 죽음을 맞을 수 있도록 하는 의미에서도 중요하다. 노인에게 신체적 부담이 되지 않는 정도에서 관절구축을 예방하기 위한 관절가동범위훈련이나 안전한 경구섭취를 위한 지원 등이 이루어진다.

4) 노인재활의 다학제적 접근

재활의료에서는 팀 의료가 중요한 위치를 차지하고 있다. 재활 과정에서 환자에게는 많은 심리, 사회, 경제적 문제가 발생하기 쉽다. 다양한 전문 기술과 지식을 가진 의료인 및 간병 전문 직원이 팀을 이루어 환자나 가족과 함께 일상생활동작의 향상이나 가정 복귀에 대처할 필요가 있다(표 6-11).

표 6-11 재활에 관여하는 의료 · 보건 전문직

의사(재활과 전문의)	운동장애, 인지장애를 종합적으로 보는 전문가로서 의료에서 중요한 역할을 한다. 그 업무는 질병이나 장애의 진단, 평가, 치료, 재활의 목표 설정, 물리치료, 작업치료, 언어청각요법, 의지 · 장구 등의 처방, 운동에 동반하는 위험 관리, 재활팀의 총괄, 관련 진료과와의 연계 등 다양하다.
물리치료사(PT)	기본적인 동작능력(일어나기, 앉기, 걷기 등의 동작)의 회복을 위해 평가, 훈련, 지도를 담당한다. 또한 전기자극이나 마사지, 온열, 기타 물리적 수단을 이용해서 통증 경감, 관절구축 개선 등을 행한다.
작업치료사(OT)	작업을 동해 응용적 동작능력 또는 사회적 적응능력의 회복을 꾀한다. 정신 · 인지기능, 팔동작, 일상생활동작, 가사동작 등의 평가 및 훈련, 가옥개선이나 복지기기 선정의 조언도 행한다.
언어청각사(ST)	음성 · 언어기능 또는 청각에 장애가 있는 사람에 대해 그 기능 향상을 꾀하기 위해 필요한 검사, 언어훈련, 조언, 지도를 행한다. 또한 삼킴훈련, 인공내이의 조정도 행한다.
의지 · 보조기기사	의지 및 장구 제작, 신체의 적합을 행한다.
임상심리사	심리 · 정신적 문제의 평가, 상담, 그 밖의 팀 멤버에 대한 충고를 행한다. 또한 고차 뇌기능장애에 대해 신경심리학적 평가를 행함과 동시에 인지재활프로그램의 입안 및 실행에 임한다.
사회복지사	질병에 따라 생겨나는 간병, 경제 등의 개인 및 사회적 문제를 환자나 그 가족이 해결하기 위한 지원을 한다.
요양보호사	시설 및 가정에서 간병이 필요한 사람이 안전하고 쾌적하게 일상생활을 보낼 수 있도록 간병을 제공한다.
간호 지원 전문인 (케어매니저)	지원 및 간병이 필요한 상태에 있는 사람의 상황을 파악 및 분석하고 다른 직종과의 연계 하에 간호계획을 작성하고 간병서비스를 조정한다.

5) 재활에서 간호의 역할

(1) 환자의 심신을 더욱 좋은 상태로 유지

재활을 고통 없이 시행하고 적극적으로 계속해서 매진할 수 있도록 하기 위해 환자의 심신을 더 나은 상태로 유지하는 것은 간호사의 중요한 책무이다. 환자 상태의 관찰을 통해 기능장애가 악화되는 것을 방지하고 잔존기능의 유지나 이차 합병증의 발병을 예방할 수 있다.

예를 들어 재활기간 중 엉치뼈나 궁둥뼈결절 부위에 욕창이 발생하면 앉은 자세 훈련을 충분히 할 수 없어진다. 그러면 환자나 가족에게 가해지는 정신적 불안은 증가하고 입원기간의 연장이나 경제적 부담 증가 등의 손실도 상당히 커진다.

이차 합병증으로는 요도 유치 도관이 장기간 삽입된 채 있지 않은지, 관절가동범위는 유지되고 있는지, 건강한 쪽의 근력은 유지 및 강화되고 있는지, 체력저하는 최저한도로 억제되고 있는지, 정신적으로는 최대한 안녕한 상태가 유지되고 있는지 등 심신의 상태를 정비하는 지원을 한다.

(2) 환자의 상태 파악과 팀 간의 스케줄 조정

간호사는 재활팀에서 환자의 생활과 가장 밀착하여 환자의 심신 변화를 24시간 관찰할 수 있는 위치에 있다. 따라서 환자의 심신에 일어난 미묘한 변화를 정확하게 파악하여 팀에 전달할 수 있다. 아침에 내린 일반상태나 정신상태의 판단이 그날의 재활프로그램 변경에 관계하기도 한다.

(3) 24시간 생활하는 상황에서 훈련 활용

회복기 재활에서는 재활실에서의 훈련과 병동생활에서의 생활 재구축을 연관시켜 시행한다. 재활실에서 획득한 일상생활동작 능력을 병동생활에도 정착시킬 수 있도록 지원한다. 또한 할 수 있는 일상생활동작과 하고 있는 동작 사이에 차이가 발생하지 않도록 물리치료사나 작업치료사와 연계하여 병동에서도 동일한 훈련에 매진하도록 계획한다.

(4) 환자가 주체적으로 대처

장애를 입기까지 자립적으로 생활해온 노인은 재활을 시작함으로써 자립 욕구가 높아지는 모습을 보이는 경우도 있고 기력이 저하되어 의존적이거나 미래 생활에 대한 의사결정이 어려운 경우도 있다. 간호사는 이러한 환자를 지원할 때 노인은 주체성을 가질 수 있다고 인식하고 지원할 필요가 있다.

주체성을 가지는 것은 생활 속의 사소한 일이라도 상관없다. 목욕 시간, 입을 옷 선택, 식사 장소 등에 대해 의사표시를 하게 함으로써 주체성을 가지게 할 수 있다.

(5) 환자나 가족에 대한 교육

입원 후 환자의 가족은 필요 이상으로 과잉보호를 하거나 반대로 의료인에게 맡기고 방임하거나 그 중간이 되는 경우도 있다. 가족에게는 팀 구성원으로서 활동에 참가하여 회복을 도울 수 있도록 하는 역할이 있음을 설명할 필요가 있다. 지금 시행하는 훈련의 방법, 그 목적 및 재활 목표를 가족이 잘 이해하고 환자를 계속해서 격려해 주도록 지원한다.

요점정리

- 만성통증 자체는 생명을 위협할 만한 질환이 아니지만 보행과 같은 일상생활에 불편함을 경험하게 되고, 삶의 질이 저하될 뿐만 아니라 우울증이나 불안과 같은 정신적 질환을 동반하는 경우가 많다. 따라서 다른 질환에 수반되는 일종의 증상이 아닌 일련의 경과를 가진 질환으로서 인식할 필요가 있다.
- 노인의 경우 처방되는 약물의 종류가 늘어나면 부작용이 일어나기 쉽고 중증화도 쉽다. 이는 노화로 간이나 신장의 기능이 저하함으로써 약물의 대사나 배설에 시간이 걸리기 때문이다.
- 노인은 여러 약을 처방받은 경우가 많기 때문에 병용할 때는 다른 약물과 음식의 상호작용에 특히 주의할 필요가 있다.
- 노인의 생활을 지원하려면 안전하고 안심할 수 있으며 활동하기 쉬운 환경을 확보해나가는 것이 중요하다.
- 노인에게 낙상은 자립도 저하 등의 원인이 된다. 노인 자신의 낙상 위험에 대한 인식이나 주의, 낙상 위험장소의 이해, 다리의 건강유지방법 등을 포함한 포괄적 낙상예방교육을 시행하는 것이 중요하다.
- 병원에서는 노인 개개인의 심신기능을 사정하여 위험을 예측하고 의료전문인 간에 정보를 공유하는 등의 조직적인 대처가 요구된다.
- 노인복지시설에서 의료전문인으로서 상주하는 간호사에게는 요양사 등의 직원과 연계해서 노인의 이상을 조기에 발견할 수 있는 시스템을 구축하는 역할이 요구된다.
- 식욕, 성욕, 수면욕은 인간의 3대 본능이다. 본능은 고령이 되었다고 해서 사라지는 것은 아니며 오히려 해를 거듭할수록 이들 욕구는 여생을 살아내기 위한 필요충분조건이 된다. 그 의미에서 성의 문제를 노인 입장에서 생각해보아야 한다.
- 재활은 단순한 기능회복훈련이 아니라 심신에 장애를 가진 사람들의 전인적 복권을 이념으로 잠재하는 능력을 최대한으로 발휘시켜 일상생활의 활동을 높이고 가정이나 사회에 참가할 수 있게 그 자립을 유도하는 것이다. 노인이 마지막까지 활기차고 건강한 생애를 보낼 수 있도록 유도하는 재활은 노인 의료에서 가장 중요한 과제이다.

PART 3

노인의 건강문제와 간호

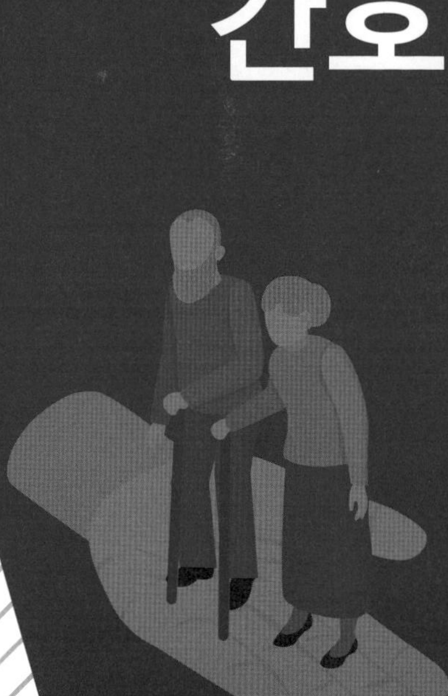

CHAPTER 07 신체적 건강문제와 간호 : 순환, 호흡, 신경

학습목표

- 순환계통, 호흡계통, 신경계통의 노인 건강문제를 이해한다.
- 주요 질환의 병태생리와 임상증상을 이해한다.
- 주요 질환의 간호관리방법을 이해한다.

1. 순환계통

노인에게 관찰되는 순환기능 관련 증상으로서 가슴통증과 흉부불쾌감이 있다. 노인은 노화에 의한 활동수준의 저하로 운동성 증상이 발생하기 어렵고 통각의 저하로 위중한 질환이 있어도 자각하기 어렵다. 또한 증상이 출현한 상황이나 경과에 대한 호소도 애매하거나 불충분해서 상태를 파악하기 어려운 경우가 많다.

1) 가슴통증 및 흉부불쾌감

노인의 경우에는 협심증이나 심근경색증 등 허혈심장병의 특이적 증상으로 가슴통증이나 흉부불쾌감이 나타난다. 이들 질환의 대표적인 증상인 ①눌리는 듯한 통증(압박감), ②조이는 듯한 통증(교액감), ③타는 듯한 통증(작열감), ④심장이나 폐가 찢어지는 듯한 통증 등을 호소하는 경우는 적고, 오히려 표 7-1과 같은 표현이 많다.

표 7-1 가슴통증 및 흉부불쾌감의 표현 예

압박감	'눌린다', '으깨진다'
교액감	'숨쉬기 어렵다', '조인다'
작열감	'가슴이 쓰리다', '답답하다', '찌릿찌릿하다'
심한 통증	'가슴이 무겁다', '이상하다'

(1) 원인

흉부불쾌감은 허혈심장병뿐만 아니라 부정맥이나 대동맥질환, 혈전에 동반하는 폐색전 등 다른 순환기질환에 의해서도 발생하는데, 기관지천식 등의 폐질환이나 위식도역류, 식도경련 등의 소화기질환, 불안신경증 등의 심인성 증상에 의해서도 발생한다.

하지만 급성 심근허혈상태에 있는 경우에는 가슴통증 등의 증상이 나타난 후 치료가 시작될 때까지의 시간이 예후에 크게 영향을 미친다. 따라서 우선은 원인으로서 위험성 높은 질환을 예상하여야 하며, 흉부불쾌감의 경우에도 심장질환, 특히 허혈심장병의 주요 증상으로 보고 대처하는 것이 중요하다.

(2) 간호관리

① 전신의 관찰

가슴통증이나 흉부불쾌감은 허혈심장병의 주요한 증상인데, 국소뿐만 아니라 전신의 관찰이 필요하다. 우선 문진을 통해 **표 7-2**의 5가지를 확인한다.

표 7-2 가슴통증 및 흉부불쾌감이 있는 환자의 관찰사항

증상의 출현부위	전체적, 부분적 범위
증상 정도	강함, 약함
발병 양상	갑자기, 무언가를 하고 있을 때, 안정 시
지속시간	계속적, 건헐적
동반증상 유무	식은땀, 구역질, 구토, 가슴떨림, 헐떡임, 호흡곤란, 현기증, 두통, 의식장애, 팔다리저림, 마비, 등통증, 허리통증 등

노인 환자에게 알기 쉬운 표현으로 질문하고 환자가 하는 호소를 표현 그대로 기록한다. 환자뿐만 아니라 가족이나 간병인으로부터 정보를 수집하는 것도 중요하다. 문진에 이어서 호흡, 맥박, 체온, 혈압 등을 확인한다.

② 검사 시의 지원

청색증을 확인하고 동맥혈산소포화도 측정, 혈액검사, 12유도 심전도검사, 가슴·복부 X선검사, 심초음파검사, CT검사 등을 시행한다. 채혈, 금식, 장시간의 검사 등으로 인한 스트레스는 피로, 불안감, 고통을 증가시킨다. 불안감을 경감하기 위해 병태와 검사 필요성에 대해 알기 쉽게 설명한다. 또한 본인이나 가족의 이해와 협력을 구함으로써 검사를 원활하게 진행할 필요가 있다.

③ 응급 시의 대응

흉부불쾌감이 심하고 얼굴이 창백하며 식은땀이 나는 경우를 비롯해 수축기혈압이 90mmHg 이하 등의 쇼크사태, 호흡곤란이 심한 상황 등에는 급성심근경색증을 비롯한 급성 심부전이나 폐경색증을 예측하여 즉시 치료를 시작한다. 집중치료실/중환자실(ICU) 또는 관상동맥집중치료실(CCU)로 이송하여 치료를 시작한다. 이송 시에는 갑작스러운 상태 악화에 대응할 수 있도록 의사가 동행한다. 응급 시 주요 간호는 표 7-3과 같다.

표 7-3 가슴통증 및 흉부불쾌감에 대한 응급 시 주요 간호

활력징후 확인	맥박이나 호흡, 체온, 혈압 등에 이상이 없는지 파악한다.
심전도 장착	협심증이나 심근경색증, 심부전, 부정맥 등의 진단에 이용한다.
의사와 가족에게 연락	우선은 의사를 부르고 다른 처치와 병행해서 가족에게도 연락을 취한다.
호흡관리	기도 확보, 산소 흡입, 흡인기·기관삽관·인공호흡기의 준비 등을 한다.
동맥·정맥라인 확보	수액 및 약물을 투여하기 위해 유치바늘을 준비한다.
수액 및 약물 준비	수액, 승압제, 항부정맥제, 강심제, 진정제, 진통제 등을 준비한다.
유치도뇨관 삽입	거동을 못하게 되는 경우도 있으므로 유치도뇨관을 삽입한다.

④ 불안의 경감과 제거

흉부불쾌감은 심폐기능과 직결되어 있기 때문에 죽음에 대한 공포감이나 불안감, 나아가 긴장감이 심하게 나타난다. 이는 아드레날린의 분비를 항진시키고 심장박동이나 심(장)박출량을 증가시킨다. 심인성인 경우에는 특히 불안을 경감시킬 필요가 있다. 환자가 하는 어떠한 호소이든 잘 들어주고 안심할 수 있도록 부드럽게 말을 걸면서 전신상태를 파악한다.

⑤ 편안한 체위

가슴과 배가 조이지 않도록 옷을 느슨하게 한다. 환자가 편안해 하는 체위를 취하게 한다. 숨쉬기 힘들어 하거나 헐떡임을 동반하는 경우에는 파울러자세(Fowler position)나 기좌위(sitting up position) 등 호흡하기 쉬운 체위를 취하게 한다. 두근거림이 있는 경우 왼쪽으로 누우면 침구를 통해 심장박동이 전달되어 불안감을 증가시키므로 피하도록 한다.

⑥ 고통 완화

의사의 처방에 따라 진통제, 진정제를 투여한다. 이때 두통, 혈압저하 등의 부작용에 주의하고 5~10분에 한 번씩 활력징후를 확인하는 등 모니터링을 지속한다.

⑦ 안정

심근경색증인 경우에는 절대안정이 필요하며 자력으로 체위변경하는 것을 금하도록 한다. 체위변경용 쿠션이나 수건을 이용해서 등이나 허리 등의 고통을 완화한다. 검사 후 의사의 판단을 바탕으로 가능한 범위에서 일상생활동작을 지원한다.

2) 고혈압(hypertension)

고혈압은 수축기나 확장기의 혈압이 간헐적 또는 지속적으로 상승하는 질환으로, 노인에게 흔하게 발생하며, 심뇌혈관질환의 발생 및 사망 위험을 크게 높이는 것으로 알려져 있다. 3회 이상 연속 측정 시 수축기혈압 140mmHg 또는 확장기혈압 90mmHg 이상을 고혈압으로 분류한다. 수축기혈압은 연령이 증가할수록 상승하는 반면, 확장기혈압은 60대 이후 감소하여 노인인구에서는 수축기혈압과 확장기혈압의 차이인 맥압이 상승하고 수축기단독 고혈압이 많은 것이 특징이다.

(1) 원인

많은 노인이 말초저항을 유발하는 노화와 관련된 혈관수축 때문에 수축기혈압이 높으며 갑상샘항진증, 파킨슨병, 빈혈과 티아민(비타민 B_1) 결핍은 고혈압과 관련이 있다. 고혈압의 원인 및 위험요인은 노화, 가족력, 흡연, 당뇨병, 고콜레스테롤혈증, 좌심실비대, 폐경기 이후의 여성 등이 있다.

(2) 증상

고혈압은 보통 심장, 신장, 뇌혈관의 변화가 발생할 때까지는 증상 없이 진행된다. 계속적인 혈압 상승과 함께 두통, 오심, 망막출혈, 지남력 상실, 혼란, 기억력 상실, 느린 떨림 등의 증상이 나타날 수 있다.

(3) 간호관리

① 운동요법과 식이요법

빠르게 걷기, 조깅, 수영 같은 유산소운동이 혈압을 낮추는 데 효과적이다. 과식 직후에는 운동을 피하고 평소에 하는 운동이라도 무리하지 않도록 주의하며, 주 3~5일 30~45분 정도의 최대 심박동수 60~70%를 유지하는 운동을 규칙적으로 수행하도록 교육한다.

저염식이, 적절한 칼륨 섭취, 저지방식이, 저칼로리식이의 중요성을 설명하고, 비만인 경우 체중을 조절하여 정상 체중을 유지하도록 한다.

② 약물요법

초기에는 비약물요법을 중심으로 관리하지만, 혈압이 조절되지 않으면 약물요법을 시작하게 된다. 노인에게 약물 치료를 시작하면 혈압이 갑자기 떨어져 안절부절못함, 현기증, 졸음, 혼돈, 실신 등의 저혈압 증상이 나타나기도 한다. 이러한 증상이 나타나는지 잘 확인하고, 처방받은 약물을 임의로 중단하지 않도록 교육한다.

③ 생활습관 개선

알코올과 카페인의 섭취를 제한하고 금연의 중요성을 설명하고 스트레스와 불안, 고혈압과의 관계를 교육한다. 정기적으로 혈압을 측정하여 본인의 혈압 변화를 알고 있도록 교육한다.

부종이 있을 때는 휴식 시 다리를 올려놓도록 한다. 기립저혈압이 있는 환자는 일어나거나 앉을 때 천천히 일어나도록 한다.

3) 심부전(cardiac failure)

우리나라에서는 65세 이상 노인의 심부전 발병률이 매년 증가하고 있다. 노인의 심부전은 질환을 진단하기 어려운 비전형적 증상을 나타내는 경우가 많다. 또한 장기간 입원을 해야 하고 퇴원하더라도 근시일 내에 재입원하는 경우가 많으며, 입원을 계기로 일상생활동작의 저하나 간병이 필요한 상태가 되기 쉽다. 심부전은 각 장기의 예비능력 저하나 복약상황, 사회적 요인과 같은 질환 이외의 요인이 관여하는 것으로 알려져 있다(그림 7-1).

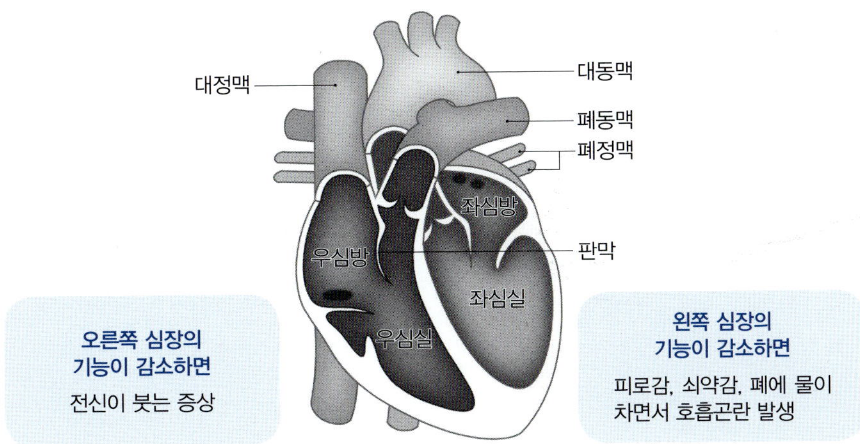

그림 7-1 심부전

(1) 원인

노인에게 심부전을 일으키는 질환이나 유발 요인에는 허혈심장병이 약 75%를 차지한다. 노인 심부전의 기저질환은 고혈압 및 그에 동반하는 좌심실비대이다. 확장장애를 배경으로 하는 혈압상승에 의해 좌심실의 확장기압이 쉽게 상승함으로써 심부전이 발병한다. 또한 승모판과 대동맥판의 변성이나 석회화에 의한 협착 및 폐쇄부전, 자극전도계통의 변성 및 섬유화에 의한 느린부정맥, 빠른심방세동에서도 심부전이 야기된다.

(2) 중증도 지표

노인 심부전의 증상은 심(장)박출량 저하에 동반한 장기혈류장애 증상과 전신이나 폐의 울혈에 의한 증상이 섞여 있다. 심부전 증상은 발현에 필요한 활동의 정도에 따라 중증도를 나누게 되는데(**표 7-4**), 심부전의 질병 경과가 치료에 대한 반응을 추적하는 데 도움이 되나 심장기능의 이상 정도와 비례하지는 않는다. 심부전이 의심되는 환자의 평가를 위해서는 기본 혈액검사와 심전도, 심초음파검사 등의 검사를 시행할 수 있다. 중증도 평가에는 뉴욕심장학회(New York Heart Association, NYHA)에 의한 NYHA 분류가 사용된다.

표 7-4 뉴욕심장학회(NYHA) 기능 등급

I	심장질환이 있지만, 신체활동에 제한은 없고 일상의 신체활동에서는 피로, 두근거림, 호흡곤란, 협심통증을 일으키지 않는다.
II	심장질환으로 인해 신체활동에 조금의 제한은 있지만, 안정적으로 하면 편하게 생활할 수 있다. 일상의 신체활동에서 피로, 두근거림, 호흡곤란, 협심통증을 일으킨다.
III	신체활동에 심한 제약이 있지만, 안정을 취하면 편하게 생활할 수 있다. 일상 이하의 신체활동에서 피로, 두근거림, 호흡곤란, 협심통증을 일으킨다.
IV	심장질환이 있으며 어떠한 신체활동에도 통증을 동반한다. 심부전이나 협심증의 징후가 안정 시에 관찰되기도 한다. 어떠한 신체활동에도 증상이 심해진다.

(3) 급성기 심부전 노인의 간호관리

① 증상 관찰과 호소 파악

특히 노인에서는 전신의 동맥경화나 신장기능 및 호흡기능의 저하, 영양상태의 불량 등이 배경에 있는 경우가 많기 때문에 전신상태도 관찰한다. 또한 왠지 힘이 없다거나 섬망 같은 정신증상 등의 비전형적인 증상이 나타나는 경우가 있기 때문에 환자가 하는 호소를 듣고 주의 깊게 관찰한다.

② 안정 유지와 투약 관리

급성 증상으로서 호흡곤란이나 청색증, 식은땀, 팔다리냉감, 핍뇨를 포함한 저심박출증후군이 출현한 경우에는 기좌위 또는 파울러자세를 취하여 안정을 유지하게 한다. 경비산소흡입, 이뇨제 투여 등 의사의 처방에 따른 약물을 관리한다.

(4) 만성기 심부전 노인의 간호관리

① 악화 예방

과도한 심장부하가 가해지지 않는 정도의 일상생활을 하도록 주의시키고 부종, 체중 증가, 심부전 악화(운동 시 호흡곤란 등) 예방을 위해 식생활 관리(저염식) 및 수분 섭취 제한에 대해 교육한다. 이뇨제를 복용하는 경우에는 탈수증상에 주의하고, 과도한 안정이나 운동제한은 비사용증후군의 원인이 될 수 있음을 교육한다.

② 컨디션 관리

매일의 체중 측정은 심부전의 악화를 파악할 수 있는 간편하고 중요한 지표이다. 헐떡임이나 급격한 체중증가 등 심부전 악화 징후가 관찰된 경우에는 의료적 처치를 받도록 한다. 환자나 가족이 질환을 이해하고 컨디션 관리를 하도록 지도한다.

③ 복약 관리

매일의 약물 관리는 중요하다. 디기탈리스(digitalis) 제제를 복용하는 경우에는 정기적으로 혈중농도를 측정 및 확인하고 독성에 의한 부작용 발생에 주의할 필요가 있다. 대표적인 부작용에는 소화기계 증상(식욕부진, 오심, 구토)과 신경계 증상(시각장애, 지남력 장애, 착란) 등이 있다.

2. 호흡계통

노화가 폐에 미치는 영향은 크며, 노화에 따른 호흡계통의 생리적 변화로서 ①호흡근의 근력저하, ②가슴벽의 경화, ③폐의 탄력성 및 수축력 저하, ④기관지점막의 섬모운동 저하, ⑤예비호흡량 감소 등이 관찰된다(표 7–5).

표 7–5 노화에 따른 폐기능의 변화

호흡근의 근력저하	호흡근(가로막, 갈비사이근)은 노화와 함께 근력이 저하하여 충분한 호흡운동이 불가능해지기 때문에 환기가 충분하지 않을 수 있다.
가슴벽의 경화	갈비사이근이 석회화하여 단단해지고 지지조직의 탄력성도 저하하기 때문에 갈비뼈가 충분히 움직이지 못해 폐의 운동이 제한된다. 이로 인해 폐 내의 기체교환율이 저하하여 저산소혈증이 진행된다.
폐의 탄력성 및 수축력 저하	폐의 탄력성 소실이나 신전성 증가, 자세 변화에 의해 폐활량이 감소한다.
기관지점막의 섬모운동 저하	기관지점막의 섬모운동 저하로 인해 분비물의 배설이 어려워져 염증이 발생하기 쉽다.
예비호흡량 감소	잔기량의 증가가 관찰된다.

1) 호흡곤란(dyspnea)

호흡곤란이란 숨쉬기 힘들고 숨이 막히며 충분한 공기를 들이쉴 수 없는 등의 불쾌하고 고통스러운 자각증상이 있어 호흡에 노력을 기울여야 하는 상태를 말한다. 호흡곤란은 신체적 요인 이외에 감각적 요인과 심리적 요인의 영향도 받기 때문에 같은 상태라도 환자에 따라 호소하는 내용이 다르다. 비교적 노인에게 많은 증상의 하나이다.

(1) 호흡곤란의 지표

호흡곤란의 자각증상 정도를 확인하는 임상 지표에는 호흡기질환을 대상으로 한 **휴존스**(Hugh–Jones) **분류**, 호흡곤란도에는 **수정 보그**(Borg) **척도**가 사용된다(표 7–6, 그림 7–2).

휴존스 분류는 어떠한 상황에서 숨쉬기 괴로운지를 표현한 것으로 병력을 물을 때 편리한 지표이다. 또한 수정 보그 척도는 환자가 호흡곤란의 정도를 숨쉬기 괴로움이 전혀 없는 상태부터 더 이상 상상할 수 없을 만큼 괴로운 상태까지를 상정하고 자신이 어느 정도에 위치하는가를 주관적으로 표현하게 한 것이다.

표 7-6 휴존스 분류

I	동년배의 건강한 사람과 비슷한 움직임이 가능하고 보행, 계단 오르내리기도 건강한 사람처럼 할 수 있다.
II	평지에서는 동년배의 건강한 사람과 마찬가지로 보행할 수 있지만, 언덕이나 계단에서는 숨이 찬다.
III	평지에서도 건강한 사람처럼 걸을 수 없지만, 자신의 속도라면 1.6km(또는 1마일) 이상 걸을 수 있다.
IV	휴식을 취하지 않으면 50m 이상 걷지 못한다.
V	대화나 옷 갈아입기에도 숨이 찬다. 숨이 차서 외출을 할 수 없다.

0	아무렇지도 않다.
0.5	상당히 약하다.
1	제법 약하다.
2	약하다.
3	
4	다소 심하다.
5	심하다.
6	
7	제법 심하다.
8	
9	
10	상당히 심하다.

그림 7-2 수정 보그 척도

(2) 간호관리

① 호흡 지원

가슴의 움직임을 방해하지 않도록 여유 있는 옷을 입도록 하고, 가벼운 침구를 사용하도록 한다. 체위는 일반적으로 '앞으로 기울인 자세'가 바람직하지만, 환자가 선호하는 체위라면 상관없다. 침대 위에서는 이완할 수 있도록 기좌위를 취하게 한다. 가로막(횡격막)이 움직이기 쉬워져 호흡이 편해진다.

② 산소흡입

일반적으로 동맥혈산소분압(PaO_2)이 60mmHg 이하인 경우에는 혈액 중으로 산소가 충분히 공급되지 않기 때문에 산소요법이 적용될 수 있다. 산소흡입은 의사의 처방에 따라 유량을 올바르게 조정할 수 있도록 유량계를 사용해서 관찰한다. 산소흡입 시작 후에는 원칙적으로 30분마다 PaO_2 및 동맥혈이산화탄소분압($PaCO_2$)을 확인하고 이와 함께 의식상태를 관찰한다.

③ 가래 배출

만성기관지염이나 기관지확장증 등에서는 기관지점막에서 분비되는 점액이 증가하여 하루에 200~300g의 점조성 가래가 나오기도 한다. 호흡근의 근력이 약한 노인은 기침을 통한 가래 배출이 불충분하여 폐렴을 일으키기 쉬우므로 가래 배출을 효과적으로 시행하는 것이 중요하다. 우선 청진을 해서 가래가 고인 장소와 정도를 확인한다. 그 후 배출할 구역의 기관지 위치가 위쪽으로 가도록 체위를 조정한다(체위배액). 체위배액을 하면서 가슴이나 등에 진동을 주어 가래 배출을 촉진한다.

노인의 경우는 진동에 의해 호흡근이 갈비뼈 등에서 박리되기도 하고 또 골다공증에 의한 골절의 우려도 있으므로 너무 세지 않은 진동으로 진행한다. 가래 배출을 더 효과적으로 하려면 심부전이 없는 경우에는 물을 많이 마시게 하거나 가래 배출 10~20분 전에 네뷸라이저나 정량분무흡입기로 기관지확장제나 거담제 등을 흡입하게 한다.

가래 배출 전후에는 가래의 양과 색(투명, 흰색, 연한 노란색, 노란색, 황녹색 등), 점조도를 관찰한다.

④ 불안 경감

호흡곤란은 죽음에 대한 불안이나 공포를 일으킨다. 증상이 안정된 후에도 또 언제 호흡곤란 상태가 올지 모른다는 불안이나 공포가 남기 때문에 불안을 줄여주는 것이 중요하다. 환자의 호소를 잘 들어주고 불안이나 초조함을 완화시키도록 말을 건다. 호흡곤란이 있는 때는 옆을 지키고 손을 잡거나 등을 쓰다듬는 등의 터칭을 한다.

2) 만성폐쇄성폐질환(chronic obstructive pulmonary disease, COPD)

만성폐쇄성폐질환은 담배연기나 오염된 대기 등을 흡입함으로써 발생한 폐의 염증반응에 기인하여 만성의 진행성 기류제한이 관찰되는 질환이다.

노화와 함께 질환이 진행되기 쉽고 65세 이상의 노인에게서 호발한다. 일반적인 증상으로 운동 시 호흡곤란이나 가래를 동반하는 기침이 나타난다. 이 상태가 만성적으로 반복되어 2년 이상 계속되며 1년간 3개월 이상 증상이 계속되는 것이 특징이다.

노인의 호흡장애는 일반적으로 만성화되고 급성 악화를 일으키기 쉽다. 또한 합병증이나 속발증에 의해 전신상태가 저하됨으로써 일상생활동작이 힘들어지고 삶의 질이 저하되며, 중증이 되면 호흡부전에 이른다. 노인의 대표적인 만성폐쇄성폐질환은 만성기관지염과 폐기종 등이다(그림 7-3).

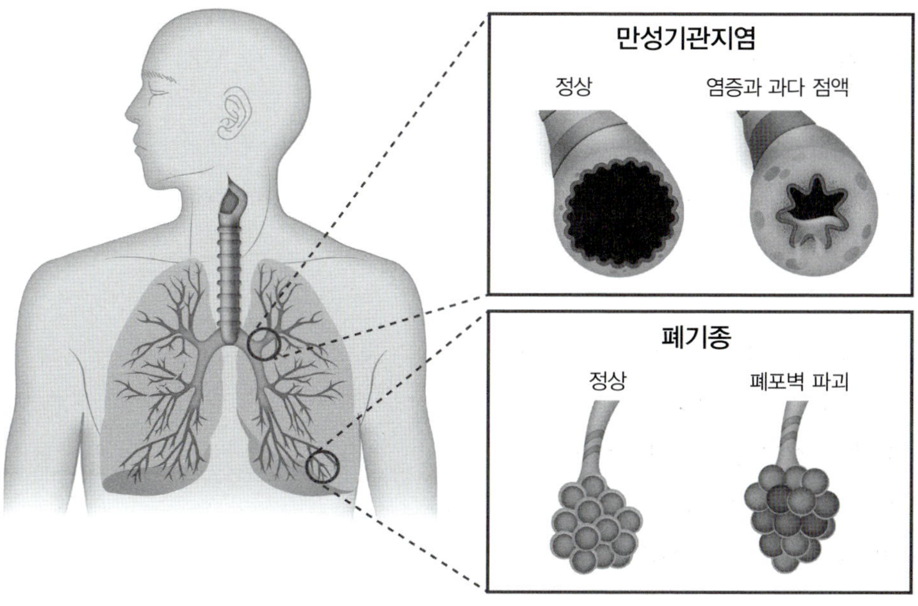

그림 7-3 만성폐쇄성폐질환

(1) 치료와 예방

만성폐쇄성폐질환은 비가역적인 질환으로 완치방법은 없다. 치료와 예방에는 ①금연, ②기관지확장제나 거담제 투여 등의 약물요법, ③영양보충, ④호흡연습, 가래배출법, 팔다리운동, 호흡근 스트레칭 체조 등에 의한 호흡재활, ⑤가정산소요법, ⑥폐이식이나 폐용량 감소 수술요법 등이 시행된다. 이 가운데 금연이 가장 중요한 치료법이다.

(2) 급성 악화기의 간호관리

급성 악화기에는 우선 호흡관리가 필요하다. 호흡곤란으로 인한 신체적 및 정신적 고통의 경감을 중심으로 한 간호와 함께 질환의 진행을 방지하고 잔존해 있는 폐의 기능보존을 위해 간호한다.

(3) 만성 안정기의 간호관리

호흡기능을 유지하여 만성폐쇄성폐질환의 급성 악화를 예방한다. 그러기 위해서는 환자와 가족을 대상으로 한 일상생활의 관리, 지도, 예방교육이 중요하다. 노인 환자의 이해 수준을 파악하면서 다음에 드는 항목에 대해 일상생활의 지도와 교육을 반복해서 수행한다. 노인 본인이 자기관리능력을 향상시키는 것이 중요하다.

① 호흡법

입오므리기호흡이나 배호흡(횡격막호흡)을 한다. 기관지확장제나 거담제의 흡인요법에 대해서는 흡인기의 올바른 사용방법과 작용 및 부작용에 대해 교육한다.

② 식사와 운동

영양사와 상담해서 호흡운동에 부담이 가지 않는 식사방법을 검토한다. 구체적으로는 섭취 에너지량, 체중관리, 식사의 횟수나 양 등을 정한다. 일반적으로 만성기관지염 환자는 비만, 폐기종 환자는 야윈 경우가 많다. 또한 일상생활동작이나 삶의 질 저하를 예방하기 위해 적당한 운동이 바람직하다. 하루 5,000보 또는 20분 정도의 걷기가 좋다.

③ 합병증 등의 예방

기도감염(폐렴, 독감)의 예방에는 백신접종이 효과적이므로 유행 시기에는 접종을 권장한다. 또한 만성폐쇄성폐질환이 진행하여 호흡부전 상태가 되면 가정산소요법이 필요하다. 만성폐쇄성폐질환 환자에게 고농도의 산소를 급격하게 주입하면 $PaCO_2$의 빠른 상승을 초래하여 이산화탄소혼수를 일으킬 위험성이 있으므로 주의가 필요하다.

3) 폐렴(pneumonia)

폐렴은 세균, 바이러스, 진균 및 화학적 또는 기계적 요인에 의해 일어나는 폐실질의 염증성 상태로, 특히 폐포 내벽의 염증성 변화가 심한 질환이다. 주로 폐포에 영향을 미치는데, 폐포가 고름과 체액으로 채워져 호흡이 힘들고 산소 흡입이 제한된다. 폐렴의 위험요인에는 연령(65세 이상), 면역결핍, 특정 만성질환(천식, 심장질환, 만성폐쇄성폐질환), 흡연 및 기계적 인공호흡기 사용이 있다.

기침, 가래, 가슴통증, 호흡곤란 등의 국소증상과 발열, 전신권태감 등의 전신증상이 혼합하여 급격하게 발생한다. 노인의 경우는 전형적인 증상이 나타나지 않는 경우도 있으며 식욕부진이나 기력 저하 등의 예상하기 힘든 증상도 있다.

(1) 급성기의 간호관리

기침, 발열, 호흡곤란 등의 고통을 완화하고 영양상태를 개선하며 안정을 유도한다. 또한 증상에 따라 지장이 생기는 일상생활동작을 지원한다. 나타난 증상에 대해 정도, 변화, 경과 등을 관찰하고 완화한다(표 7-7). 호흡곤란은 생명의 위기상태를 떠올리게 하여 정신적 불안감을 가져오기 때문에 심리적 지원도 필요하다.

표 7-7 호흡기 감염병의 증상과 간호

증상	간호
기침	기도의 자극이 되는 환경요인의 조정(먼지, 화학물질 등)
가래	기도 정화 지원, 병실의 습도 관리, 수분 섭취, 체위배액, 스퀴징
호흡곤란	호흡운동을 억제하는 요인의 조정(옷, 체위, 식사, 배변 등)
가슴통증	온열자극, 기침법 지도(기침 시 가슴에 손을 대어 통증을 완화)
발열	체온 조절, 냉찜질, 수분 섭취

07

(2) 회복기의 간호관리

활동과 휴식의 균형을 조절하여 일상생활동작능력의 회복을 위해 간호한다. 증상이 심한 동안은 충분히 휴식하고 영양상태 회복을 지원한다. 가능한 범위에서 일상생활동작의 자립을 유도하고 서서히 활동능력 향상을 위해 노력한다.

감염방어능력을 높이고 재발을 예방하기 위한 자기관리행동을 강화하는 지원을 한다. 환자와 가족을 대상으로 영양관리방법이나 손이나 구강의 위생방법에 대해 교육하고, 올바른 복약이 계속될 수 있도록 교육한다.

4) 결핵(tuberculosis)

2023년도 신규 결핵 환자는 15,640명으로 OECD 가입국 중에는 결핵 발생률이 여전히 가장 높은 것으로 나타났다. 연령별로는 65세 이상이 57.9%를 차지하며 높은 비중을 보였다. 감염 후 오랜 기간에 걸쳐 발병하지 않고 있다가 면역력 저하를 계기로 발병하는 노인이 증가하고 있으며 요양시설이나 병원 내 등에서의 집단감염도 우려된다.

결핵균(*Mycobacterium tuberculosis*)은 비말핵감염(공기감염)을 일으키며 기도를 통해 폐로 들어가 가슴막 바로 아래의 폐포에 정착한다. 폐렴 증상에 더해 혈담이나 객혈이 나타난다. 노인은 이러한 자각증상이 없는 경우도 많다.

(1) 간호관리

① 감염 확산의 예방

기침할 때는 얼굴을 옆으로 돌려 휴지 안에 기침을 하고 사용한 휴지는 적절히 버리도록 지도한다. 감염이 확산될 위험이 높음을 설명하고 일정 기간 격리가 필요하다는 사실을 이해시킨다. 가족에게는 환자 면회 시 N95마스크 착용을 교육하고 결핵균의 감염경로와 환자의 가래, 배설물, 토사물의 취급방법에 대해 설명 및 지도할 필요가 있다.

② 적절한 복약 확인

WHO는 결핵 억제를 위해 가래도말 양성 환자의 복약을 제3자가 확인함으로써 복약순응도를 높이고 결핵균 내성화를 방지하고 확실한 치유를 목표로 할 것을 발표하였다. 이 방법을 직접복약확인(directly observed therapy, DOT)이라고 하며 치료 시작 후에는 환자가 항결핵제를 다 먹을 때까지 확인해야 한다.

③ 심리 · 사회적 문제에 대한 배려

격리로 인해 환자는 고립된 상황에 놓이며 계속해서 치료를 받아야 하는 상황과 장래적인 불안을 안게 된다. 공기가 실외로 나가지 않는 설비(음압병실)가 있는 병원은 많지 않기 때문에 입원이나 동반 가족 등의 부담도 크다. 이러한 내용을 이해하고 환자와 가족이 기분을 표출할 수 있는 관계를 맺는 것이 필요하다.

3. 신경계통

노인에게 돌봄이 필요해지는 원인 질환의 제1위는 치매, 제2위는 뇌혈관질환이다. 여기서는 대표적인 뇌혈관질환으로서 뇌졸중과 신경계통 질환으로서 중년 이후 많이 발병하고 고령이 될수록 유병률이 증가하는 파킨슨병을 다룬다.

1) 뇌졸중(stroke)

(1) 뇌졸중의 종류와 위험요인

뇌졸중 중 가장 많이 발병하는 것은 뇌혈관의 폐쇄로 발생하는 뇌경색증(cerebral infarction, ischemic stroke)으로 약 75%를 차지하며, 혈전성 뇌경색증(thrombotic infarction), 색전성 뇌경색증(embolic infarction)이 있고 약 15%는 뇌혈관의 손상으로 발생하는 뇌출혈(cerebral hemorrhage, hemorrhagic stroke)로 거미막밑출혈(subarachnoid hemorrhage)과 뇌내출혈(intracerebral hemorrhage)이다(**그림 7–4**).

뇌혈관의 손상 부위에 따른 증상은 **표 7–8**과 같다. 뇌졸중의 위험요인으로 의학적 위험인자는 고혈압, 당뇨병, 고지혈증과 과거력으로 일과성허혈발작(transient ischemic attack, TIA), 고혈압, 당뇨병, 고지혈증, 심방세동 등이 있는 경우이고, 생활습관 위험인자는 흡연, 음주, 비만, 경구용 피임약 복용(혈전 발생 부작용)과 고혈압 등 진단 후 치료 약물을 복용하지 않은 경우이며, 위험 촉진인자로 혈중 C–반응단백질(c–reactive protein,

CRP) 수치 상승, 요산 수치 상승, 추운 날씨로 인한 높은 일교차 등이 있다. 이 중 일과성허혈발작은 뇌경색증의 전구증상이며, 혈전으로 인해 경동맥의 혈류량 감소 시 일시적으로 편마비나 실어증, 흑내장 등이 나타나며 경동맥내막절제술(carotid endarterectomy) 등 적절한 치료가 이루어지지 않으면 1년 이내 뇌경색증이 발생할 위험이 높다.

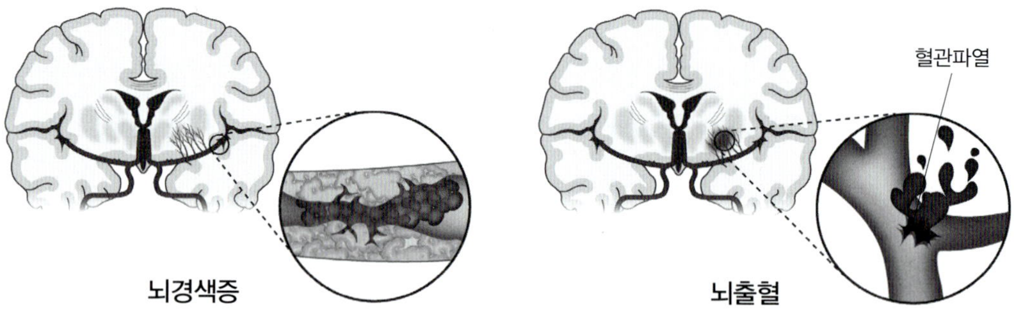

그림 7-4 뇌졸중의 종류

표 7-8 뇌혈관 손상 부위에 따른 증상

혈관	혈액공급부위	손상 시 예상되는 증상
전대뇌동맥 (anterior cerebral artery)	전두엽과 두정엽 내측에 혈액공급	• 대부분 반대측 반신운동장애 • 대부분 반대측 반신감각장애 • 운동성 실어증, 집중력 장애
중대뇌동맥 (middle cerebral artery)	대뇌의 앞쪽부터 뒤의 2/3까지 넓은 범위와 내포에 혈액공급	• 대부분 반대측 반신운동장애 • 대부분 반대측 반신감각장애 • 기억력 장애 • 병변측 시각, 안구장애 • 운동성(Broca) 실어증, 감각성(Wernicke) 실어증
후대뇌동맥 (posterior cerebral artery)	후두엽, 시상, 측두엽에 혈액공급	• 대부분 반대측의 경한 반신운동장애, 의도적 진전 • 광범위한 감각장애 • 동공기능장애, 안구진탕증 • 실독증, 환시, 기억력 장애
소뇌동맥(cerebellar artery)	소뇌에 분포	• 불안정한 걸음걸이, 협동운동장애, 진전, 낙상

(2) 뇌경색증

뇌경색증 중 죽상혈전성 뇌경색증(atherothrombotic infarction)은 혈관내피에 혈전(thrombus)이 발생하여 혈관이 폐색되거나 혈관 협착 정도가 심해져 혈류역학적 저류에 의한 뇌허혈을 초래하며 고혈압, 당뇨병, 일과성 허혈발작 노인에게서 발병률이 높다. 색전성 뇌졸중은 주로 심장성 색전뇌졸중(cardioembolic stoke)이며 심장판막이나 경동맥 등 큰 혈관에서 발생한 혈전이 유리되어 뇌혈관으로 이동하여 혈관을 폐쇄하여 갑작스럽게 발병한다. 심방세동, 심근경색, 심내막염, 류마티스성 심질환, 인공판막 대치술, 장골의 골절로 오는 지방색전증이나 공기색전증 노인에서 발병률이 높다.

뇌경색증은 증상 발현 후 3시간 이내 병원도착 시 혈전용해술이 가능하여 tPA(tissue plasminogen activator) 고용량을 주입하며, 3~6시간 이후에 병원도착 시에는 뇌출혈 위험을 증가시키므로 사용할 수 없다. 그 밖에 항응고제나 항혈소판제를 투여한다.

(3) 뇌출혈

뇌출혈 중 거미막밑출혈은 뇌동맥류 파열로 발병한다. 뇌동맥류 파열 전 뇌동맥류의 신경압박증상으로 시력손상, 동공산대, 복시가 발생할 수 있으나 대부분은 증상이 없다. CT나 MRI 검사를 통해 발견할 수 있으며 동맥류목결찰술(neck clipping)을 시행한다. 뇌동맥류가 갑자기 파열되면 극심한 두통, 의식혼돈, 현기증, 구토, 경련이 발생하고 응급 수술이 필요하다.

(4) 뇌졸중 급성기의 간호관리

① 시간 흐름에 따른 관찰

질병이 악화될 우려가 있으므로 두개내압 항진증상(두통, 구역질 · 구토, 의식장애, 혈압 상승, 동공부동, 서맥)의 변화에 주의한다. 또한 의식상태나 신경증상의 변화, 활력징후(특히 혈압)의 변동에도 주의가 필요하다. 삼투압성 이뇨제 사용 시에는 수분 균형에 유의한다.

② 조기 재활훈련

운동장애가 발생하기 쉬우므로 다른 질환보다 조기부터 병상에서 일어나도록 조기 재활훈련을 염두에 두어야 한다. 발병 직후부터 올바른 자세 유지나 체위변경, 침대에서의 수동적 관절가동범위훈련 등을 수행함으로써 구축을 예방한다.

③ 위험방지

고령 또는 의식장애가 있는 경우에는 정맥 수액 튜브, 배액관, 기관 내 카테터를 제거하는 일이 빈번히 일어난다. 회복에 동반하여 침대 난간을 타고 넘다가 낙상하거나 혼자서 이동할 때 낙상하는 등의 위험이 높아진다. 이를 예방하기 위해서는 빈번한 순회, 행동의 섬세한 관찰을 통해 위험을 예측하는 것이 중요하다. 일시적으로 신체구속을 하기도 하는데, 노인의 경우 섬망으로 이어지기 쉬우므로 제한적 실행이 필요하다.

(5) 뇌졸중 만성기의 간호관리

① 재발 예방

혈압강하제나 항응고제 등을 확실하게 복용할 수 있도록 한다. 평소 탈수나 발열 등에 주의하여 생활하게 한다. 식사요법으로는 저염식을 권장하고 동물성 지방이나 당분의 과잉 섭취를 피하도록 교육한다.

② 재활훈련

후유증이 남으면 재활이 생각처럼 진행되지 않아 의욕저하나 우울상태가 되기도 한다. 간호사는 평소 재활에 대한 환자의 적극성을 관찰하여 약간의 개선이라도 칭찬하거나 격려함으로써 환자의 회복 의지를 높이도록 지원하는 것이 중요하다. 심신의 후유증에 대해서는 기능유지를 위한 적절한 운동을 지속적으로 할 수 있도록 장기요양서비스를 활용한다. 우울상태일 가능성이 높은 경우에는 정신건강의학과 검진을 의뢰한다.

③ 가족에 대한 지원

장기적인 간병에 대한 불안이나 부담감, 입원 치료에 동반하는 경제적 부담 등 가족은 많은 문제를 안고 있다. 간호사는 조기부터 정보를 수집하여 사회복지사나 요양보호 등과 상담하면서 가족을 지원해나갈 필요가 있다. 간병인도 고령이거나 낮 동안 혼자 있는 경우도 있으므로 환자나 가족이 모두 안심할 수 있도록 정보를 제공하거나 장기요양서비스 등의 사회자원을 활용할 수 있도록 지원한다.

2) 파킨슨병(Parkinson disease)

파킨슨병은 뇌 내의 도파민이 결핍된 질환이며, 우리나라의 경우 65세 이상 인구의 1~2%, 85세 이상 인구의 3%까지 연령에 따라 발병률이 높아지고 있다. 파킨슨병의 주요 증상으로서 안정 시 떨림, 운동완만, 근육강직, 자세반사장애의 4가지가 있다(그림 7–5, 표 7–9).

질병이 진행됨에 따라 자율신경증상(기립저혈압, 배뇨곤란, 빈뇨, 변비 등)이나 정신신경증상(우울상태 등)이 관찰되기도 한다.

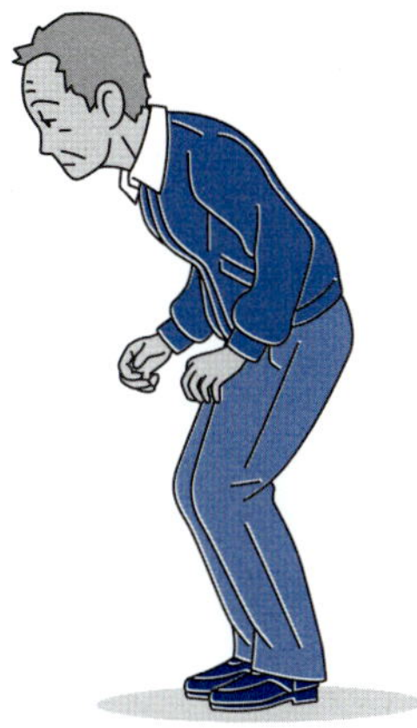

그림 7–5 파킨슨병 환자의 자세

표 7–9 파킨슨병의 주요 증상

안정 시 떨림	손에서 많이 관찰되지만, 팔 전체나 다리에서도 관찰된다. 안정 시에 떨림이 일어나는 것이 특징이다. 정신적인 긴장으로 증가하고 동작 시 멈춘다.
운동완만	동작을 시작하기 어렵거나 동작이 느리고 작아진다. 가면얼굴, 위축된 다리, 소폭보행, 앞으로 기운 자세, 소서증(小書症) 등이 관찰된다.
근육강직	힘을 뺀 상태에서 관절을 타동적으로 움직였을 때 저항이 관찰된다. 일정한 저항이 계속되면 톱니바퀴 유사의 근육강직이 나타나는 것이 특징이다. 팔다리마비나 바뱅스키반사 등의 추체로장애는 일반적으로는 관찰되지 않는다.
자세불안정	균형을 잃었을 때 넘어지지 않도록 하는 자세반사가 약해진다. 초기에는 좌우차가 있지만, 진행하면 좌우차가 없어지는 예가 많다.

(1) 진행 지표

파킨슨병의 진행도 판단에는 호앤야 척도(Hoehn−Yahr scale)가 대표적으로 이용된다(표 7-10). 3단계 이후가 되면 삼킴장애가 관찰되고 폐흡인도 일어나기 쉽다.

표 7-10 호앤야 척도

1단계	한쪽 손발에만 증상이 있다.
2단계	양쪽 손발에 증상이 있다.
3단계	자세반사나 보행장애(소폭보행, 느린 동작, 방향전환이 불안정하고 돌진현상이 있음)가 있다.
4단계	기립이나 보행은 가능하지만 상당히 불안정하며 부분적으로 도움이 필요하다.
5단계	일상생활은 모두 도움이 필요하며 휠체어를 사용하거나 대부분 침대에 누워 지낸다.

(2) 치료

질병의 진행을 멈추는 치료법은 아직 없지만, 질병의 악화를 막기 위해 도파민을 보충하는 레보도파나 도파민수용체자극제, 도파민방출촉진제, 항콜린제 등을 사용하는 약물요법을 중심으로 치료한다.

(3) 간호관리

① 상태 관찰

증상 정도, 약물요법에 의한 부작용, 일상생활에서의 행동, 가족의 반응과 지원체제를 관찰하고 파악해둔다. 하루 가운데 증상이 변동하는 일내변동이나 불수의운동, 장기간 복용에 의한 작용시간의 단축, 복용 후 일정 시간이 경과하면 효과가 떨어져 움직이지 못하는 웨어링오프현상(약효의 변동), 갑자기 약효가 없어져 움직이지 못하는 온오프현상, 약물이 가장 잘 들을 때 손발이나 혀, 입술이 불수의적으로 움직이는 운동이상증(dyskinesia) 등의 약물 부작용에 주의한다. 자세나 동작을 비롯해 식사나 배설, 목욕, 옷 갈아입기, 대화 등에 이상은 없는지 관찰한다. 또한 가족관계나 가족의 질병에 대한 지식 등을 파악해둔다.

② 복약 관리

환자와 가족에게 복약 관리의 중요성을 설명한다. 증상 개선이나 부작용 출현 시의 복약과의 관계를 파악할 수 있도록 복약노트 등을 작성하도록 전달한다.

③ 보행 지원이나 낙상 예방

다리가 위축될 때는 내밀기 쉬운 다리를 높이 들어 올린 다음 걸음을 시작하도록 한다. 소폭보행에는 '하나, 둘, 하나, 둘'하고 리듬을 붙여 크게 손을 흔들면서 걷도록 한다. 소폭보행에서는 돌진보행이 일어나기 쉬우므로 속도가 빨라지면 일단 기다린 다음 다시 걷게 한다.

발에 맞는 신발을 선택하고 복도나 실내에는 장애물이 없도록 정리하는 등의 환경정비가 중요하다. 운동을 계속할 수 있도록 취미나 산책, 스포츠, 게임 등의 레크리에이션을 도입하면서 즐거움이나 기분전환으로서 습관화할 수 있도록 배려한다.

④ 일상생활에 관한 지원

삼킴장애가 있는 경우에는 삼킴기능에 맞추어 걸쭉함을 준 먹기 쉬운 식사형태로 한다. 변비 예방을 위해 식이섬유가 많은 식재료를 사용하면 좋다. 젓가락을 사용하기 어려우면 숟가락이나 포크 등으로 대체한다.

파킨슨병에서는 보행장애가 생기고 동작이 느려지기 때문에 화장실에 미리 가도록 습관화한다. 또한 낙상 예방을 위해 야간에는 이동식 변기의 설치를 검토한다. 옷은 입고 벗기 쉬운 신축성 소재로 하여 큰 단추나 찍찍이가 있는 것이 바람직하다.

요점정리

- 노인에게 관찰되는 순환기능 관련 증상으로서 가슴통증과 흉부불쾌감이 있다. 증상의 출현 상황이나 경과에 대한 노인의 호소가 불충분할 때도 있어 원인을 파악하기 어려운 경우가 많다.
- 노화가 폐에 미치는 영향은 크다. 노화에 따른 생리적 변화로서 ①호흡근의 근력 저하, ②가슴벽의 경화, ③폐의 탄력성 및 수축력 저하, ④기관지점막의 섬모운동 저하, ⑤예비호흡량 감소 등이 관찰된다.
- 노인의 호흡장애는 일반적으로 만성화되고 급성 악화를 일으키기 쉽다. 합병증이나 속발증에 의해 전신상태가 저하됨으로써 자립성이 상실되기 쉬워 일상생활동작이나 삶의 질이 저하되고, 중증이 되면 호흡부전에 이른다.
- 노인에게 돌봄이 필요해지는 원인 질환의 제1위는 치매, 제2위는 뇌혈관질환이다.
- 뇌경색증은 뇌혈관질환 중에서는 가장 많이 발병하며, 전구증상으로서 편마비나 실어증, 흑내장 등이 나타나는 일과성허혈발작(transient ischemic attack, TIA)이 중요하다.
- 파킨슨병은 뇌 내의 도파민이 결핍된 질환으로, 우리나라의 경우 65세 이상 인구의 1~2%, 85세 이상 인구의 3%까지 연령에 따라 발병률이 높아지고 있다. 질병이 진행됨에 따라 자율신경증상(기립저혈압, 배뇨곤란, 빈뇨, 변비 등)이나 정신신경증상(우울상태 등)이 관찰되기도 한다.

CHAPTER 08 신체적 건강문제와 간호 : 소화, 내분비, 대사, 비뇨·생식

학습목표

- 소화계통, 내분비계통, 대사기능, 비뇨 · 생식계통의 노인 건강문제를 이해한다.
- 주요 질환의 병태생리와 임상증상을 이해한다.
- 주요 질환의 간호관리방법을 이해한다.

1. 소화계통

노화와 함께 소화계통의 기능에도 변화가 나타나는데, 상부 소화관에서는 씹기기능의 저하나 후두(덮)개의 폐쇄부전으로 의한 삼킴 시 폐흡인, 식도의 연동운동 저하에 의한 가슴쓰림이나 위식도역류가 일어나기 쉽다. 하부 소화관에서는 장의 민무늬근육 위축, 복압 저하, 배변반사의 감소 및 항문조임근의 약화로 변비가 생기기 쉽다.

소화관에 관한 질환은 복통이나 복부불쾌감이라는 호소로 주로 표현되는 경우가 많으므로 주의 깊게 관찰할 필요가 있다.

1) 구강건조증(xerostomia)

구강건조증은 65세 이상의 20%에게서 침 분비량이 감소되어 발생한다. 세정기능이 있는 침은 구강 내 조직을 부드럽고 촉촉하게 만들고 뜨거운 것으로부터 보호하며, 구강 내 세균번식을 조절하는 단백질을 제공함으로써 구강에서 발생하는 질환을 예방하는 역할을 한다.

구강건조증의 주요 원인은 코막힘으로 인해 입으로 숨을 쉬거나 항콜린제, 체액 감소를 일으키는 약물, 당뇨병, 불안, 공포, 폐경, 비타민 B 결핍 등이다.

(1) 증상

구강건조증이 있으면 미각이 변화되고 구강점막이 쉽게 손상되어 세균을 제거하지 못한다. 또한 구강점막이 위축되어 염증이 생기고 창백해 보이며, 윤활작용의 결여로 의치 아래가 헐게 되면 의치를 계속해서 착용하기 어려워진다.

(2) 간호관리

구강을 마르게 하는 항히스타민제, 진정제, 아트로핀 제제 등의 약물을 중지하게 하고, 물을 더 많이 마시거나 구강을 세정하게 하는 것이 도움이 된다.

2) 삼킴곤란(dysphagia)

삼킴곤란은 음식물을 삼키거나 음식물이 식도를 통과할 때 어려움이 있는 상태를 말한다. 식도가 늘어나거나 오그라들 수 있으며 음식물이 정체되면 점막이 과다한 자극을 받을 수 있다. 삼킬 때 심한 통증이 생길 수 있으며 통증으로 인하여 협심증과 같은 증상을 경험하기도 한다.

삼킴곤란을 일으키는 이유는 기계적 폐색, 심혈관 이상, 신경성 질환 등 때문이다. 노년층에서는 심혈관의 이상으로 삼킴곤란이 일어날 수 있는데, 혈관성 삼킴곤란을 일으키는 위험요인으로는 확대된 심장, 대동맥류, 내림대동맥(하행대동맥)의 석회화 등이 있다.

약물요법으로서 식사 15~20분 전에 니트로글리세린(nitroglycerin)을 투여하거나 수술적 확장법, 식도근절개술 등이 시행된다.

3) 복통 및 복부불쾌감

복통이나 복부불쾌감을 유발할 수 있는 증상 및 질환에는 소화궤양(위 · 십이지장궤양), 담석증, 담낭염, 췌장염, 위염, 장염, 충수염, 곁주머니염(게실염), 장폐쇄, 장폐색증, 변비, 설사, 요로결석, 방광염 등이 있다(**그림 8-1**). 명치부위의 통증은 심근경색증 등 허혈심장질환의 증상인 경우도 있으므로 주의가 필요하다.

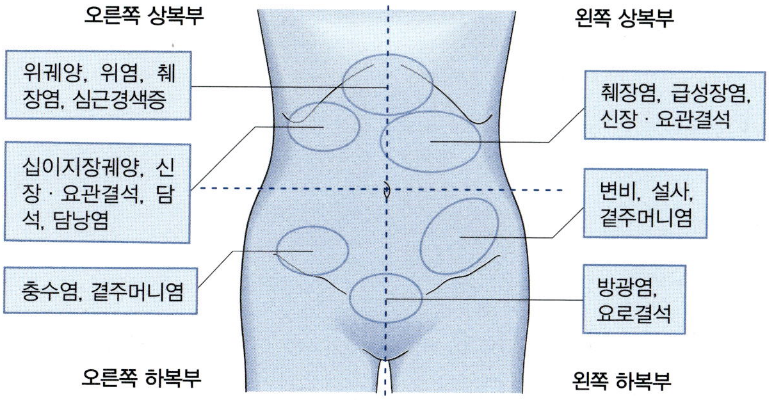

그림 8-1 복통 부위에서 예상되는 주요 원인

(1) 간호관리

① 복부의 장연동음 청진

'배가 아프다', '배가 당긴다' 등 복통 및 복부팽만감의 자각증상을 확인하면 위나 장 내용물과 가스가 장관 안을 이동할 때에 내는 소리인 장연동음을 청진한다. 이에 따라 체내에서 불필요해진 배설물을 배출하는 힘을 파악할 수 있다.

장연동음의 특징과 그 소리에서 예측되는 상태를 **표 8-1**에 정리하였다. 장연동음의 청진은 오른쪽 하복부 한 곳에 청진기를 10~20초 대어 시행한다. 장연동음의 횟수가 적고 장폐색증 등이 예측되는 경우에는 **그림 8-1**에 나타낸 복부의 4부위 모두에서 청진한다.

② 복통 관찰

소화기에 염증증상이 있으며 일반적으로는 심한 복통을 호소하지만, 노인은 통증을 잘 느끼기 못하므로 심한 통증을 호소하는 경우가 적다. 발열, 호흡수, 맥박 등의 활력징후와 표정 등의 비언어적 정보도 중시해서 관찰한다.

③ 검사

혈액검사에서는 백혈구 수(WBC)나 C-반응단백질(CRP) 수치를 확인하여 감염이나 염증 징후를 파악한다. 가슴과 복부의 단순 X선 검사에서는 공기음영 등이 없는지 조사한다. 필요시 초음파나 CT 검사도 시행한다.

표 8-1 장연동음의 특징과 예측되는 상태

횟수 기준	소리의 성질	예측되는 상태
0~3회/분 (20초 이상에 1회)	무음 또는 저음	장폐색증, 복막염
4~12회/분 (5~15초에 1회)	(꾸룩꾸룩, 우르르르)	정상
12회 이상/분 (5초 미만에 1회)	고음 또는 금속음	설사, 장폐쇄

4) 위식도역류병(gastroesophageal reflux disease, GERD)

역류식도염을 포함하여 위산 역류에 의한 질환을 일컬어서 위식도역류병이라고 한다. 노화에 동반하여 식도의 연동운동은 저하되며, 이로 인해 음식물 덩어리가 식도를 통과하는 속도가 느려진다. 또한 하부식도조임근의 기능저하와 더불어 등이 구분 노인의 경우 위가 압박을 받아 위식도역류병을 쉽게 일으킨다. 증상으로는 가슴쓰림이나 하부식도 및 인두의 이물감, 삼킴곤란이 생긴다.

(1) 진단과 치료

내시경검사를 통해 진단을 내리며 치료에는 위산분비억제제[프로톤펌프억제제(PPI), H_2차단제], 소화관운동기능개선제, 제산제, 점막보호제 등이 사용된다.

(2) 간호관리

① 복압상승 방지

복압이 상승하는 앞으로 숙인 자세, 배변 시 힘주기, 무거운 물건 들기 등을 피하도록 한다.

② 식사와 생활 교육

위산 분비를 높이거나 위 내 정체시간이 긴 음식을 많이 먹지 않도록 교육한다. 지방이 많은 음식이나 초콜릿 등의 단것, 밀감류, 커피, 홍차, 향신료, 술, 담배 등의 섭취를 피하게 한다.

③ 식후 및 취침 시 주의

식후 1~2시간은 눕지 않도록 주의시킨다. 취침 전의 식사는 피하고 저녁식사는 다소 적게 먹는다. 취침 시 자세는 상체를 약간 일으킨 파울러자세가 좋다. 보통 왼쪽으로 누운 자세가 위산의 역류발생이 적다.

④ 복약관리

노인은 복약관리능력이 저하되어 있어 지시대로 복약하지 못하는 경우가 많다. 약물 수와 복약 횟수를 줄이도록 의사와 상담하거나 약물달력이나 약통(물) 상자의 이용을 권장한다(그림 6-4 참조). 또한 본인이 복약을 관리할 수 없는 경우에는 가족이나 간병인 등의 보조나 전면적 관리 하에서 복약하도록 교육한다.

08

5) 소화궤양(peptic ulcer)

소화궤양은 위궤양과 십이지장궤양이 주요 질환이며, 이 중에서도 위궤양이 비교적 많이 관찰된다. 원인으로는 ①위나선균 감염, ②비스테로이드소염제(NSAID), ③가스트린종(가스트린 생산 종양)을 들 수 있다. 고령이 될수록 NSAID 복약 중의 궤양 발생위험이 높아진다.

노인에서는 증상이 비전형적이며 복통을 호소하는 노인이 적다. 하지만 갑작스러운 토혈이나 출혈에 의한 빈혈, 천공 등으로 응급처치를 필요로 하는 경우도 있으므로 주의가 필요하다. 무증상인 경우도 많으므로 빈혈이 있는 환자는 NSAID의 복용과 항혈소판제, 항응고제 등의 병용을 확인하도록 한다.

(1) 진단과 치료

내시경검사에 의한 위나선균의 감염 판정과 바륨에 의한 조영검사가 시행된다.

NSAID로 인한 궤양인 경우 해당 약물의 사용을 중지한 다음 치료를 시작하고 위나선균 감염이 있는 경우 제균을 먼저 시작한다.

노인은 기저질환이 있는 경우가 많아 약물치료 시에는 다른 복용약과의 상호작용에 충분히 주의할 필요가 있다.

(2) 간호관리

① 안정과 투약 관리

발생인자를 이해하고 신체적 피로를 피하고 정신적인 안정을 얻을 수 있도록 환경을 정비한다. 또한 의사의 지시에 따른 투약관리를 확실히 한다.

② 식사와 생활습관 교육

식사 섭취상황이나 증상의 출현 및 정도에 맞춘 식사지도가 필요하다. 퇴원을 앞두고는 재발 예방을 위해 식사나 생활환경 등의 위험인자를 파악하고 본인과 가족을 포함하여 생활습관을 교육한다.

6) 담석증(cholelithiasis)

지질의 소화과정에서 담낭에서 농축된 담즙이 십이지장으로 배설되지 않고 담낭이나 담관 내에 정체하여 담석을 형성함으로써 발생한다. 담석의 주성분은 콜레스테롤이나 빌리루빈칼슘이다.

오른쪽 상복부의 통증과 반동압통, 발열, 황달의 3가지가 증상으로 나타난다. 고지방식이나 과식 후 약 30분 정도에 통증이 유발된다.

(1) 진단과 치료

주로 복부 초음파검사나 담도조영, CT 검사에 의한 담석의 존재부위 및 수, 크기, 담낭벽의 비후 유무를 파악하여 진단한다. 치료법에는 경구용해요법, 직접용해요법, 대외충격파결석파쇄요법, 내시경적 치료법, 복강경하 · 개복하 담낭적출술이 있다.

(2) 간호관리

① 안정과 투약 관리

급성복부통증이 있으면 금식하고 정맥 내 수액을 공급하여 섭취량과 배설량을 사정하고 기록한다. 간호사는 증상을 주의 깊게 관찰하고 대상자의 통증을 조절하기 위해 처방된 진통제를 투여하며 안위 증진과 진통제 효과 촉진을 위해 조용한 환경을 제공한다.

② 식사와 생활습관 교육

급성복부통증을 촉진시키는 기름진 음식, 공복 후 과식 등을 피하도록 환자를 교육시킨다. 계속적인 구토로 체액부족이 생기면 비위관 삽입과 흡인으로 복부팽만과 구토를 경감시킨다.

7) 담낭염(cholecystitis)

담낭염은 담석의 존재로 담낭경부나 담낭관 또는 담관 유두부에 협착이 형성됨으로써 발생한다(그림 8-2). 협착에 의해 담낭조직의 허혈성 변화나 담낭점막의 손상, 담낭 내의 세균증식이 일어나 급성염증이 된다.

증상으로 오른쪽 상복부의 심한 통증이나 호흡 시 오른쪽 어깨의 통증이 지속되며 구역질, 구토, 발열이 나타난다.

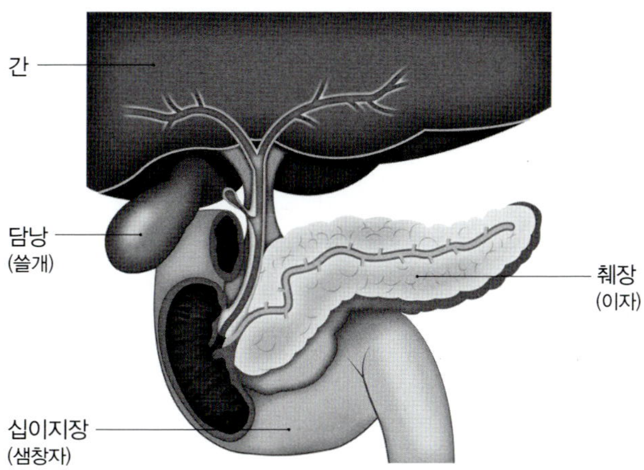

그림 8-2 담낭염

(1) 진단과 치료

백혈구 수, CRP, 쓸개길계통 효소의 혈액검사 등을 통해 진단한다. 또한 복부 초음파검사에서는 담낭의 종창이나 담낭벽의 비후 등이 관찰된다. 치료로는 금식하고 수액과 항생제를 투여한다.

(2) 간호관리

증상이 없는 안정기라고 하더라도 통증발작의 예방을 위해 지방의 과잉섭취와 과식을 피하도록 교육한다. 담석이 형성되는 것을 예방하려면 지방을 줄이고 동물성 단백질보다 식물성 단백질을 주로 섭취하며 식이섬유를 충분히 섭취하도록 한다.

통증발작 시에는 정맥영양법에 의한 수분, 전해질, 포도당의 보충이 이루어진다. 그 후 경구영양으로 이행할 때는 죽 등의 탄수화물을 주로 한 유동식부터 단계적으로 진행한다. 회복기에도 탄수화물을 중심으로 한 연식을 섭취하고 지방을 제한한 식사를 한다. 담즙의 주성분이 되는 콜레스테롤도 제한한다.

8) 곁주머니증(diverticulosis)

대장점막의 일부가 주머니 모양으로 장벽 바깥으로 돌출한 것을 곁주머니(diverticulum)라고 하고, 곁주머니가 다발한 상태를 곁주머니증이라고 한다(그림 8-3). 노화로 인한 대장의 변화로서 장관의 근육층 감소, 결합조직 변화 등에 의한 장관의 취약화, 변비나 장연축이 일어나기 때문에 장내압이 상승되기 쉽다. 따라서 곁주머니증은 노인에게서 발병빈도가 높다. 염증을 일으키면 곁주머니염이 된다.

(1) 증상

대부분은 증상을 동반하지 않으나, 설사, 변비, 복부팽만감, 복통 등의 장운동 이상증상이 관찰되기도 한다. 곁주머니염이나 곁주머니출혈이 발병하면 심한 복통이나 설사, 발열, 혈변이 나타난다. 또한 장벽 천공이나 장협착, 주위 장기와의 누공형성의 원인이 되기도 한다.

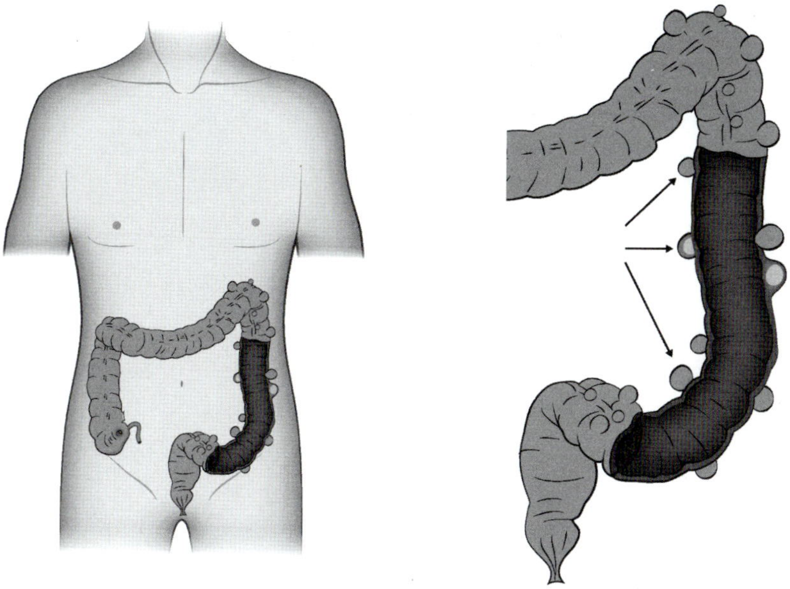

그림 8-3 결주머니증

(2) 진단과 치료

주로 바륨조영검사로 진단한다. 무증상의 곁주머니증인 경우 치료는 불필요하지만, 장운동 이상증상이 있으면 대증요법이 시행된다. 곁주머니염이나 곁주머니출혈이 있을 때는 금식하고 수액과 항균제를 투여한다. 대량출혈이나 출혈이 지속되는 경우에는 내시경 하에 지혈술을 시행한다. 천공에 의한 복막염이나 장폐쇄의 경우에는 외과적 치료가 필요하다.

식사요법으로는 식이섬유와 수분을 많이 섭취하여 배변을 원활히 하도록 교육한다.

9) 변비(constipation)

변비는 대장의 연동운동이 저하되어 원활한 배변운동을 못하게 되는 질환이다. 일주일에 배변 횟수가 2회 미만이거나 배변 시 단단한 변이 나오거나 출혈이 동반되는 경우 변비로 진단한다. 변비는 65세 이상 노인들이 흔히 호소하는 소화기 증상이다.

변비가 있으면 배변 횟수의 감소뿐만 아니라 배변 시 무리한 힘이 필요하고 불완전한 배변감, 항문직장의 폐쇄감, 단단한 변 등 다양한 증상을 동반하게 된다.

(1) 간호관리

① 식사와 배변습관 교육

하루 1.5L 이상의 충분한 수분을 섭취하도록 한다. 과일, 채소, 잡곡 등의 섬유질이 풍부한 음식을 섭취하도록 하고, 알코올, 담배, 커피 등의 섭취는 피하도록 한다. 변의가 느껴질 때 바로 화장실에 가서 배변하는 습관이 중요하다. 변의를 오래 참지 않도록 하고 규칙적인 배변을 할 수 있도록 한다.

② 복부마사지

장연동운동을 촉진하는 데는 복부마사지가 효과적이다. 배변 시 앉아서 복부를 전후 좌우로 마사지 하면 장연동운동을 자극할 수 있다.

③ 운동요법과 투약 관리

걷기, 수영, 조깅 등의 유산소운동을 하거나 신체활동을 하도록 격려한다. 필요시 변비완화제를 사용하지만, 장기간의 사용은 의존성을 증가시키므로 주의가 필요하다.

MEMO

배변 시의 자세

몸을 살짝 앞으로 기울여서 바깥항문조임근과 항문올림근이 이완하기 쉬운 자세를 취하면 배변에 도움이 된다.

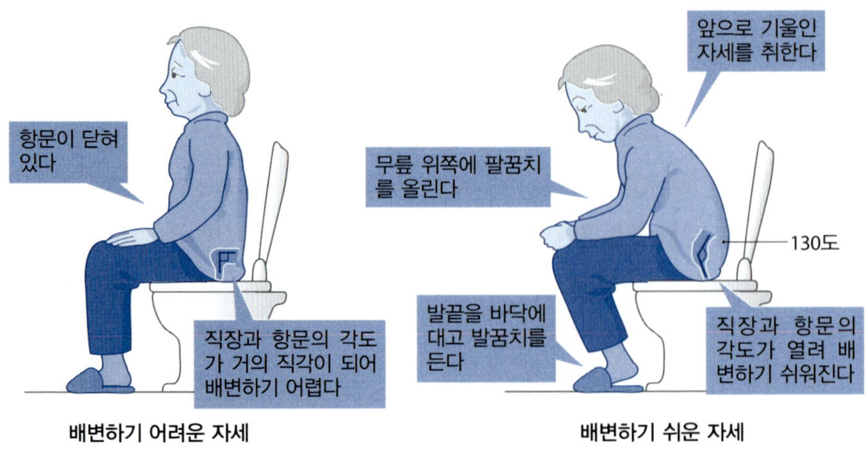

2. 내분비계통

노화가 진행됨에 따라 내분비샘에 변화가 일어나 이곳에서 분비되는 호르몬의 양이 감소한다. 호르몬의 분비 감소는 스트레스, 질병 또는 환경적 변화에 반응하는 신체의 능력에 영향을 미친다. 가장 흔한 내분비장애로 당뇨병을 들 수 있다.

1) 당뇨병(diabete mellitus)

당뇨병은 심근경색증, 뇌혈관장애, 나아가 면역기능 저하에 동반하는 감염병의 위험인자나 기저질환이 된다. 반대로 이러한 질환이 당뇨병을 악화시키는 요인이 되기도 한다. 당뇨병혼수, 당뇨병망막병증, 당뇨병신(장)병증, 당뇨병신경병증 등의 합병증을 일으키는데, 이 합병증 때문에 실명이나 신부전 등 심각한 장애를 유발하기도 한다.

노인에게 많은 당뇨병은 인슐린 분비저하와 말초조직에서의 인슐린 작용부족에 의한 2형 당뇨병이다. 따라서 인슐린 필요량을 감소시키는 치료가 중심이 된다. 식사요법과 운동요법을 중심으로 대사를 개선하고 혈당과 체중관리를 꾀한다. 그래도 개선되지 않는 경우에는 약물요법이 시행된다.

초기의 주요 증상은 목마름, 다음, 다뇨, 체중감소, 권태감 등이지만, 노년기의 당뇨병은 자각증상이 거의 없는 경우가 많다.

(1) 간호관리

① 적정체중 관리

비만이 있는 경우에는 체중감소가 필요하다. 노인의 적정체중은 BMI를 이용한 이상체중(BMI = 22)처럼 획일적인 목표체중이 아니다. 신체상황, 영양상태, 생활습관, 행동변화 등을 고려하면서 적정체중을 설정한다.

② 혈당 관리

혈당치는 당뇨병의 관리 지표로서 중요하며 공복 시 혈당치나 식후 2시간 혈당치, 당화혈색소(HbA1C) 수치로 평가하는 경우가 많다. 당뇨병의 합병증을 일으키지 않도록 관리하기 위해서는 아침 공복 시 혈당치는 80~130mg/dL 미만, 식후 2시간 혈당치는 80~180mg/dL 미만, HbA1c는 7.0% 미만이 되도록 관리할 필요가 있다.

③ 식사요법

당뇨병 환자의 식사는 에너지 섭취를 극단적으로 제한하거나 섭취영양소의 균형이 기울지 않도록 주의한다. 특히 저지방식, 고탄수화물식이 되지 않도록 한다.

예전에는 식품교환표를 이용하여 하루 섭취 총에너지량을 제한해왔다. 하지만 최근에는 혈당지수(glycemic index, GI)를 사용한 식사요법을 진행하는 경우가 많다. GI란 탄수화물 식품의 식후 혈당상승능력을 나타낸 것으로, GI 지수가 작을수록 혈당치가 잘 올라가지 않는 식품이다. GI 지수가 높은 식품은 백설탕(109), 식빵(91), 초콜릿(90), 감자(90), 옥수수(75) 등이고, GI 지수가 낮은 식품은 두부(42), 사과(36), 토마토(30), 시금치(15) 등이 있다. GI를 활용하여 식후 고혈당이나 고인슐린혈증을 억제함으로써 당뇨병요법으로서 효과를 기대할 수 있다.

④ 운동요법

운동요법은 **표 8-2**와 같은 많은 효과가 있다. 운동요법의 적용 여부는 허혈심장질환 등의 합병증 유무에 주의하여 판정한다. 노인의 운동량이나 근육량 감소를 고려하여 표준체중 1kg당 20~30kcal, 구체적으로는 하루 5,000~10,000보 정도의 운동이 바람직하다.

표 8-2 당뇨병에서 운동의 효과

- 운동 중이나 운동 후 혈당이 저하된다.
- 인슐린 감수성이 개선된다.
- 혈중 인슐린 농도가 저하된다.
- 혈색소 A1c 수치가 저하된다.
- 지질 대사가 항진한다.
- 고혈압의 개선이 관찰된다.
- 에너지소비량이 증가한다.
- 심폐기능이 개선된다.
- 체력과 유연성이 향상된다.
- 정신적 스트레스의 해소로 이어진다.

⑤ 약물요법

약물요법에는 경구혈당강하제 투여와 인슐린 주사가 있다. 식사요법이나 운동요법으로 혈당 관리가 불충분한 경우에는 경구혈당강하제가 사용된다. 그래도 효과가 없는 때는 간이혈당측정기로 혈당치를 체크하면서 인슐린 주사를 투여하게 된다. 이러한 방법을 올바르게 시행하고 자기관리할 수 있도록 약물요법의 목적, 구체적인 방법, 주의사항, 약물요법 중 일어날 수 있는 문제의 대처법에 관한 교육이 필요하다.

노인은 신장기능이 저하해 있기 때문에 약물 배출이 지연되고 약이 지나치게 잘 들어 저혈당이 높은 빈도로 발병하기 쉽다. 체중 감량이 이루어지는 경우에는 저혈당이 되기 쉬우므로 충분히 주의한다.

저혈당 증상에는 손끝의 떨림, 식은땀, 두근거림, 공복감, 불안감, 두통, 집중력 저하, 권태감, 탈력감, 의식저하 등의 신경증상이 있다. 저혈당 발작을 예측해서 포도당이나 사탕을 항상 지참하며 저혈당 증상이 나타나면 바로 섭취할 수 있도록 설명한다.

3. 대사기능

노인의 대사기능과 관련하여 흔히 발생하는 증상으로 체내수분량 저하나 전해질 불균형으로 발생하기 쉬운 탈수와 일상생활동작 저하나 섭취 · 삼킴장애에 동반하여 발생하기 쉬운 영양실조가 있다.

1) 탈수(dehydration)

탈수란 어떠한 원인으로 체내수분이 상실되어 혈관내액, 간질액, 세포내액 등의 감소가 일어난 상태를 말하며, 특히 노인의 경우 탈수를 잘 일으킨다(표 8-3).

표 8-3 노인의 탈수 원인

체액량 감소	노년기가 되면 세포내액량이 감소하고 체중당 수분량이 감소한다. 체내 총수분량은 성인의 경우 체중의 약 60%이지만, 노인의 경우 약 50%이다.
신장기능 저하	신장혈류량 및 사구체여과량의 저하로 인해 물의 재흡수능력이 저하하고 소변 농축능력이 저하함으로써 수분 상실이 커진다.
삼투압조절기능 저하	목마름에 대한 감수성이 저하해 있기 때문에 탈수상태가 악화하지 않으면 수분을 잘 섭취하지 않는다.
활동성 저하	신체의 기능장애에 의한 활동성 저하로 발한 등이 줄고 수분 섭취량도 감소한다. 또한 식욕 저하로 인해 수분 섭취량이 부족해지기도 한다.
환경요인	노인 본인이 실금이나 야간 빈뇨를 걱정하여 의식적으로 수분 섭취를 꺼리는 경우가 있다. 또한 간병인이 자신의 부담을 줄이려고 수분을 섭취시키지 않는 경우도 있다.
기저질환	의식장애나 인지장애를 일으키는 질환, 만성폐질환, 당뇨병, 고혈압, 울혈심부전, 구토 · 설사 · 발열 · 발한을 동반하는 질환 등이 있으면 탈수가 잘 일어난다.

(1) 증상

탈수는 중증이 되면 정신상태의 변화나 현기증, 두통, 의식장애 등의 신경증상이 나타난다. 경증일 때는 구강 내 건조(혀의 건조나 깊은 균열), 소변량 감소, 피부(특히 겨드랑이)의 건조, 기립저혈압이나 빈맥, 변비, 기운 없음, 식욕 저하 등의 증상이 관찰된다.

(2) 예방

일반적으로 노인은 탈수상태가 심해지지 않으면 증상을 호소하지 않는 경우가 많기 때문에 일상에서의 관찰이 중요하다. 또한 가족이나 간병인이 제공하는 정보도 중요하다. 탈수의 관찰항목은 **표 8-4**와 같다.

표 8-4 탈수의 관찰항목

수분 균형	수분섭취량, 식사섭취량, 수액량, 소변량, 발한 상태, 대변의 상태와 양, 배액량, 구토 여부, 호흡상태
체중	정해진 시간에 측정, 체중감소
피부 건조	전신의 피부 상태, 겨드랑이 상태, 피부의 탄력 정도
구강 내 건조	혀의 건조, 깊은 주름 유무, 구강점막의 건조상태
목마름	유무, 정도, 빈도
전신상태	활력징후, 어쩐지 기운이 없음, 식욕 저하, 기면 경향, 대화 불확실, 안구 함몰
중추신경증상	두통, 현기증, 우울상태, 착란, 몽롱한 상태, 경련, 혼수
검사데이터	혈액(소듐, 포타슘, 염소, 혈장삼투압, 혈색소, 적혈구용적률, 혈액요소질소의 이상 유무), 소변(소변량, 요비중, 요중 전해질의 이상 유무)

(3) 간호관리

① 수분 섭취 권장

탈수를 예방하기 위해서는 음식물의 경구섭취를 적극적으로 권장한다. 수분섭취를 권장할 때는 수분섭취의 필요성을 알기 쉽게 설명하고 기분 좋게 도움을 받을 수 있도록 한다. 수분을 자연스럽게 섭취할 수 있도록 식후, 복약 시, 간식 시간, 운동 후, 검사 후 등 섭취 시간을 고려한다. 또한 매식사에 영향을 주지 않는 시간대를 정한다. 저녁 이후에는 다량의 수분섭취는 피하게 한다.

② 제한이나 장애가 있는 경우

수분제한이나 삼킴곤란이 있는 경우에는 사전에 정해진 양을 보온병 등에 준비하여 수분의 과잉섭취를 방지한다. 삼킴곤란이나 액체에 사레가 걸리는 경우에는 점도를 걸쭉하게 한 후 섭취하게 한다. 식사제한이 없으면 푸딩, 아이스크림, 요구르트 등으로 수분을 보충한다.

③ 수액 관리

정맥수액 주입관리는 정확하게 한다. 수액 주입량은 탈수 정도에 따라 다르므로 의사의 지시를 확인한다. 수액 속도가 너무 빠르면 심장에 부담이 증가하므로 속도에 충분히 주의한다. 특히 고장액을 빠르게 점적하면 쇼크를 일으킬 위험성이 있다.

④ 합병증 예방

탈수 시에는 파종혈관내응고(disseminated intravascular coagulation, DIC) 등의 합병증 우려가 있기 때문에 적혈구용적률 수치의 상승이 관찰된 경우 전신의 출혈반(ecchymosis)에 주의한다. 체위변경이나 팔다리의 운동과 마사지를 통해 혈류를 촉진함으로써 합병증을 예방한다.

피부는 건조하면 손상되기 쉽고 감염을 잘 일으키기 때문에 피부의 청결을 유지하고 크림 등을 발라 보습한다. 음부의 피부나 점막은 농축된 소변에 의한 자극을 받기 쉬우므로 청결하게 유지한다. 또한 구강 안이 건조하고 침 분비가 저하되기 때문에 구강간호를 시행한다.

2) 영양실조(hypothrepsia)

영양장애에는 전체적인 저영양 상태, 어느 특정 영양소가 부족한 상태, 어느 특정 영양소가 과한 상태, 영양이 불균형한 상태 등이 있다. 그중에서도 노인에게는 단백질-에너지 영양실조(protein-energy malnutrition, PEM)가 많이 관찰된다. 단백질-에너지 영양실조는 간호를 필요로 하는 노인의 약 30~40%에 일어나는 영양문제이다(표 8-5).

08

표 8-5 단백질-에너지 영양실조(PEM)

성인 소모증(marasmus)	• 뼈대근육과 지방의 소모에 의한 체중감소가 있다. • 혈청알부민과 트랜스페린 수치는 거의 정상이다. • 프리알부민에 의한 진단이 가능하다. • 열량과 단백질의 섭취 부족이 원인이다.
소모증-단백열량부족증	• 뼈대근육과 지방의 소모에 의한 체중감소와 저알부민혈증이 관찰된다. • 스트레스나 질환 또는 단백질의 섭취 부족이 원인이다.
성인 단백열량부족증	• 저알부민혈증 경향이다. • 체중은 표준에서 비만 경향이다. • 대사는 이화작용이 동화작용을 웃돌고 있다. • 단백질 부족이 원인이다.

(1) 원인

단백질-에너지 영양실조가 있는 노인은 섭식이나 삼킴기능에 장애나 곤란한 상태를 동반하는 경우가 많다. 뇌혈관장애의 후유증뿐만 아니라 노화와 동반하여 ①후각 저하, ②맛봉오리 수 감소에 의한 미각 저하, ③치아 결손에 의한 씹기장애, ④침 분비량 감소, ⑤목뿔뼈(설골) 및 후두의 하강, ⑥구강, 인두, 식도 등 삼킴근육의 근력 저하, ⑦호흡기능 저하, ⑧기침반사의 효율 저하 등 다양한 생리적 변화가 일어나 섭식·삼킴곤란이 초래된다. 따라서 많은 노인이 단백질-에너지 영양실조의 위험을 안고 있다고 볼 수 있다.

(2) 예방과 사정

일상의 건강상태를 관찰하고 간호하는 간호사는 노인의 저영양 상태를 조기에 발견하고 악화되는 것을 예방할 수 있는 입장에 있다. 영양상태를 사정하는 지식과 기술을 향상시키고 영양사 등의 관련 직종과 연계하도록 한다. 노인의 영양상태 사정은 신체측정을 실시하여 평가하는 방법, 혈액검사치를 판독하는 방법, 그 밖의 영양상태에 관련한 항목의 정보를 수집하는 방법으로 시행할 수 있다(표 8-6).

표 8-6 노인의 영양상태 사정

신체측정	• 일정 기간마다 신체측정을 하여 기록해둠으로써 영양상태의 장기적 변화를 알 수 있다. 특히 체중이나 지방 및 근육량의 감소는 영양상태의 소모 정도를 나타낸다. • 노인의 경우에는 노화와 함께 신체상태의 개인차가 크기 때문에 평소의 측정치를 기준으로 한 개인별 변동을 고려하여 증가율이나 감소율을 계속적으로 관찰하는 것이 중요하다. • 신체측정에서는 키와 체중을 비롯하여 위팔둘레, 넓적다리둘레, 위팔세갈래근의 피하지방두께, 어깨뼈 하부 피바지방두께 등을 측정한다.
혈액검사	• 단백질–에너지 영양실조의 평가 및 판정에는 내장 단백질의 대표적 지표인 혈청알부민, 트랜스페린, 프리알부민 등의 혈청단백질이 사용된다. • 반감기가 비교적 긴 혈청알부민은 중기적인 영양상태의 변동을 파악할 수 있다. 만성적으로 병태가 추이하는 환자나 허약자, 재활훈련기의 환자에게는 효과적인 판단지표이다.
기타 항목	• 신체조직 중에서 머리카락, 피부, 눈, 구강 등의 상피조직은 신진대사가 빠르기 때문에 특정 영양소의 결핍상태가 비교적 조기에 나타나는 특징이 있다. • 정신상태에 대해서는 의욕 저하, 인지상태 악화, 무관심하고 무표정한 태도, 기면경향과 같은 상태 변화에 주의한다. 섭식 및 삼킴기능에 영향을 미치는 구강 내 위생상태나 치아의 결손상태, 치아 맞물림 등의 관찰도 중요하다. • 기본적인 영양상태로서 평소의 식사 섭취습관이나 탄수화물과 단백질이 많은 식품의 섭취상황을 파악해두는 것도 중요하다.

(3) 간호관리

① 식사 배려와 지원

노인이 원활하게 식사할 수 있는 배려가 필요하다. 식사를 하지 않는 원인은 식사 내용이나 주위 환경뿐만이 아니다. 섭식 및 삼킴기능의 저하로 구강 내 위생상태가 유지되지 않아 식욕이나 경구섭취량의 저하가 영향을 미치는 경우도 있다.

② 식욕이나 경구섭취량 회복을 위한 지원

영양상태와 노인의 기호에 맞는 영양보호식품을 활용하는 것도 하나의 방법이다. 식전 및 식후의 구강간호는 구강 내의 청결 유지뿐만 아니라 침 분비를 유도하고 식욕을 촉진하는 효과가 있다. 또한 운동이나 체조는 신경이나 근육에 자극을 주고 심장과 폐 등의 기능을 향상시키는 작용을 하며, 기초대사량을 유지하고 소비에너지를 증가시키거나 식욕을 증가시키는 효과도 있다.

4. 비뇨 · 생식계통

노인들에게 비뇨계통의 가장 일반적인 문제는 요실금이다. 소변을 보는 과정은 일차적으로 신경계통의 조절을 받게 되는데 노화나 질병으로 인한 신경계통의 변화가 환자의 소변흐름을 조절하는 능력에 영향을 줄 수 있다. 또한 전립샘비대증은 중년 이후의 남성에게서 흔히 나타나 4명 중 1명꼴로 배뇨곤란을 호소한다.

1) 요실금(urinary incontinence)

요실금은 본인의 의사와 상관없이 소변이 저절로 새어 나오는 상태를 말한다. 요실금은 남성보다 여성에게 더 흔하며 노인에게 많이 발생한다. 배뇨조절이 힘들어지면 환자는 피부 손상, 자존감 저하, 사회생활의 위축을 포함하여 무력감, 절망감과 좌절감에 빠지게 된다.

요실금의 유발요인으로 여성의 경우 임신, 출산, 자궁적출 및 폐경 등이 있다. 비만일 경우 남녀 모두에게서 발생하는데, 방광에 압박을 가함으로써 요실금을 일으킬 수 있다. 요실금은 뇌졸중과 요로감염 등의 질환과도 관련이 있으며, 여러 가지 약물에도 요실금이 유발된 수 있다.

(1) 유형

복압요실금(스트레스요실금, stress urinary incontinence), 절박요실금(urge incontinence), 범실금(overflow incontinence), 반사(요)실금(reflex incontinence), 기능성요실금(functional incontinence)으로 분류하며 수술과 손상으로 인해 요실금이 발생할 수 있다(표 8-7).

표 8-7 요실금의 유형

유형	원인과 증상	치료
복압요실금	• 갑작스러운 복압 상승으로 소변의 흐름조절이 불가능 • 기침, 무거운 물건을 들거나 웃음, 긴장 시 발생	• 골반바닥근육운동(케겔운동) • 비만인 경우 체중감소 • 질 내 장치 삽입 • 에스트로젠 크림 • 콘돔카테터

표 8-7 요실금의 유형 (계속)

유형	원인과 증상	치료
절박요실금	• 요의를 느낀 후 화장실에 도착하기 전에 불수의적으로 소변 배출 • 긴박뇨, 야뇨와 빈뇨가 나타남	• 원인 치료, 배뇨훈련 • 항콜린제 • 콘돔카테터 • 에스트로젠 크림
범람실금	• 방광에 가득 찬 소변의 압력으로 적은 양의 소변이 지속적으로 새어나오는 형태 • 방광팽만이 지속	• 인공도뇨법 • 알파-교감신경차단제 • 원인질환교정술
반사(요)실금	• 방광에 소변이 찰 때 예측 가능한 간격으로 일어나는 불수의적 요실금 • 지속적으로 실금현상이 나타남 • 빈뇨 중정도의 실금량	• 원인 교정 • 간헐적 도뇨 • 알파-교감신경차단제 • 항생제의 예방적 투여 • 조임근수술
기능성 요실금	• 기동장애, 환경적인 문제로 인한 요실금 • 비뇨생식기의 원인은 없음	• 화장실을 쉽게 찾을 수 있도록 조명 • 이동보조기구, 간이소변기 마련 등 환경 조정

08

(2) 진단과 치료

일반적인 소변검사를 통해 요로감염, 당뇨와 같은 요실금 관련 요인들을 사정한다. 배뇨 후 잔뇨량을 측정하면 요실금과 요정체 정도를 평가할 수 있다. 근전도, 소변역동검사, 경정맥요로조영술, 방광초음파, 방광경검사, 방광내압측정검사 등도 시행한다.

치료에는 골반바닥근육운동, 배뇨훈련프로그램, 약물요법, 수술 등의 방법이 시행된다. 골반바닥근육운동(Kegel exercise)은 방광조절을 회복시키는 데 도움 될 뿐만 아니라 요실금 발생을 예방할 수 있으며 스트레스요실금이나 절박요실금 치료에 효과적이다(**표 8-8**). 배뇨훈련프로그램은 매 30분~2시간마다 환자를 변기에 앉혀서 강제적으로 배뇨하도록 하는 방법이다. 대뇌기능의 저하나 혼돈 또는 급성질환으로 인해 요실금이 유발된 경우 배뇨훈련프로그램을 실시하며, 절박요실금이나 기능성요실금에 효과적이다.

표 8-8 골반바닥근육운동 방법

- 의자에 앉은 다음 발은 바닥에 닿게 하고 무릎을 벌린 후 마치 배뇨를 중지시키는 것처럼 회음부 근육을 수축한다.
- 주간에 4회로 나누어서 1회에 10번씩 수축과 이완을 반복한다(횟수를 증가시킴).
- 이때 배뇨하기를 원하면 실제로 배뇨하도록 하고 배뇨 중 멈추기를 시도하게 한다.

(3) 간호관리

① 수분섭취 유도

요실금 때문에 수분섭취를 제한하는 경우가 있는데 이는 효과적인 방법이 아니다. 배뇨반사를 자극시키기 위해서는 적당한 양의 소변 생성이 필요하며 이를 위해 충분한 수분섭취가 필요하다. 따라서 금기가 아니라면 하루에 2,000~2,500mL의 수분을 섭취하도록 한다.

② 식사 및 습관 관리

과체중인 경우 필요시 체중을 감소시킨다. 배뇨근이 불안정한 경우 카페인 섭취는 배뇨근의 민감성을 증가시키므로 커피, 홍차, 탄산음료 등의 카페인 섭취를 제한한다. 변비는 절박요실금의 원인이 되므로 규칙적인 배변습관을 유지할 필요가 있다.

③ 위생 관리

요실금은 피부 감염, 발진, 손상의 위험을 증가시키므로 피부보호와 침상 정리 및 의복관리가 필요하다. 피부가 젖으면 세심하게 씻고 건조시켜서 암모니아로 인한 피부 손상을 예방해야 한다. 실금이 일어나기 전에 배뇨시키는 것이 최선의 피부보호방법이 된다.

2) 방광염(cystitis)

방광염은 방광벽에 염증이 생긴 상태로, 주로 상행성으로 세균 감염이 일어나 발병한다. 방광염은 흔히 증상이 있는 요로감염을 의미하며, 무균성 또는 간질성 방광염은 감염이 없는 방광점막의 염증이다. 여성의 25% 이상에서 요로감염이나 방광염을 경험하는 데 비해 남성은 요도가 길고 전립샘액의 항균성 때문에 50세 이전에는 방광염에 잘 걸리지 않는다. 요로감염은 치료 후에도 재발이 잘 되며 약 20%에서 빈번한 재발이 일어난다.

방광염의 가장 흔한 원인균은 대장균(*E. coli*)이다. 그 밖에도 엔테로박터(*Enterobacter*), 슈도모나스(*Pseudomonas*), 세라티아(*Serratia*) 등이 있다. 이러한 병원균은 위장관에 상주하는 균인데 항문과 요도구가 인접해 있기 때문에 비뇨기 감염을 쉽게 일으킨다.

(1) 증상

배뇨 시 작열감이 있고, 염증이 심하여 점막에서 출혈이 일어나면 혈뇨가 나타난다. 소변 색은 희뿌옇고, 복통, 권태감, 오한, 열, 오심, 구토와 빈뇨, 요통 등이 있다.

(2) 진단과 치료

기본적으로 소변검사를 시행하며 그 밖에도 경정맥요로조영술, 초음파검사, 방광경검사, 방광내압측정검사가 필요할 수 있다.

치료의 목적은 적절한 소변 배출과 항생제 치료를 통해 감염을 조절하는 것이다. 소변검사에서 농성 소변이 확인되면 충분한 양의 항생제로 충분한 기간 치료해야 한다.

(3) 간호관리

① 통증 완화

좌욕은 요도점막의 자극으로 인한 통증을 완화시킨다. 베이킹소다를 탄 물에 좌욕하면 진정효과가 있다. 치골상부에 온찜질을 하면 방광경련과 치골부위의 통증을 완화시킨다.

② 수분 섭취와 식사 관리

다량의 수분을 섭취함으로써 세균을 제거할 수 있으므로 적어도 하루에 3,000mL 이상의 수분 섭취를 권장하고, 커피나 알코올, 홍차, 초콜릿, 카페인 함유 식품의 섭취는 방광을 자극하므로 피하도록 한다.

③ 배뇨습관 교육

처음 배뇨 후 2~3시간 간격으로 배뇨하고, 방광팽만을 방지하기 위해 밤에도 1~2회 배뇨하도록 한다. 여성에게는 회음부 청결을 강조하고 음순을 닦을 때 앞에서 뒤로 닦도록 교육한다.

3) 요로결석증(urolithiasis)

소변이 생성되어 배설되는 경로인 요로(신장, 요세관, 집합관, 방광)에서 불필요해진 물질이 돌처럼 결정이 된 상태를 요로결석증이라고 한다. 결석의 존재 부위에 따라 신장결석, 요관결석, 방광결석 등으로 분류된다.

요로결석증이 생기는 이유로는 요로의 협착이나 세균 감염, 동물성 단백질이나 지방의 과잉섭취, 내분비 및 대사이상과 같은 여러 요인을 생각할 수 있다.

(1) 증상

신장결석증은 무증상인 경우가 많다. 요로결석에 의해 요로폐색이 발생한 경우에는 측복부나 하복부에 갑작스러운 격통이 발생한다. 요로결석증의 증상은 야간이나 이른 아침에 나타나는 경우가 많고 통증은 2~3시간 지속되며 통증의 강약에 주기가 있는 것이 특징이다. 결석에 의해 소변량 감소, 혈뇨, 빈뇨가 발생하는 경우도 있지만, 결석의 크기와 증상의 중증도는 일치하지 않는다. 재발률은 약 70%로 높다.

(2) 진단과 치료

CT나 복부 초음파검사, X선 검사를 통해 진단한다. 요로의 폐쇄나 감염을 일으키지 않는 작은 결석은 치료하지 않는다. 통증이 있지만 1cm 미만인 결석은 진통제와 결석배출촉진제를 복용하고 충분한 수분섭취를 통해 자연배출을 유도한다. 1cm 이상의 결석은 약물요법뿐만 아니라 체외충격파결석파쇄술, 경요도적 요관결석제거술, 경피적 결석제거술이 선택된다.

(3) 예방

소변 중 칼슘이나 마그네슘 등의 농도가 높아지면 결석이 생기기 쉬우므로 하루에 2L의 수분섭취량을 유지하는 것이 바람직하다. 식사요법으로는 평소 충분한 수분 보충과 균형 잡힌 식사를 하도록 한다.

결석은 주로 소변 중의 옥살산에서 만들어지기 때문에 옥살산을 많이 함유하는 시금치, 양배추, 녹차, 홍차 등의 섭취는 줄인다. 또한 요산을 생성하는 퓨린체를 많이 함유하는 맥주나 고지방식, 동물성 단백질을 너무 섭취하지 않도록 한다.

4) 양성전립샘비대증(benign prostatic hypertrophy)

양성전립샘비대증은 전립샘 상피세포의 수가 증가하고 지지조직이 비대해진 상태로(**그림 8-4**), 50세 이상 남성의 50%, 80세 이상 남성의 80% 이상이 이환되는 것으로 보고되어 남성 요로장애 중 가장 높은 빈도를 차지한다. 양성전립샘비대증이 있어도 요로폐색이나 기타 합병증이 없으면 외과적 치료를 할 필요는 없으나, 80세의 약 25% 정도는 치료를 요한다. 양성전립샘비대증은 전립샘암으로 진행되지는 않는다.

양성전립샘비대증의 위험요인으로는 가족력, 환경, 식사 등이 있다. 아연, 마가린 및 버터를 많이 함유하는 식품 섭취 시 위험이 증가하며, 과일을 충분히 섭취하면 양성전립샘비대증 발생위험은 낮아진다.

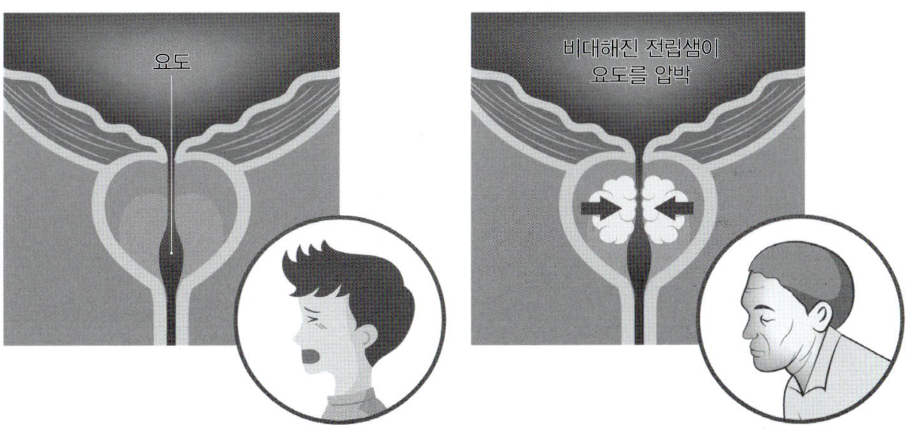

그림 8-4 양성전립샘비대증

(1) 증상

처음에는 소변줄기가 가늘어지고 방울 떨어짐(dribbling)이 나타난다. 배뇨 후에도 방광을 완전히 비우지 못한 느낌이 있고, 배뇨곤란과 빈뇨가 있으며 혈뇨가 있을 수 있다. 이러한 증상은 전립샘암보다는 양성전립샘비대증에서 더욱 흔하다.

(2) 진단과 치료

방광팽만을 사정하기 위해 방광을 촉진하고, 직장수지검사를 통해 전립샘의 크기와 커진 정도 또는 결절을 확인한다(그림 8–5). 소변배양검사는 감염 유무를 확인하는 데 유용하다. 전립샘특이항원(prostate specific antigen, PSA) 검사는 전립샘암이 의심될 때 시행하는데, 이 수치는 양성전립샘비대증을 가진 환자에게서도 약간 상승할 수 있다.

치료는 전립샘의 크기보다 환자를 괴롭히는 증상이나 합병증의 존재 여부에 기반을 두고 시행한다.

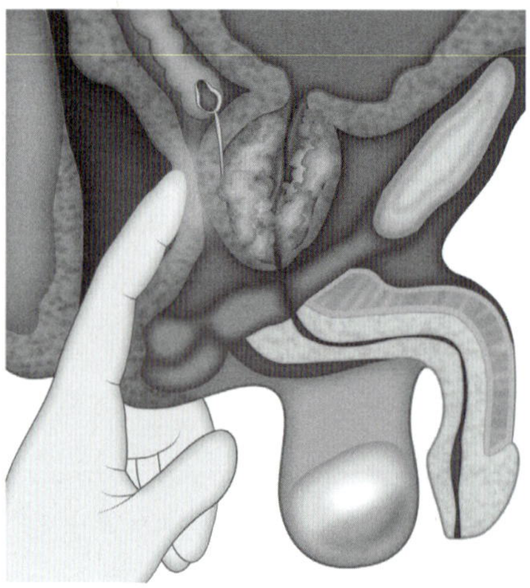

그림 8–5 직장수지검사

(3) 간호관리

① 배뇨습관 교육

규칙적으로 배뇨하도록 계획을 세운다. 또한 일단 배뇨한 후 수분 동안 참았다가 다시 배뇨하는 방법으로 방광배출이 최대한 이루어지도록 돕는다.

② 투약 관리

처방된 약물을 잘 복용하도록 하고 작용과 부작용을 교육한다. 항경련제, 항콜린제, 항우울제, 항불안제 등의 투약력을 사정하고 복용 전에 의사와 상담하도록 한다.

③ 생활습관 교육

배뇨를 돕기 위해 따뜻한 물에 목욕을 하거나 샤워하거나 따뜻한 차를 마시게 한다. 꽉 끼는 속옷이나 옷을 피하고, 취침 전 2~3시간 동안 수분섭취를 피하게 한다.

요점정리

- 노화와 함께 상부 소화관에서는 씹기기능의 저하나 후두(덮)개의 폐쇄부전에 의한 삼킴 시 폐흡인, 식도의 연동운동 저하에 의한 가슴쓰림이나 위식도역류가 일어나기 쉽고, 하부 소화관에서는 장의 민무늬근육 위축, 복압 저하, 배변반사의 감소 및 항문조임근의 약화로 변비가 생기기 쉽다.
- 노인에게 많은 당뇨병은 인슐린 분비저하와 말초조직에서의 인슐린 작용부족에 의한 2형 당뇨병이다. 따라서 치료는 인슐린 필요량을 감소시키는 것이 중심이 된다. 식사요법과 운동요법을 중심으로 대사를 개선하고 혈당과 체중관리를 꾀하고 그래도 개선되지 않는 경우에는 약물요법이 시행된다.
- 노인의 대사기능과 관련하여 흔히 발생하는 증상으로 탈수와 영양실조이다. 탈수는 체내수분량 저하나 전해질 균형의 흐트러짐으로 발생하기 쉽고, 영양실조는 일상생활동작의 저하나 섭취 · 삼킴장애에 동반하여 발생하기 쉽다.
- 노인에게 비뇨계통의 가장 일반적인 문제는 요실금이다. 소변을 보는 과정은 일차적으로 신경계통의 조절을 받게 되는데 노화나 질병으로 인한 신경계통의 변화가 환자의 소변흐름을 조절하는 능력에 영향을 줄 수 있다.
- 양성전립샘비대증은 전립샘 상피세포의 수가 증가하고 지지조직이 비대해진 상태로, 50세 이상 남성의 50%, 80세 이상 남성의 80% 이상이 이환되는 것으로 보고되어 남성 요로장애 중 가장 높은 빈도를 차지한다.

CHAPTER 09 신체적 건강문제와 간호 : 근골격, 피부, 감각, 응급

학습목표

- 근골격계통, 피부계통, 감각계통, 응급상황의 노인 건강문제를 이해한다.
- 주요 질환의 병태생리와 임상증상을 이해한다.
- 주요 질환의 간호관리방법을 이해한다.

1. 근골격계통

나이가 들면 근골격계통에 다양한 문제가 발생한다. 연령이 증가함에 따라 뼈에서 칼슘이 빠져나가 골밀도가 감소함으로써 골절 위험이 증가하고, 근육의 강도나 부피가 감소하여 결국 근육 소실과 관절 경화로 이어져 근감소증이나 퇴행성관절염 등의 질환이 발생하게 된다.

1) 대퇴골근위부골절

뼈나 관절면의 연속성이 소실된 상태를 골절(fracture)이라고 하며, 대개의 경우 외부의 힘에 의하여 발생한다. 이때 뼈 주변에 있는 연부조직이나 장기의 손상도 흔히 동반된다.

노인의 경우는 낙상 등에 의한 대퇴골근위부골절이 많으며, 특히 골다공증이 있는 노인에게서 호발한다. 매년 수많은 노인이 부상을 입으며, 골절 때문에 보행이 어려워지거나 거동이 불가능해지는 등 부상 후의 문제가 크다.

대퇴골근위부골절은 크게 ①안쪽골절(경부골절)과 ②바깥쪽골절(돌기골절)로 나뉜다(**그림 9-1**). 낙상 직후 바로 일어설 수 없고 엉덩관절(고관절) 부위에 심한 통증이 나타난다. 안쪽골절은 골다공증이 있는 노인에게 다발하는데 뼈 재생능력이 저하되어 있기 때문에 양 뼈조각에 전단력(비틀린 힘)이 작용함으로써 골절부위가 벌어져 골유합이 방해되는 등 난치성이 되는 경우가 많다.

보통 골접합술이나 인공골두치환술을 시행하여 치료한다.

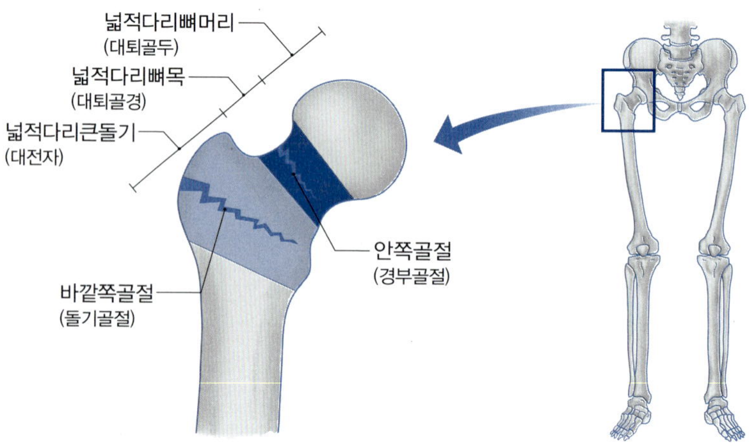

그림 9-1 대퇴골근위부골절의 종류

(1) 수술 후의 간호관리

① 섬망 예방

갑작스러운 부상과 입원에 의한 환경의 급격한 변화, 심한 통증 때문에 섬망을 일으킬 가능성이 높다. 섬망의 예방과 적절한 대응에 노력한다.

② 통증 완화

뼈 주변 조직에 가해지는 자극과 혈종의 형성으로 통증이 생긴다. 또한 안정에 의한 동일 부위의 압박 때문에 통증이 생길 수도 있다. 통증은 부동성이나 섬망의 원인이 되기도 하므로 적절하게 제거하는 것이 바람직하다.

③ 수술 후 합병증 예방

창상감염이나 심부정맥혈전증, 호흡기 감염병 등의 수술 후 합병증을 일으킬 가능성이 있다. 또한 수술의 영향으로 엉덩관절탈구(고관절탈구)나 종아리신경마비 등을 일으키기 쉽다. 사전에 일어날 수 있는 문제를 예측하여 미연에 방지하도록 보조한다. 동시에 병상에서 빨리 일어날 수 있도록 돕고 재활훈련이 적절하게 이루어지도록 지원한다.

④ 일상생활동작 지원

통증이나 관절가동범위 제한에 동반한 침대안정으로 청결이나 이동 등 일상생활동작의 요구를 환자 스스로 하지 못하는 상태가 생긴다. 편안하게 일상생활동작의 요구가 충족되도록 보조함과 동시에 조기에 일상생활로 복귀할 수 있도록 기능저하를 예방한다.

⑤ 낙상이나 재골절 위험 회피

근력저하나 익숙하지 않은 보조도구의 사용으로 낙상을 일으킬 우려가 있다. 안전하게 이동할 수 있도록 지원함과 동시에 부상 예방을 위해서도 환경을 정비한다.

2) 퇴행성관절염(degenerative arthritis)

노화로 인한 관절연골의 변성이나 관절 주위 조직 및 연골의 증식변화로 인해 관절에 변형이 생긴다. 여성에게 많이 발생하며, 보행이 어려워지기 때문에 간병이 필요해지는 운동기능저하증후군의 주요한 원인 중 하나이다.

초기에는 무릎관절의 뻣뻣함, 앉은 자세를 유지하다가 일어날 때의 통증, 걷기 시작할 때의 통증을 호소하는 경우가 많다. 진행되면 보행 시나 계단을 오르내릴 때도 지속적인 통증이 생긴다. 관절주머니에 종종 관절액이 고이기도 한다.

치료방법은 크게 보존요법과 수술요법의 2가지가 있으며, 보존요법으로는 생활지도, 운동요법, 물리치료, 약물요법이 초기부터 증상에 맞게 선택되며 필요에 따라 조합하여 시행된다. 수술요법에는 관절경하수술, 근위경골절골술(무릎절골술), 인공관절치환술이 있다(**그림 9-2**).

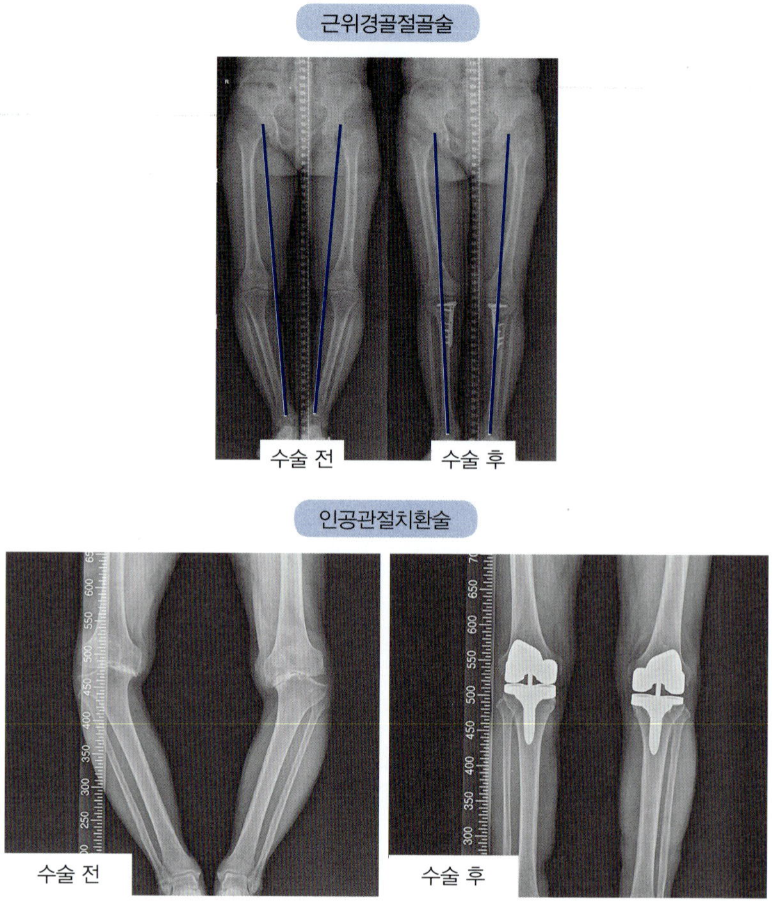

그림 9-2 근위경골절골술과 인공관절치환술

(1) 보존요법 시의 간호관리

① 통증 완화

혈액순환을 촉진하고 근육의 긴장을 풀어 신경의 진정과 진통을 꾀한다. 목욕을 하거나 발을 따뜻하게 하면 효과적이다.

② 관절가능범위 훈련과 근력저하 예방

통증이 느껴지지 않는 범위에서 차분한 운동을 온열요법과 함께 시행한다. 등척성 수축운동을 하면 관절의 안정성에 중요한 넓적다리네갈래근(대퇴사두근)의 근력을 키울 수 있다.

③ 관절 부담을 줄인 생활스타일

서거나 앉거나 쪼그려 앉는 등의 생활스타일은 다리와 허리를 튼튼하게 하지만, 통증이 있으면 오히려 부담이 된다. 상황에 맞게 침대안정을 취하고 화장실이나 세면대 정도까지 보행하는 가벼운 운동부터 시작하도록 한다.

④ 체중 관리

무릎에 가해지는 부담을 줄이려면 식생활에 신경을 써서 비만이나 골다공증을 방지하도록 한다.

3) 골다공증(osteoporosis)

골다공증이란 골밀도가 감소하고 뼈의 미세구조가 열화(약화)됨으로써 뼈가 물러져 골절되기 쉬운 상태를 말한다. 젊은 성인의 골밀도 평균치를 100%라고 했을 때 70% 미만을 골다공증으로 진단한다. 진행하면 허리와 등부위 통증을 자각하게 되고 시각적으로는 척추변형이나 만곡이 발생한다.

골다공증에는 원발성과 속발성이 있다. 원발성은 노화나 유전요인, 오랜 기간의 생활습관, 영양부족에 의해 발생하는 것으로, 다이어트가 원인이 되는 경우도 많다. 여성이 폐경을 맞아 여성호르몬(에스트로젠)의 분비가 저하되면 조골세포가 새롭게 뼈를 만드는 골형성 속도보다 파골세포가 뼈를 파괴하여 흡수하는 골흡수 속도가 빨라져 골밀도가 저하한다. 속발성의 원인에는 내분비질환이나 혈액질환 등의 질환, 위절제술 후, 약물 부작용, 영양장애 등이 포함된다.

노인의 골다공증 치료는 상당히 어렵기 때문에 발병을 예방하고 골절 등으로 거동 못하는 상황을 만들지 않는 것이 중요하다.

(1) 간호관리

① 영양지도

식사지도를 통해 영양상태를 개선시킴으로써 골뼈밀도를 유지하는 효과를 기대할 수 있다. 골형성에 관여하는 주요한 영양소인 칼슘, 비타민 D, 비타민 K를 필요량 섭취하는 것이 바람직하다(표 9-1).

② 적당한 운동요법

근력저하 예방 관점에서도 운동은 효과적이다. 의사나 물리치료사와 연계하면서 대상자의 상태에 맞춘 강도, 시간, 빈도를 제시한다.

③ 골절 예방

골다공증이 있는 노인은 낙상으로 골절이 일어나기 쉽다. 문턱을 없애고 적절한 신발과 옷을 착용하는 등 환경적 측면에서 낙상을 예방하는 것이 중요하다. 골다공증이 있으면 낙상뿐만 아니라 물건을 들어 올리거나 재채기를 하는 등의 작은 외력에도 골절이 일어나기도 한다. 일상생활 속에서 허리와 등에 가해지는 부담을 줄이도록 지원할 필요가 있다.

표 9-1 골다공증 예방을 위한 영양소의 섭취 목표량과 주요 식품

영양소	섭취목표량(1일당)	주요 식품
칼슘	700~800mg	우유, 녹황색채소, 생선, 콩제품
비타민 D	400~800IU	생선, 버섯
비타민 K	250~300μm	청국장, 녹황색채소

4) 근감소증(sarcopenia)

근감소증이란 그리스어인 근육(sarco)과 감소(penia)를 합성한 근육의 상실을 의미하는 단어이다. 근육량은 나이가 들면 서서히 감소하여 노인이 되면 가속화하는데, 이때 진행성으로 전신의 근육, 근력, 근기능을 상실하는 증후군이 근감소증이다. 노화에 동반하는 원발성 근감소증과 질병 등의 영향에 동반하는 이차성 근감소증으로 분류된다.

(1) 진단기준

2019년에 발표된 근감소증의 진단기준[Asian Working Group for Sarcopenia(AWGS) 2019]에서는 근육량을 평가하는 뼈대근육량(골격근량) 지표를 사용하고 있으며, 이차성 근감소증에도 적용된다(그림 9-3, 표 9-2).

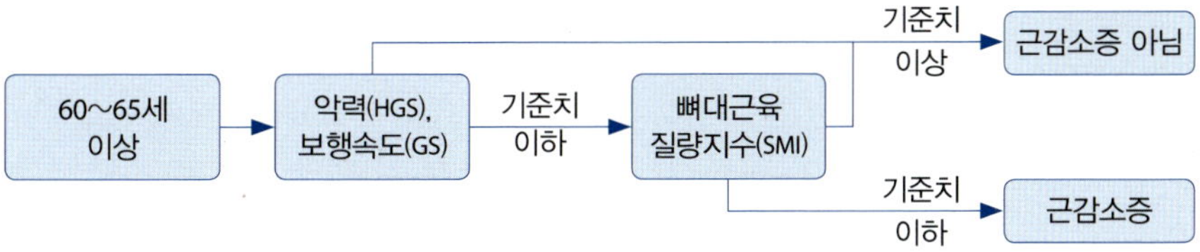

그림 9-3 근감소증 진단흐름

표 9-2 근감소증 검사항목과 기준치

검사항목	구분		기준치
뼈대근육 질량지수 (skeletal muscle mass index, SMI)	DEXA(DXA)	남자	7.0kg/m²
		여자	5.4kg/m²
	인바디(BIA)	남자	7.0kg/m²
		여자	5.7kg/m²
악력(handgrip strength, HGS)	남자		26kg
	여자		18kg
보행속도(gait speed, GS)			0.8m/sec

(2) 치료

원발성 근감소증의 치료에는 운동요법과 영양요법을 병행하는 것이 효과적이다. 운동과 함께 단백질 보충제를 섭취하면 근육 증강에 효과적이다. 또한 아미노산인 류신(leucine)을 섭취하면 흡수된 류신이 단백질보다 먼저 분해되기 때문에 근단백질의 분해가 억제된다. 인슐린 분비도 촉진되기 때문에 근단백질의 합성작용도 증가된다.

활성형 비타민 D는 근단백질의 합성을 촉진하고 혈중 칼슘이온의 농도를 조절함으로써 뼈와 근육량 유지에 도움이 된다. 따라서 비타민 D가 함유된 버섯이나 생선의 섭취가 권장된다. 비타민 K에는 뼈의 대사를 적절하게 유지하는 기능이 있기 때문에 청국장이나 닭고기, 계란 등의 식품을 중심으로 섭취하는 것이 권장된다.

이차성 근감소증 환자는 질병과 염증에 의한 종말증(cachexia; 만성질환에서 심한 영양부족에 의해 전신상태가 매우 나빠진 상태)이나 과도한 기아상태인 경우가 있으므로 운동 및 영양요법을 시행함에 있어 충분히 유의할 필요가 있다.

2. 피부계통

피부는 인체 최대의 장기이다. 외부 자극으로부터 몸을 보호할 뿐만 아니라 부속기관인 기름샘이나 땀샘에서 피지나 땀을 분비함으로써 체내의 수분상실을 막고 체온조절에도 관여한다. 또한 온도나 통증 등에 대한 감각기관로서의 기능과 면역능력도 가진다.

노인이 되면 이러한 피부기능이 저하되어 욕창, 피부열상, 노인성 피부소양증 등의 질환이 잘 발생한다.

1) 욕창(decubitus ulcer)

욕창은 조직의 동일 부위에 장시간에 걸쳐 외부의 압력이 가해짐으로써 발생하는 상처이다. 전형적으로는 뼈 돌출부위에서 일어난다. 국소에 외부의 힘이 가해지면 모세혈관이 터지고 허혈이 일어나며 조직이 괴사상태가 됨으로써 궤양이 생기는 등 욕창이 발생하게 된다.

노인은 피부의 장벽기능이 저하해 있고 근육량이 감소하거나 또 거동을 못함으로써 특정 부위에 장시간 압력이 가해져 욕창이 발생하기 쉬운 상태에 놓여 있다. 욕창의 호발부위는 뼈 돌출부이기 때문에 체위에 따라 발생하기 쉬운 부위가 다르다(**그림 9-4**).

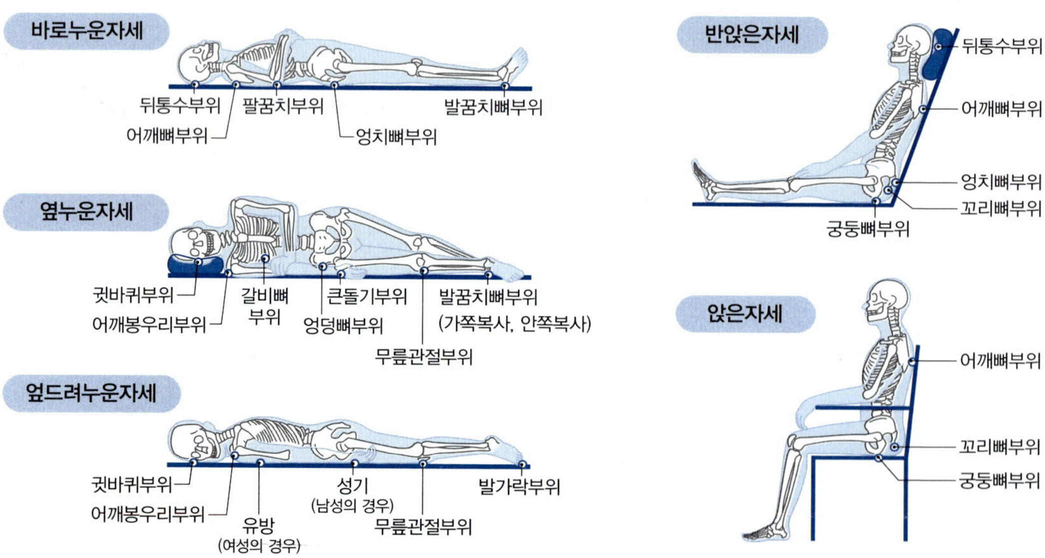

그림 9-4 욕창의 호발부위

노인에게 욕창이 발생하면 복수의 질환을 앓고 있거나 여러 종류의 약물을 복용하는 등의 이유로 치유에 시간이 걸리게 된다. 따라서 예방에 노력하여 욕창을 일으키지 않도록 하는 것이 무엇보다 중요하다. 욕창을 예방하기 위해서는 일상생활에서 욕창의 위험 요인이 없는지 관찰하는 것이 중요한데, 구체적으로는 의식수준이나 자력으로 체위변경을 할 수 있는지, 기저귀를 상시 사용하고 있는지, 영양상태가 나빠지지 않았는지, 마찰이나 쓸림이 생기는 자세는 아닌지 등을 살펴야 한다.

(1) 욕창 사정도구

욕창 발생을 예측하기 위한 사정도구로서 Braden 척도가 있다(표 9-3). Braden 척도는 6개의 항목으로 구성되며 4단계로 평가하며, 최저 6점에서 최고 23점이다. 점수가 낮을수록 욕창의 발생 위험이 높아진다. 평가에 애매한 점이 있는 경우에는 낮은 쪽의 점수를 매긴다. 병원에서 14점 이하, 가정이나 시설에서 16점 이하인 사람은 특히 주의가 필요하다.

표 9-3 욕창 발생 예측척도(Braden 척도)

감각인지 압박에 의한 불쾌감에 적절하게 대응할 수 있는 능력	**1. 전혀 감각 없음** 통증에 대한 반응(움찔함, 피함, 잡음 등)이 없다. 이 반응은 의식수준의 저하나 진정에 의한 또는 몸의 전반에 걸친 통각장애가 있다.	**2. 중도의 장애 있음** 통증에만 반응한다. 불쾌감을 전달할 때는 몸을 움찔하는 정도이다. 또는 감각장애가 있어 몸의 1/2 이상에 걸쳐 통증이나 불쾌감을 느끼는 것이 완전하지 않다.	**3. 경도의 장애 있음** 부르면 반응한다. 하지만 불쾌감이나 체위변경의 요구를 전달하는 것이 항상 가능하지는 않다. 또는 어느 정도 감각장애가 있어 팔다리 한두 개에서 통증이나 불쾌감을 느끼는 것이 완전하지 않은 부위가 있다.	**4. 장애 없음** 부르면 반응한다. 감각결손은 없고 통증이나 불쾌감을 호소할 수 있다.
습기 피부가 습기에 노출된 정도	**1. 항상 젖어 있음** 피부는 땀이나 소변 등으로 인해 항상 젖어 있다. 환자를 이동하거나 체위변경을 할 때마다 습기가 확인된다.	**2. 대부분 젖어 있음** 피부가 종종 젖어 있다. 각 근무시간 중에 적어도 1번은 잠옷이나 침구를 교환하여야 한다.	**3. 때로 젖어 있음** 피부가 때때로 젖어 있다. 정기적인 교환 이외에 하루 1회 정도 잠옷이나 침구를 추가하여 교환할 필요가 있다.	**4. 좀처럼 젖어 있지 않음** 피부는 보통 건조해 있다. 정기적으로 잠옷이나 침구를 교환하면 된다.

표 9–3 욕창 발생 예측척도(Braden 척도) (계속)

활동성 행동 범위	**1. 침대에 누워 있음** 항상 침대에 누워 있다.	**2. 앉은 자세가 가능** 거의 또는 전혀 걷지 못한다. 자력으로 체중을 지탱하지 못하거나 의자나 휠체어에 앉을 때는 도움이 필요하다.	**3. 때로 보행 가능** 보조 유무에 관계없이 하루 중 간혹 걷지만 상당히 짧은 거리에 한정된다. 대부분의 시간을 침대 위에서 보낸다.	**4. 보행 가능** 일어나 있는 동안 적어도 하루 2회는 실내 바깥을 걷는다. 그리고 적어도 2시간에 1번은 실내를 걷는다.
가동성 체위를 바꾸거나 정돈할 수 있는 능력	**1. 전혀 움직임 없음** 보조 없이는 몸통 또는 팔다리를 조금도 움직이지 않는다.	**2. 상당히 한정됨** 때로 몸통 또는 팔다리를 조금 움직인다. 하지만 자력으로 움직이거나 효과적인(압박을 제거하는) 움직임은 하지 않는다.	**3. 다소 한정됨** 약간의 움직임은 있으며, 종종 자력으로 몸통 또는 팔다리를 움직인다.	**4. 자유롭게 움직임** 보조 없이 자주 적절한(체위를 변경하는) 움직임을 한다.
영양상태 평소의 음식 섭취상황	**1. 불량** 식사의 1/3 이상을 먹지 못한다. 단백질, 유제품은 하루 2접시(컵)분 이하를 섭취한다. 수분 섭취가 부족하다. 소화상태 영양제(반소화상태, 경장영양제)의 보충은 없다. 또는 금식이거나 투명한 유동식(녹차, 주스 등)이라면 섭취하기도 한다. 또 말초점적을 5일간 이상 계속한다.	**2. 다소 불량** 식사의 1/2밖에 먹지 못한다. 단백질, 유제품은 하루 3접시(컵)분을 섭취한다. 때로 소화상태 영양제(반소화상태, 경장영양제)를 섭취하는 경우도 있다. 또는 유동식이나 경관영양을 받고 있지만 그 양은 하루 필요 섭취량 이하이다.	**3. 양호** 대체로 하루 3회 이상 식사를 하고 1식에 절반 이상은 먹는다. 단백질, 유제품을 하루 4접시(컵) 정도 섭취한다. 때로 식사를 거부하는 경우도 있지만, 권하면 보통 섭취한다. 또는 영양이 대체로 갖춰진 경관영양이나 고열량수액을 맞는다.	**4. 상당히 양호** 매 식사 대부분 먹는다. 보통은 단백질, 유제품을 하루 4접시(컵) 이상 섭취한다. 때로 간식을 먹는다. 보충식을 할 필요는 없다.
마찰과 쓸림	**1. 문제없음** 이동을 위해서는 중등도에서 최대한의 도움을 필요로 한다. 시트에 끌지 않고 몸을 이동하기가 불가능하다. 종종 침대 위나 의자 위에서 미끄러져 전적인 도움으로 여러 차례 원래 위치로 되돌아올 필요가 있다. 경련, 구축, 떨림은 지속적으로 마찰을 일으킨다.	**2. 잠재적으로 문제 있음** 힘없이 움직인다. 또는 최소한의 도움이 필요하다. 이동 시 피부는 어느 정도 시트나 의자, 억제대, 보조구 등에 쓸릴 가능성이 있다. 대개의 시간은 의자나 침대 위에서 비교적 바른 자세를 유지할 수 있다.	**3. 문제없음** 자력으로 의자나 침대 위를 움직이고 이동 중 충분히 몸을 지지하는 근육을 갖추고 있다. 언제든 의자나 침대 위에서 바른 자세를 유지할 수 있다.	

(2) 간호관리

기저귀를 상시 사용하는 경우에는 배설물에 의한 피부장애를 예방하기 위해 기저귀 교환 시나 배설물 처리 시마다 보습크림을 발라 예방적 피부간호를 한다.

Braden 척도에서 가동성 항목의 점수가 2점 이하인 경우에는 체압분산침구인 우레탄 매트리스나 에어매트의 사용을 시작한다. 요즘 나오는 에어매트에는 자동체위변경기능이 있어 야간에는 에어매트가 체위변경을 대신할 수도 있다. 침대 각도를 올릴 때는 반드시 발쪽부터 먼저 올리고 그 뒤에 머리쪽을 올린다. 발쪽부터 올리면 미끌림을 방지할 수 있기 때문에 욕창 예방으로 이어진다.

피부와 침구 사이에 생기는 마찰과 쓸림을 없애는 데는 등과 발의 압박감을 제거하는 방법이 있다(그림 9–5). 침대에서 상반신을 떨어뜨려 매트리스와 등 사이에 생긴 쓸림을 없애도록 하며, 그림 이외에도 마찰이 적은 블록이나 비닐을 피부와 이불 사이에 넣는 방법이 있다. 또 올바른 체위를 유지함으로써 골절을 예방할 수 있다.

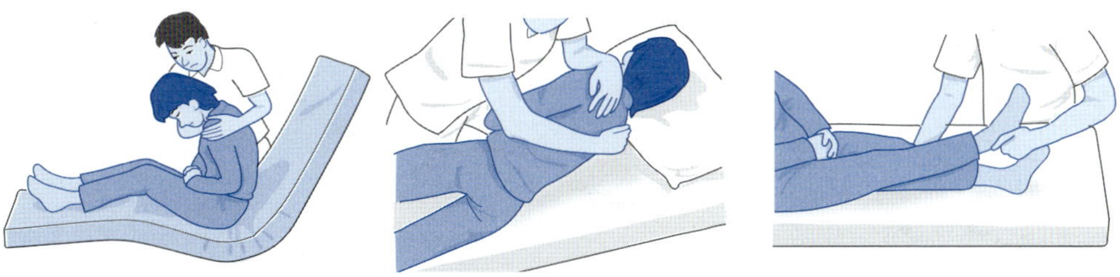

침대 각도를 올리지 않은 경우에는 신체를 한쪽씩 옆으로 눕히듯이 하여 엉치뼈부위까지 띄운다.

그림 9–5 압박감 제거

2) 의료기기 관련 압박창상 (medical device related pressure ulcer, MDRPU)

의료기기 관련 압박창상은 의료기기에 의한 압박으로 발생하는 피부 또는 하부의 조직손상이다.

노인의 피부는 노화로 인해 외력에 손상을 받기 쉬워 의료기기 관련 압박창상이 잘 발생한다. 발생 빈도가 높은 의료기기에는 깁스나 부목, 의료용 탄력스타킹, 비침습적 양압환기요법(NPPV) 마스크, 비강산소캐뉼라 등이 있으며 이러한 의료기기를 사용할 때는 주의가 필요하다.

의료기기 관련 압박창상을 예방하기 위해서는 쿠션성이 가미된 창상피복재 등을 사용하면 좋은데, 기기가 피부에 직접 닿지 않도록 보호할 수 있고 또 압력이 가해지는 면적이 넓어진다(그림 9-6). 피부에 가해지는 압력이 분산되면 창상 발생을 피할 수 있다.

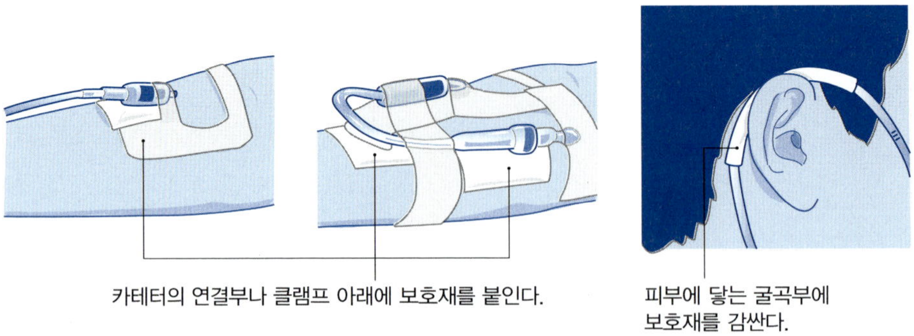

그림 9-6 의료기기 관련 압박창상의 예방

3) 피부열상(skin tear)

피부열상은 주로 노인의 팔다리에 발생하는 외상성 창상으로, 마찰 단독 또는 마찰과 쓸림이 원인이 된다. 표피가 진피에서 분리되는 부분층 창상이나 표피 및 진피가 하층 구조에서 분리되는 전층 창상 등이 있다(그림 9-7). 피부열상은 팔을 잡아당기거나 휠체어의 발 받침대에 정강이를 부딪치는 정도의 약한 외력에도 일어날 수 있다.

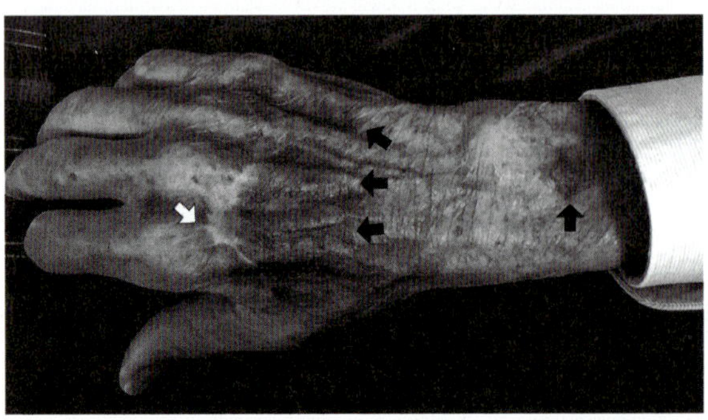

피부열상의 예. 검붉게 변한 부분이 창상부위이다(➡). 별 모양으로 하얗게 변한 부분은 과거에 생긴 피부열상의 흔적이다(⇨).

그림 9-7 피부열상

(1) 간호관리

피부건조증이 있으면 피부열상이 쉽게 일어나기 때문에 예방을 위해 보습제를 바르도록 한다. 보습제를 바를 때에도 피부열상이 발생할 가능성이 있으므로 너무 세게 문지르지 않고 누르듯이 바른다. 또한 피부가 노출되어 있으면 손상 가능성이 높아지기 때문에 잠옷은 피부가 최소한으로 노출되는 종류를 선택한다. 긴팔 및 긴바지를 착용하거나 반팔일 경우에는 팔꿈치까지 토시를 착용하면 좋다. 다리에는 긴 양말이나 발토시를 사용한다.

4) 노인성 피부소양증(senile pruritus)

노인성 피부소양증은 노화로 인해 각질층의 수분유지능력이 저하하여 피부가 건조해지고, 이 건조가 진행되면 얇은 균열이 생기고 각질층이 떠올라 비늘처럼 되며 가려움을 동반하게 되는 병태이다(그림 9-8). 심한 가려움 때문에 손톱으로 피부를 긁어 상처가 나게 되고 이로 인해 더 가려워지는 악순환이 반복된다.

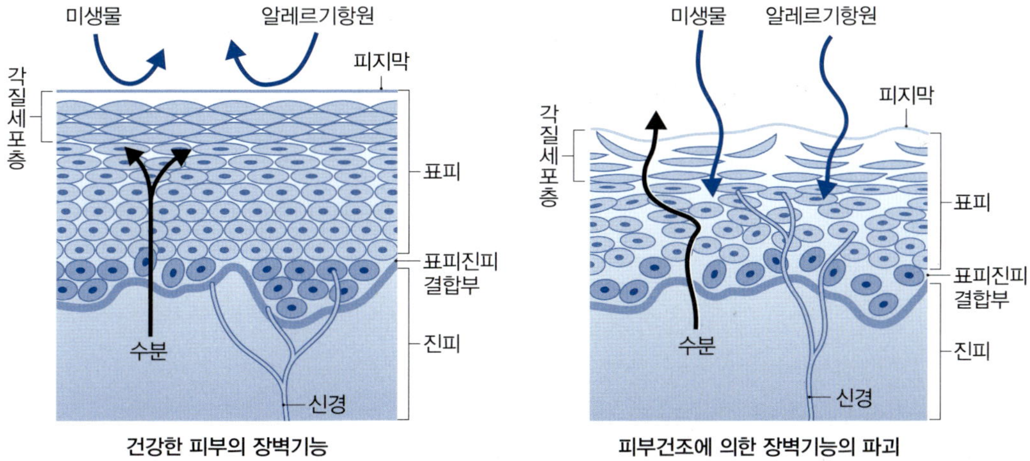

그림 9-8 건조해진 노인의 피부상태

(1) 간호관리

가려움을 방지하기 위한 보습이 중요하다. 특히 목욕 시에는 ①뜨거운 물로 하지 말고, ②거품을 낸 세정제를 손에 덜어 부드럽게 씻으며, ③비누 성분이 남지 않도록 충분히 씻어내고, ④목욕 후에는 가볍게 누르듯이 닦도록 한다. 또한 목욕 후에는 보습제를 바른다.

냉 · 난방을 사용할 때는 실온뿐만 아니라 습도에도 주의할 필요가 있다. 가습기를 이용하는 등 겨울철에도 40% 이상의 습도를 유지하도록 한다.

3. 감각계통

감각기능이 저하되면 매일의 활동이나 사회활동을 하는 데 필요한 정보를 충분히 수집할 수 없게 된다. 특히 75세 이상의 후기 노인이 되면 시각이나 청각 등 감각기능이 현저하게 저하하여 일상생활에 영향이 나타난다.

노인에게 많은 감각기능의 저하에는 시력이나 청력의 저하를 들 수 있다. 시력 저하의 원인에는 노안이나 노년백내장, 노년황반변성, 녹내장, 당뇨병망막병증 등이 있고, 청력 저하의 원인에는 노년난청이 대표적이다.

1) 시력 저하를 동반하는 질환

건강한 한국인의 시력은 1.2 전후이며 연령별 노인의 나안시력(맨눈시력) 평균은 60대에 0.51, 70대에 0.39, 80대에 0.31, 90대에 0.26으로 저하한다는 보고가 있다. 동체시력(움직이는 대상을 구분하는 능력)은 60세 이상에서 0.6~0.1(성인 0.7~0.8)이 되며 색의 대비(짙고 옅음) 인식은 약 30% 저하한다. 조절력 저하는 10세 무렵부터 시작되어 40세 무렵에 자각하기 시작한다. 암순응(dart adaptation)은 60세 이후에 저하가 나타난다.

(1) 노안(presbyopia)

남녀차나 개인차는 적고 40대부터 50대에 걸쳐 나타난다. 주요 원인은 수정체 내의 단백질 성분에 변성이 일어나 수정체의 탄력성이 저하하기 때문이다. 따라서 수정체의 곡률을 높여서 가까운 대상물에 초점을 맞추기 어려워진다. 평소와 같이 책을 펼쳤다가 글씨가 잘 안 보여 책을 멀찍이 떨어뜨리거나 광고 전단지 글씨가 잘 안 보여서 노안을 깨닫게 된다. 돋보기로 어느 정도의 교정은 가능하다.

(2) 노년백내장(senile cataract)

백내장이란 수정체가 혼탁해짐으로써 시야가 흐려져 시력 저하를 일으키는 질환이다. 수정체의 혼탁은 노화에 의한 변화로서 나타나며 60세에 약 60%, 70세에 약 70%로 연령이 증가함에 따라 발생빈도가 높아진다. 원인은 밝혀지지 않았다.

초기에는 눈부심을 호소하는 경우가 많다. 노년백내장이 있는 모든 노인이 일상생활에 불편을 느낄 정도로 시력이 저하하는 것은 아니다. 시야는 수정체가 노랗게 변함에 따라 전체적으로 노랗게 보이게 된다. 일반적으로 수정체의 단파장역 농도가 증가하기 때문에 따뜻한 색 계열의 색상은 구별할 수 있지만, 청자색 등의 차가운 색 계열의 색상이 잘 보이지 않아 구별이 힘들다.

치료에는 약물요법과 수술요법이 있다. 백내장의 진행을 억제하는 방법으로 점안제를 투여하는 약물요법이 있는데, 점안제로는 혼탁이 진행된 수정체의 증상을 개선하기는 어렵기 때문에 수정체의 물질을 흡인해서 안내렌즈(intra ocular lens)를 삽입하는 수술요법이 시행된다.

(3) 노인황반변성(senile macular degeneration)

최근 증가하고 있는 노인황반변성이란 황반(macula flava)이라고 하는 사물을 볼 때 초점을 맺는 망막 영역에 출혈, 부종, 백반, 섬유증식 등이 일어나 시력 저하를 초래하는 질환이다(그림 9-9). 60세 이상의 남성에게 많고 치료방법으로는 혈관내피증식인자억제제를 유리체 내에 주사하는 방법과 광선역학요법이 있다. 노인황반변성은 노인의 실명원인 상위를 차지한다.

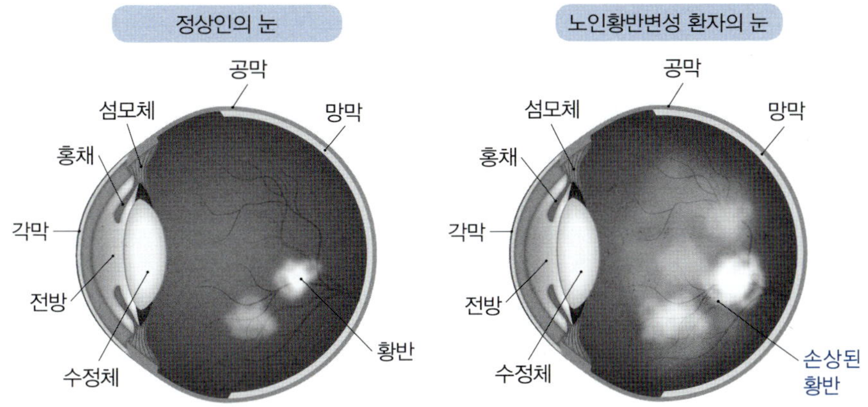

그림 9-9 노인황반변성

(4) 녹내장(glaucoma)

녹내장은 안압의 상승으로 시각기능이 손상을 입는 질환이다. 방수의 순환경로에 장애가 생김으로써 발생하며, 일반적으로 안압이 21mmHg 이상이 되면 녹내장의 우려가 있다. 만성으로 느리게 진행하는 질환이며 야간에 갑자기 안압이 상승하여 심한 두통과 안통을 동반하며 시야결손, 시력장애를 일으키기도 한다.

녹내장은 우각(angle) 자체가 좁아지는 원발폐쇄우각녹내장(primary close angle glaucoma)과 이외의 이유로 방수의 유출기능이 저하하는 원발개방우각녹내장(primary open angle glaucoma)으로 크게 분류된다. 원발개방우각녹내장 가운데 안압이 정상범위에 있는 것을 특히 정상안압녹내장이라고 한다.

원발폐쇄우각녹내장의 증상으로는 두통, 안통, 구역질, 구토, 무시, 시력 저하 등이 있다. 또한 전등을 보면 색 테두리가 주위에 보이는 홍륜(rainbow halo) 증상이 자각된다. 타각적 소견으로는 결막 충혈, 각막 부종, 방수(눈 안에서 생성되는 물) 혼탁 등이 관찰된다. 시력장애의 진행이 빠르면 실명하는 경우도 있다.

한편, 원발개방우각녹내장은 안압 상승과 함께 시신경유두가 함몰하여 시각신경을 압박함으로써 시야결손, 안정피로, 홍륜, 무시(neglect) 등이 나타난다.

(5) 당뇨병망막병증(diabetic retinopathy)

당뇨병의 가장 일반적인 합병증이며 후천적인 실명원인에 차지하는 비율이 높다. 당뇨병망막병증의 발병은 당뇨병 이환기간과 관계가 있어 당뇨병 이력이 길수록 망막병증을 일으킬 비율이 높아진다. 비정상적인 미세혈관의 증식과 망막모세혈관의 폐쇄, 손상, 출혈에 의해 반흔이나 구축, 결국에는 망막박리에 이른다.

주증상은 시력장애이다. 시력 감소는 고령의 당뇨병 환자일수록 빠르며 60세 이전의 약 3%에 비해 60세 이후에는 약 20%가 실명에 이른다.

치료 목표는 실명을 늦추는 것이며 내과적 치료법으로 혈당 관리, 외과적 치료법으로 레이저 광응고, 유리체절제술이 시행된다.

(6) 간호관리

① 적절한 환경조정

시력이 저하한 노인은 밝은 조명이 필요하다. 30대와 70대를 비교하면 70대는 약

3배의 밝기가 필요하다고 한다. 어두운 장소에서는 거리감이 틀려지기 쉬우므로 야간에는 복도나 화장실, 특히 발밑 주위를 밝게 하여 낙상사고를 예방한다. 또한 수정체의 변화로 주위가 노랗게 보이고 청자색 등의 차가운 계열의 색상을 구별하기 어려우므로 컬러 표시에는 따뜻한 계열의 색상을 사용하는 것이 바람직하다.

노인이 걷는 환경을 정비하고 복도에 물건을 두지 않으며 물기나나 미끄러지기 쉬운 것은 없는지 확인해둔다. 또한 침대 주위를 정리하고 노인이 사용하는 물건은 같은 위치나 장소에 두도록 한다.

② 대응

노인을 대할 때는 자신에게 말을 걸고 있음을 인식할 수 있도록 밝고 분명하게 이름을 부른다. 말을 걸 때는 노인의 어깨나 손을 만지면서 이야기한다.

③ 촉각 이용

시력 저하를 보완하기 위해 촉각을 이용해서 정보를 얻을 수 있도록 한다. 예를 들어 걷기를 보조할 때는 간호사가 팔꿈치를 살짝 구부려 노인이 손을 얹을 수 있도록 한다. 의자나 침대에 앉을 때는 손으로 만져보게 하여 위치나 높이를 확인하도록 한다.

④ 식사나 대화 시 주의

식사 시에는 식기가 놓여 있는 장소를 손으로 만져 확인하게 한다. 식기의 위치를 사전에 정한 후에는 그것을 바꾸지 않도록 간호사 간에 철저하게 지킨다. 또한 노인의 말벗이 되거나 다른 환자와 이야기할 수 있는 분위기를 만드는 것도 중요하다. 주위에서 소곤거리거나 큰 소리를 내지 않는 배려도 필요하다.

⑤ 안경 등의 사용

백내장 수술 후나 노안인 경우에는 시력 교정이 이루어진다. 안경을 착용함으로써 얻는 정보량은 상당히 많아진다. 지금까지 안경을 착용해본 적이 없는 노인도 있으므로 노인이나 가족에게는 적절한 안경 사용법을 지도한다.

2) 청력 저하를 동반하는 질환

청력기능의 저하 및 장애를 일으키는 가장 일반적인 질환은 노인성 난청(senile deafness)이다. 주로 내이 및 내이신경의 노화로 일어나는 감음난청인데, 경도인 경우에는 일상생활에 지장이 적어 주위 사람들뿐만 아니라 노인 자신도 모르는 경우가 있다.

청력을 음역별로 조사하면 노화와 함께 전 영역의 감도가 서서히 저하한다. 노인성 난청은 고주파음(고음역)의 청력수준 저하가 중심이며, 보통의 대화가 어려워지는 중정도 이상의 난청은 75세 이상의 노인에게서 종종 관찰된다.

표 9-4는 난청이 있는 사람의 청력과 소리가 어떻게 들리는지 그 예를 들었다.

표 9-4 난청이 있는 사람의 청력

청력수준	언어의 청취와 변별
30~40dB	• 작은 말소리나 속삭이는 소리는 듣기 어렵다. • 보통의 대화에는 불편함이 없다.
40~50dB	• 1대 1 대화에서는 거의 어려움이 없다. • 3~5m 이상 떨어진 경우나 집단에서 대화하는 경우에는 평소의 말소리로 잘 듣기 어렵다. • 고음역의 청력이 떨어진 경우에는 잘못 알아듣는 경우가 많다. • 말하는 상대방의 얼굴이 보이지 않을 때는 하는 말의 절반 정도밖에 이해하지 못한다.
50~70dB	• 1m 정도 떨어진 대화는 가능하다. 하지만 잘못 알아듣는 경우가 많다. • 집단에서 대화하는 경우에는 잘 듣기 어렵다. • 강한 음을 조금 크게 했을 뿐인데 상당히 크게 들리는 현상(보충현상)이 있는 경우에는 말을 구분하기 어렵고 큰 소리를 들으면 귀가 울린다.
70~85dB	• 귓가에서 이야기하면 대화가 가능하다. • 비교적 가까운 곳에서 나는 자동차 경적, 개 울음소리 등 큰 소리는 들린다. • 귓가에서 모음의 구별은 가능하지만, 대부분의 자음은 구별하기 어렵다. • 보충현상이 있는 경우는 특히 말을 알아듣기 어렵고 큰 소리를 들으면 귀가 울린다.
85dB 이상	• 귓가에서 말하는 큰 소리가 희미하게 들리거나 전혀 들리지 않는다. • 모음 변별이 어느 정도 가능하기도 하지만 대다수는 불가능하다. • 상당히 큰 소리도 느끼지 못하는 경우가 있다. • 북소리나 폭발소리 등에 반응하는 경우가 많다. • 보충현상이 있는 경우는 실제 이상의 큰 소리로 들리며 머리가 울린다.

(1) 청력 저하가 있는 노인의 특징

① 위험 인지가 늦음

난청이 있으면 청각을 통해 입수할 수 있는 정보량이 저하한다. 표 9–5는 노인이 알아듣기 어려운 소리나 대화방법의 예를 나타내었다. 이 표에서 알 수 있듯이 일상생활에서는 소리로 위험을 알리는 경우가 많기 때문에 난청이 있는 노인은 위험을 인지하여 회피하기 어려워진다.

표 9–5 노인이 알아듣기 어려운 소리와 대화방법의 예

사람 소리	• 여성의 소리, 높은 음 • 빠른 대화 • 억양이 없는 말 • 전화를 통한 소리
전자기기 · 경고음	• 전자음, 신호음(전자레인지, 전화, 체온계 등) • 자전거 벨 • 자동차 경적 • 긴급방송

② 대인관계에 문제가 생기기 쉬움

말을 알아듣기 어려워 오해하거나 되묻거나 불필요하게 큰 목소리로 말하거나 갑자기 말을 걸면 모르는 등의 문제가 생기기 쉽다. 이 문제를 노인 자신이 인식하면 소극적으로 바뀌거나 말수가 줄고 그 결과 다른 사람이 말을 거는 수도 감소하게 된다.

이러한 상황이 계속되면 대인관계가 협소해져 무리에서 멀어지게 되는 고립감이나 불안감이 증가하며 자존감이 떨어질 우려도 있다. 또한 정보가 도달하기 어렵기 때문에 시기나 의심이 많아지기도 한다.

(2) 간호관리

① 말을 걸 때의 배려

청력 저하가 있는 노인을 간호할 때는 다음 사항을 중시해서 지원한다.

- 평소부터 외이의 청결 유지에 노력하고 귀지를 쌓아두지 않는다.

- 노인이 말하는 사람의 표정이나 입의 움직임을 알 수 있도록 정면에서 마주보고 입을 크게 벌려 천천히 말한다. 또한 청력이 좋은 쪽에서 말을 건다.
- 맨 처음에는 보통의 음량으로 웅얼거리지 말고 분명하게 발성해보고 어느 정도의 크기, 높이가 가장 잘 들리는지를 확인한다.
- 노인이 알아듣기 익숙하고 이해하기 쉬운 말을 사용한다.
- 필담 외에 그림, 동작 등의 비언어적 수단도 이용해서 이해를 돕는다.
- 가능한 한 대화에 참가할 수 있도록 적극적으로 유도한다.
- 대화가 원활하게 진행되지 않더라도 초조해하지 말고 여유롭게 듣는 자세를 가진다.
- 노인이 이해할 때까지 기다리는 태도를 취한다.
- 되도록 조용한 환경에서 말을 건다.
- 본인과 관계가 없는 내용이더라도 주위에서는 작은 소리를 말하지 않는다.

② 보청기의 사용

청력 수준에 따라 보청기를 사용하는 경우가 있다(그림 9-10). 보청기의 선택이나 훈련은 의사나 청능사(audiologist)가 한다. 간호사는 보청기 적용 대상 노인이 장착이나 사용에 익숙해져 언어적 의사소통능력을 회복 및 유지할 수 있도록 돕는다.

보청기를 사용하면 이전의 청력으로 회복할 수 있다는 큰 기대를 가지는 경우가 많다. 하지만 보청기는 듣고 싶은 소리만 증폭하는 것이 아니라 주위의 잡음까지 증폭시킨다. 또한 말소리가 명료하게 들리는 것에도 한계가 있다.

기대가 큰 만큼 실망해서 보청기에 익숙해지기도 전에 사용 중단하는 경우도 많으므로, 특히 보청기를 처음 사용하는 노인과 가족에게는 보청기의 특징과 성능, 착용 의의와 주의점을 충분히 설명하여 이해시킬 필요가 있다(표 9-6).

노인이 보청기 사용을 거부하거나 보청기를 사용할 수 없는 경우에는 보조기구로서 소형 확성기를 사용한다. 확성기를 노인의 귓가에 대고 보통의 소리로 말을 걸면 소리가 확대되어 대화가 가능해지는 경우도 있다.

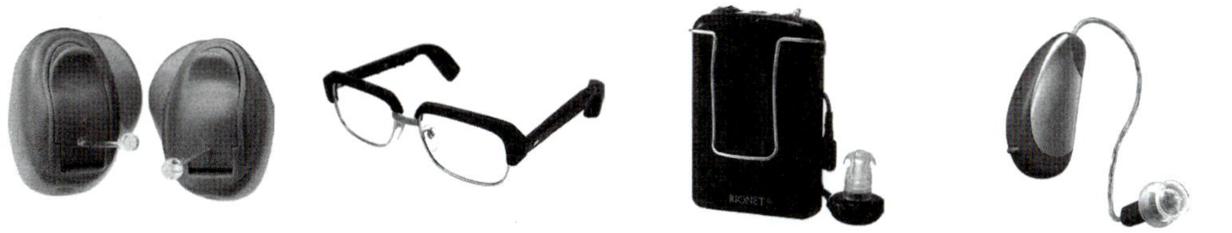

귓속형
귀 안에 들어가는 크기로 안경도 동시에 쓸 수 있다. 소리를 모으는 마이크로폰이 귓구멍 위치에 있기 때문에 더 자연스럽게 들린다.

안경형(뼈전도형)
보청기가 안경에 이식되어 있다. 음성을 머리뼈로 진동으로 전달한다. 보청기 사용을 대부분 알아채지 못하는 장점이 있다.

주머니형
보청기를 가슴주머니 등에 넣고 이어폰을 귀에 꽂는다. 본체가 크기 때문에 조작하기 쉽다. 시판하는 건전지를 사용할 수 있는 것도 있다.

귀걸이형
귀 뒤로 걸어서 사용하는 보청기이다. 다루기 쉬운 크기도 있지만, 눈에 잘 띠지 않는 소형은 머리가 긴 여성의 경우 거의 숨길 수 있다.

그림 9-10 보청기의 종류

표 9-6 보청기의 사용지도

1. 보청기에 익숙해지기까지 1년 정도 걸린다고 설명한다. 2. 맨 처음에는 수시간부터 사용을 시작해 하루에 30분 정도씩 사용시간을 늘려간다. 3. 음량을 너무 높이지 않도록 한다. 4. 첫 시작은 조용한 장소에서 하고 보청기의 소리에 익숙해지도록 한다. 5. 보청기는 소음이 많은 거리나 역, 전철 안에서는 거의 효과가 없다는 사실에 주의한다. 또한 울림이 많은 병원이나 은행 대합실 등에서도 효과가 적다는 사실을 설명한다. 6. 보청기의 마이크를 최대한 말하는 상대방 쪽으로 가까이 한다. 7. 보청기를 사용한다고 평소처럼 대화할 수 있게 되는 것은 아니라는 사실을 주위 사람들에게도 이해시킨다. 8. 보청기의 사용방법(전원스위치, 전지, 청소방법, 코드길이 조절 등)을 설명한다. 9. 보청기는 직사광선에 장시간 노출되지 않도록 한다. 10. 보청기는 습기가 많은 곳에는 두지 않도록 한다. 비나 땀에 젖으면 마른 천으로 닦아낸다.

4. 응급상황

노인은 증상을 자각하기 어렵고 본인이 생각하는 것 이상으로 상태가 중증화해 있는 경우가 있다. 예를 들어 어깨결림이 계속되어 정형외과에서 치료를 받았지만 잘 낫지 않아 다른 의료시설에서 진료한 결과 협심증의 연관통인 사례 등이 있다.

1) 조기발견을 위한 대책

생명과 관련이 있는 질환에 동반되는 증상이라도 노인 본인의 자각이 없기 때문에 진단이 늦어지는 일은 드물지 않다. 특히 만성질환이 있는 경우에는 다른 질환에 의한 증상을 깨닫기 어렵다. 따라서 증상이 심해지거나 진단이 내려질 때는 이미 중증화해 있으며 응급대응이 필요한 경우도 많다. 간호사에게는 정확한 관찰과 신속한 판단과 함께 앞으로 일어날 수 있는 일을 예측한 대응이 요구된다.

환자 본인에게 자각이 없어도 상태가 갑자기 변하기 전 위험징후가 나타나는 경우가 많기 때문에 간호사는 이를 파악할 필요가 있다. 실제로 60~70%의 사례에서 심정지 6~8시간 전에는 어떠한 징조가 확인된다고 한다.

상태가 갑자기 변하기 전에 이러한 징후를 알아채고 조기에 처치하는 것이 질병악화를 막고 환자의 생명을 지킬 수 있다.

(1) 환자의 변화 관찰

조기발견은 구체적인 증상의 확인보다도 평소 상황을 아는 간호사의 알아차림에서 시작되는 경우가 많다. 무엇보다도 우선 환자의 상태를 보고 '어딘지 이상하다', '평소와 다르다'고 알아차리는 것이 중요하다. 환자를 대할 때 평소 상황과 비교해서 어떻게 변화해 있는지를 파악할 필요가 있다.

(2) 위험징후 확인

환자의 변화를 알아차린 후에는 호흡부전이나 순환부전, 중추신경장애, 대사장애, 쇼크와 같은 갑작스러운 상태 변화나 죽음으로 이어질 가능성이 있는 징후 유무를 확인하여 이상을 발견한다(표 9–7).

표 9–7 위험징후 확인

호흡	• 1분간 24회 이상의 빠른호흡(빈호흡), 노력호흡, 불충분한 호흡 • 들숨과 날숨 시의 비정상음이나 잡음 • 동맥혈산소포화도(SpO_2)의 저하
말초순환	• 피부의 창백, 청색증 • 냉감(패혈증인 경우는 온감), 식은땀 • 목동맥의 박동 저하(심정지 가능성) • 노동맥이나 넓적다리동맥의 빈맥 및 박동 저하(쇼크)
겉모습과 의식의 이상	• 표정이나 자세의 차이 • 호출에 무반응, 구음장애, 몽롱한 상태

(3) 대응방법

가정간호에서 응급 시의 초기대응으로 우선 활력징후를 측정한다. 측정할 수 없는 경우에는 안전한 장소에서 호흡할 수 있는 자세를 확보하고 체온을 유지할 수 있도록 담요 등의 덮개를 덮어 보온에 노력한다. 안전이 확보되면 신체사정을 하여 호흡 및 순환의 이상 유무를 확인한다.

호흡이 정지한 경우에는 우선 질식을 고려하여 떡이나 빵 등의 기도를 막기 쉬운 음식이 목에 막혀 있지 않은지 확인한다. 그 후 목동맥이나 노동맥을 촉진하여 맥박을 확인한다. 박동이 미약한 경우에는 심정지를 의심한다.

말초순환의 측정에서는 산소포화도측정기를 사용하여 SpO_2를 측정한다. 산소포화도측정기가 없는 경우에는 CRT(모세혈관재충만시간, capillary refill time)를 측정하는 손톱바닥 압박테스트를 시행하여 손톱바닥이 원래 색으로 되돌아올 때까지 2초 이상 걸리는지를 확인한다.

심폐소생술을 실시할 때는 노인의 경우 야윈 사람이 많고 골다공증인 사람이 많기 때문에 가슴압박에 의한 갈비뼈골절에 유의한다. 여름철 무더운 날에는 열중증에 의한 탈수도 많다.

또한 호스피스 환자의 경우 임종과정에 있을 때 심폐소생술 등의 연명의료를 하지 않겠다고 결정한 노인도 있을 수 있다. 따라서 평소 사회복지사 등과 연계해서 이러한 상황의 대응에 대해 사전에 이야기해두는 것도 중요하다.

(4) 응급 시의 연계

갑작스러운 상태 변화를 예측하고 있어도 의식수준이 저하되거나 심정지가 일어나기도 한다. 이때는 주위 사람에게 도움을 청해 보조자를 확보하는 것이 중요하다. 가슴압박을 하는 사람, 자동제세동기(AED)를 가지고 오는 사람 등 일손이 필요해진다. 의료시설이 아닌 곳에서는 동시에 구급차를 부르는 등 현장에 있는 사람들과 연계하면서 갑작스러운 상태 변화에 대응한다.

2) 응급처치의 실제

(1) 호흡곤란

① 원인

노인은 노화에 의한 기관지점막의 섬모운동 저하나 기침반사 저하로 호출장애가 생기기 쉽다. 또한 호흡기능 자체가 저하해 있기 때문에 호흡곤란이 일어나기도 한다. 호흡곤란 증상이 나타날 때는 전신상태를 관찰하고 신속하게 의사에게 보고한다(그림 9-11).

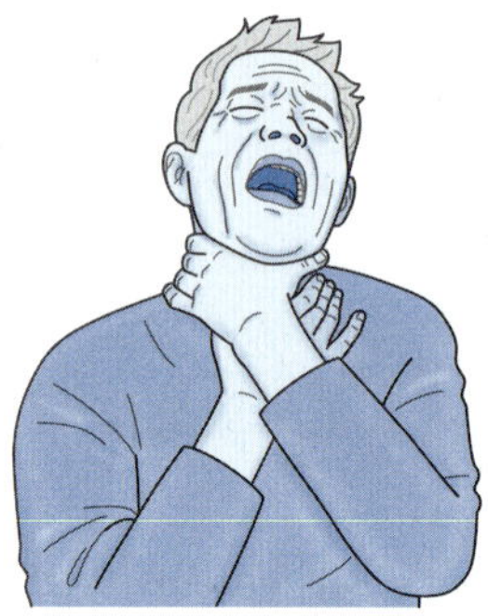

그림 9-11 호흡곤란 징후

② 관찰과 대응

갑자기 호흡곤란을 호소하는 경우에는 즉시 의사나 다른 의료인에게 도움을 요청하고 음식물 등이 목에 막혀 있지 않은지 구강 안을 확인한다(표 9-8). 환자에게 목에 막힌 것을 제거하겠다고 말하고 등을 두드려 목에 걸린 것을 배출시킨다.

반드시 선 자세에서 입이 등보다 아래로 오도록 하여 등을 두드린다. 환자가 정신을 잃게 되면 바로 심폐소생술을 시행한다.

또한 입원 등의 환경 변화에 의한 불안 때문에 호흡곤란을 호소하는 환자도 있다. 이 경우 본인의 호소를 경청하여 불안이나 고통을 이해해주고 자세를 바꾸거나 등을 문지르는 등의 대응을 하면 편안해지는 경우도 있다. 실내가 건조하면 호흡의 어려움을 느끼기 쉬우므로 환경도 정비한다.

표 9-8 노인의 목에 걸리기 쉬운 음식

- 떡
- 회(오징어, 문어)
- 생선뼈
- 김, 미역
- 곤약
- 깨, 콩류
- 카스텔라나 빵

(2) 심장발작

① 원인

심장발작은 협심증이나 급성심근경색증 등을 원인으로 하며 고령의 남성에게 일어나기 쉽다. 압박감이나 통증, 숨쉬기 어려움 등의 불쾌감이 상반신에 갑자기 생기고 그것이 15분 이상 계속되는 경우에는 심장발작을 의심한다. 식은땀이나 현기증, 구역질 등을 동반하기도 한다.

발작은 6~8시 무렵과 20~22시 무렵에 일어나기 쉽다. 또한 목욕 시나 화장실 사용 시에는 온도의 변화로 혈압이 변동되기 쉬우므로 발작이 잘 일어난다.

② 관찰과 대응

심장발작이 의심되면 즉시 의사에게 보고한다. 치명적인 부정맥이 출현하면 의식이 소실되고 심장의 펌프기능이 작동하지 않게 되거나 온몸으로 혈액이 순환하지 않는 상태가 된다. 따라서 발작 후에는 흉통 부위나 증상을 계속 관찰하면서 자동제세동기(AED)를 준비한다. 노인의 경우는 발작 시의 기억이 애매한 경우가 있으므로 가족에게도 정보를 수집한다.

응급 시 신속하게 사용할 수 있도록 평소 자동제세동기의 설치장소를 잘 파악하고 사용법을 훈련해두는 것이 중요하다.

(3) 탈수

탈수란 체액이 상실되어 신체에 반드시 필요한 수분과 전해질이 부족한 상태를 말하며, 노인은 탈수를 일으키기 쉽다. 탈수의 증상에는 목마름이나 소변량 감소, 가벼운 설사, 구토, 미열, 전신권태감, 두통, 현기증 등이 있다. 심해지면 심부전이나 신부전, 호흡부전이 일어나 죽음에 이르기도 한다.

감염병이나 중추신경질환, 악성신생물 등에 의해 수분이나 전해질을 경구로 섭취할 수 없어 탈수를 일으키기도 한다. 또한 노인의 경우 열중증에 의한 탈수증상도 일어나기 쉽다.

여기서는 응급처치가 필요한 열중증에 의한 탈수 대응에 대해 설명한다.

① 열중증(열사병)의 증상

현기증, 실신, 근육통, 근육의 경직, 대량 발한, 두통, 불쾌감, 구역질, 구토, 권태감, 의식장애, 경련, 손발의 운동장애, 고체온이 있다. 이러한 증상이 관찰되면 의식이 있는지를 확인한다.

② 열중증(열사병)의 대응

의식이 없는 중증 탈수인 경우 방치하면 죽음에 이르기도 하므로 의료기관으로 수송할 필요가 있다. 바로 구급차를 부르고 시원한 장소로 옮겨 옷을 느슨하게 한 다음 몸을 식힌다. 기화열에 의해 열을 발산시킬 수 있도록 물에 적신 수건으로 몸을 닦은 후 부채 등으로 부채질한다.

의식이 있는 경우에는 시원한 장소로 이동하게 한 다음 입고 있는 옷을 최대한 벗어 열을 방출시킨다. 경구섭취가 가능한 상태라면 전해질을 함유한 경구 수액으로 수분보충을 한다. 그 다음 신체의 열을 발산시킬 수 있도록 물에 적신 수건을 목이나 고샅부위 등에 대고 몸을 식힌다. 선풍기 등을 이용하는 것도 효과적이다. 증상이 나아지면 그대로 안정을 취하고 회복될 때까지 충분히 휴식하게 한다.

MEMO

경구 수액 간이제작법

시판품도 있지만, 1L의 물에 설탕 20~40g(2큰술과 1작은술~4와 1/2큰술)과 소금 3g(1/2 작은술)을 녹임으로써 조성이 비슷한 경구 수액을 제작할 수 있다. 또한 레몬즙을 첨가하면 마시기 수월하다.

경도~중등도의 탈수까지는 이 경구 수액으로 대응할 수 있다. 하지만 의식수준이 저하되어 있거나 음수가 불가능한 중증 탈수인 경우에는 구급차를 부르거나 가까운 병원에 연락해서 대처하는 것이 중요하다.

(4) 화상

화상이란 열에 의해 피부가 손상된 상태를 말한다. 고온의 물건에 피부가 일정 시간 이상 접촉함으로써 화상이 일어나는 경우도 있다. 또한 화학약품이나 방사선 등에 의한 손상도 화학화상으로서 화상으로 분류된다.

① 화상의 분류와 중증도

화상은 심도에 따라 분류된다. 손상이 표피에 국한된 것이 I도, 진피 표층까지 도달한 것이 표재성 II도, 진피 심층에 도달한 것이 심재성 II도, 피하조직 또는 그 이상으로 손상이 도달한 것이 III도이다.

심재성 II도까지는 통증을 동반하지만, III도보다도 깊어지면 통증은 없다. 심재성 II도 이상에서는 화상 후 흉터가 남을 가능성이 높다.

중증도는 화상 심도와 화상 면적으로 판정하며 화상지수(BI)나 예후를 예측하는 화상예후지수(PBI)로 표현된다(표 9-9). 고령인 경우에는 PBI가 커지기 쉽고 생명이 위험할 가능성이 높다.

표 9-9 화상지수와 화상예후지수

화상지수(BI) = III도 화상면적(%) + 1/2 × II도 화상면적(%)
BI가 10~15인 경우 중증으로 다룬다. 30 이상에서는 사망률이 약 50%가 된다.

화상예후지수(PBI) = BI + 연령
PBI가 80~100인 경우 중증 화상이며 120 이상은 치명적 화상으로 간주한다.

② 노인 화상의 특징

노인은 감각기능이 저하해 있기 때문에 화상의 부상에 대한 반응이 늦어지기 쉽다. 또한 피부가 얇아서 열이 깊은 부위까지 전달되기 쉽고, 면역력도 떨어져 중증화하기 쉽다. 일회용 손난로의 사용 등으로 일어나는 저온화상을 알아차리지 못해 중증화하는 경우도 있다. 화상부위의 삼출액에 의해 단백질이 누출됨으로써 저영양을 일으킬 가능성도 있다.

③ 예방과 대응

일회용 손난로나 보온 물주머니, 온수매트 등을 사용하는 경우에는 직접 피부에 대지 않게 하는 등의 구체적인 설명이 중요하다. 만일 화상을 입었을 때는 5~30분 정도 환부를 차갑게 하는 것이 중요하다. 부상부위에 따라서는 너무 차가우면 저체온이 되는 경우도 있으므로 상태를 보면서 식힌다.

(5) 골절

노인의 골절은 골다공증으로 골밀도가 저하한 데 따른 취약성 골절인 경우가 많다. 척추나 어깨, 손목, 넓적다리의 뼈가 골절되기 쉬운 부위이며, 대부분이 낙상에 의한다.

골절이 의심되는 경우에는 응급처치로서 국소의 안정, 냉각, 압박, 거상을 행하고 의사를 부른다(그림 9-12). 의사가 도착할 때까지는 환자가 자세를 편안하게 유지하게 하고 부드럽게 말을 걸어 불안을 경감시킨다. 개방골절인 경우는 골절부위의 출혈로 인해 쇼크상태에 빠져 상태가 갑자기 변할 수 있으므로 계속해서 주의 깊게 관찰한다.

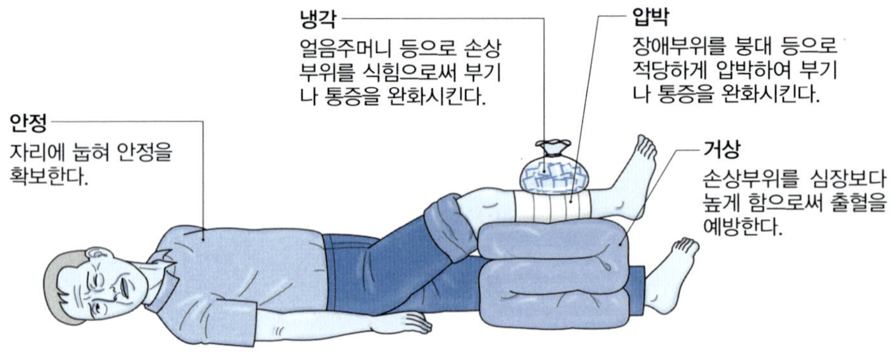

그림 9-12 골절 시의 응급처치

요점정리

- 욕창 간호의 기본은 예방적 간호이다. 우선은 일상생활 속에서 욕창의 위험이 되는 요인을 관찰하고 욕창 상태를 사정한다. 사정 결과에 따라 예방적 피부간호나 체압분산침구의 사용 등을 한다. 압박감 제거나 올바른 자세 유지 등의 간호도 중요하다.
- 노인이 되면 피부가 약해지므로 의료기기 관련 압박창상이나 피부열상, 노인성 피부소양증 등이 발생하기 쉽다. 보습이나 물리적 보호 등을 통해 예방한다.
- 노인에서는 노화와 함께 노쇠나 근감소증이 나타난다. 노쇠는 노년증후군의 계기가 되기도 하므로 조기발견이 필요하다. 노쇠, 근감소증 모두 예방을 위해서는 영양이나 운동 측면에서 접근할 필요가 있다.
- 노인의 골다공증 치료는 상당히 어렵기 때문에 발병을 예방하고 골절 등으로 거동 못하는 상황을 만들지 않는 것이 중요하다.
- 고령이 되면 시력 저하나 청력 저하를 대표로 하는 감각기능의 저하가 관찰된다. 기능저하의 정도에 맞추어 낙상 등의 사고를 예방하는 노력이 필요하다. 또한 노인을 존중하고 노인의 호소를 경청하는 태도로 대한다.
- 노인은 여러 질환을 앓고 있는 경우가 많은 한편, 노화로 증상을 자각하기 어렵기 때문에 조기발견이 어려운 경우가 있다. 악화하여 치명적이 되는 경우도 있으므로 주의 깊은 관찰로 갑작스러운 상태 변화의 징후를 알아차리고 조속한 처치를 하는 것이 중요하다.

CHAPTER 10 정신적 건강문제와 간호

학습목표

- 치매의 병태, 종류, 증상을 이해한다.
- 치매 종류별 간호관리를 이해한다.
- 경도인지장애와 섬망의 증상과 간호관리를 이해한다.
- 노인성 우울증의 원인과 증상을 이해한다.
- 노인 자살을 예방하기 위한 대처를 이해한다.

1. 치매

고령사회를 맞이한 우리나라에서는 치매 환자가 증가하는 가운데 이에 동반한 문제도 대두되고 있다. 중앙치매센터에서 발간한 통계에 따르면 국내 65세 이상 치매 환자 수는 2023년 약 98만 명으로 추산된다. 2023년 65세 이상 노인인구 수가 약 950만 명임을 감안하면 노인 10명 중 1명이 치매 환자로 분류된다.

치매는 연령에 관계없이 발병하는 질환이지만, 고령이 될수록 발병률이 높아져 80세 이상 노인 4명 중 1명이 치매를 앓고 있다. 치매 환자 가운데 가정에서 지내는 사람이 약 60%를 차지하는데 이에 대응하는 복지서비스는 충분하지 않은데다가 가정 내에서 간병하기 힘든 질환임을 고려하면 시설에서의 간호 수요는 한층 더 높아지고 있다.

1) 치매의 정의

치매(dementia)는 정상적으로 생활해 오던 사람이 후천적으로 발생한 다양한 원인으로 인해 기억력을 비롯한 여러 가지 인지기능의 장애가 나타나 일상생활을 혼자 하기 어려울 정도로 심한 영향을 주는 상태를 말한다. 예를 들어 어떤 치매 환자는 매일 아침 같은 시각에 '다녀올게' 하며 용무도 없이 나가려고 해서 가족을 힘들게 하거나 가스레인지에 냄비를 올려두고 그 사실을 잊어버려 가족을 걱정시킨다. 이러한 증상은 인지기능 장애에서 오는 것으로, 노화에 의한 인지기능의 저하(age-associated cognitive decline)와는 질이 다르다(표 10-1).

최근 치매 전단계라는 의미에서 경도인지장애(mild cognitive impairement, MCI) 개념이 알려지고 있다. 치매는 조기진단이 중요하며 그 전구증상의 특징을 명확히 하는 의미에서도 경도인지장애가 주목을 받고 있다.

표 10-1 생리적 노화에 의한 건망증과 치매에 의한 건망증의 차이

	생리적 노화에 의한 건망증(= 노인성 건망증)	치매 노인의 기억장애
기억장애 방식	자신에게 일어나는 사건의 일부를 잊는다.	자신에게 일어나는 사건 모두를 잊는다.
	재생장애(깜빡 잊어버림)가 있다.	기억력장애(새로운 경험의 기억장애)가 있다.
기억장애 자각(병인식)	건망증의 자각이 있다.	건망증의 자각이 없다.
일상생활	수행능력에 문제가 거의 없다.	수행능력에 현저한 문제가 있어 간호가 필요하다.
기억장애 경과	빈도는 증가하지만 중증화되지는 않는다.	일부였다가 전체로 진행한다.
시간이나 장소의 인식(지남력장애)	장소나 일시를 모르는 일은 거의 없다.	지금 자신이 있는 장소나 일시를 모르는 경우가 있다.

2) 치매의 진단

미국정신의학회는 2012년에 DSM-5라는 정신질환의 분류와 진단 매뉴얼을 작성했으며 DSM-5에서는 신경인지장애 치매를 새롭게 명명한 주요 신경인지장애(major neurocognitive)에 포함시켰고, 경도인지장애를 인정하고 있다. DSM-5에서 치매는 의식이 뚜렷하면서 독립적인 일상생활을 방해받을 만큼 인지기능이 손상된 상태로 간주한다. 경도인지장애는 정상 노화와 치매의 중간단계에 해당하며 인지기능, 특히 기억력이 떨어지거나 일상생활을 수행할 수 있는 능력이 남아 있어 아직은 치매라고 할 정도는 아닌 상태이다.

치매 또는 경도인지장애로 진단하기 위해서는 표 10-2에 나타내는 6가지 인지영역 가운데 하나 이상에서 주관적으로나 객관적으로 뚜렷한 기능 저하가 관찰될 필요가 있다. 주관적인 판단은 본인, 본인을 잘 아는 사람, 돌봄서비스 제공자(caregiver) 중에서 하며, 객관적인 판단은 표준화 또는 정량화된 검사나 임상평가에 따라 한다. 주관적인 판단만으로는 증상을 간과하거나 과도하게 불안을 안게 될 우려가 있으며, 객관적인 판단만으로는 이전 상태에서의 변화 등을 평가하기 어렵기 때문에 이를 서로 보완할 필요가 있다.

CT나 MRI 등에 의한 영상진단에서는 알츠하이머치매인 경우 대뇌의 전반적인 위축이 관찰된다. 한편, 혈관성치매인 경우에는 다발적이고 다양한 정도의 뇌경색이 확인된다.

표 10-2 주요 신경인지장애(DSM-5 진단기준)

인지영역	증상이나 소견의 예
1. 복합적 주의	• TV나 다른 사람의 대화 등 여러 자극이 있으면 정신이 산만해져 작업할 수 없다. • 방금 들은 주소나 전화번호 등을 따라 말할 수 없다. • 업무 속에서 재확인하는 경우가 증가한다.
2. 집행기능	• 복잡한 계획을 세울 수 없다. • 하나의 작업에 집중할 필요가 있다. • 작업을 중단했을 때 재개하기가 어렵다.
3. 학습과 기억	• 같은 대화 속에서 같은 내용을 반복한다. • 쇼핑 목록이나 하루의 예정을 떠올리기 어렵다.
4. 언어	• '저것', '이것' 등의 지시어가 많아진다. • 문법적인 오류가 늘어난다. • 새로운 사람의 이름 등이 떠오르지 않는다.
5. 지각-운동	• 자동차 운전 등의 익숙하던 활동이 어려워진다. • 지도를 봐도 새로운 장소를 찾기 어렵다. • 조립이나 뜨개질 등의 공간적인 작업이 어렵다.
6. 사회적 인지	• 몸가짐이나 대화의 내용이 사회적 기준을 벗어난다. • 상대방의 표정이나 태도의 변화에서 기분을 읽어내기 어려워진다.

하나 또는 그 이상의 인지영역(복합적 주의, 집행기능, 학습과 기억, 언어, 지각-운동, 사회인지)에서 인지 저하가 이전 수행 수준에 비해 현저하다.

3) 치매의 평가

치매 환자와 접할 때는 그 사람이 어느 정도의 치매인지를 판단할 필요가 있다. 평가 대상이 되는 영역은 크게 지적 기능, 일상생활동작, 정신증상 및 행동장애의 세 가지로 나눌 수 있으며, 각각의 평가에 주로 사용되는 지표를 표 10-3에 정리하였다.

평가에서는 몇 가지 측면에서 그 정도를 파악하고 본인이 생활에서 무엇을 곤란해 하는지를 확인해 나가는 것이 중요하다. 평가 점수만으로 치매를 평가하는 것은 위험하며 모든 정보를 종합적으로 판단할 필요가 있다.

표 10-3 인지기능 등의 평가지표

영역	명칭	특징
인지기능 평가	MMSE(간이정신상태검사, Mini-Mental State Examination)	단시간 내에 노인의 인지기능과 치매 여부를 평가하기 위한 표준화된 도구이다. 지남력(시간, 장소), 기억등록, 주의집중 및 계산능력, 기억회상, 언어 및 시공간 구성능력에 대한 질문으로 총 30점으로 평가한다.
	CIST(인지선별검사, Cognitive Impairment Screening Test)	한국형 치매선별검사로, 최근 국내 MMSE의 한계로 개발되어 치매안심센터에서 사용되고 있다. 전반적인 인지기능을 간략히 평가하여 인지 저하 여부를 선별하는 검사하며, 검사자와 대상자의 1:1 문답과 지필 문항으로 이루어져 있다.
	HDS(하세가와치매척도, Hasegawa Dementia Scale)	치매 유무 및 그 정도를 간편하게 판정한다. '오늘은 며칠인가?', '알고 있는 채소의 이름을 말하시오', '100에서 7을 빼면?' 등 9가지 문제로 구성된다. 난이도에 따라 점수에 차이가 있으며 합계하여 치매를 판정한다.
일상생활동작 평가	K-ADL(한국형 일상생활동작 평가, Korea-Activities of Daily Living)	치매 환자들의 기본적인 일상활동을 평가하기 위한 것으로 신체를 돌보고 유지하는 데 필요한 활동을 평가한다(옷입기, 세수하기, 목욕하기, 식사하기, 이동, 화장실 사용 등).
	K-IADL(한국형 도구적 일상생활동작 평가, Korean-Instrumental Activities of Daily Living)	생활 자립도를 판정하기 위해 전화 사용법, 장보기, 식사 준비, 이동 및 외출, 복약, 금전 관리 등 8항목에 대해 평가한다.

표 10-3 인지기능 등의 평가지표 (계속)

영역	명칭	특징
행동심리증상 평가	K-NPI(한국형 신경정신행동검사, Korean-Neuropsychiatric inventory)	치매 환자의 행동과 인성 문제를 평가하기 위해 개발된 도구로, 12가지 영역으로 나누어 치매 환자의 이상행동을 평가하고 이에 따른 보호자의 고통을 평가한다.
	BEHAVE-AD-K(한국형 알츠하이머병의 행동적 정신병리 평가척도, Behavior Pathology in Alzheimer's Disease Rating Scale-Korean)	알츠하이머 환자를 대상으로 하는 검사로, 평가항목은 보호자들에게 고통이 되면서 치료 가능한 행동장애를 중심으로 한다.
중등도 평가	CDR(임상치매척도, Clinical Dementia Rating)	치매 중증도를 평가한다. 본인이나 가족에게 기억, 지남력, 판단력과 문제해결, 사회적응, 가족상황 및 취미, 간병상황의 6항목에 대해 묻고 5단계로 판정한다.
	GDS(전반적 퇴화척도, Global Deterioration Scale)	치매가 의심되거나 치매로 진단받은 환자의 인지기능과 사회적 활동 및 일상생활 기능을 종합적으로 평가하여 치매의 정도를 단일 수치로 평가하는 측정도구이다. 총 7단계로 인지기능장애의 정도 및 치매 증상의 정도를 구분한다.

4) 감별진단의 필요성

치매를 일으키는 원인 질환은 뇌의 외과적 질환에서부터 내과적 질환에 이르기까지 다양하다. 이들 질환은 인지기능장애와 함께 다양한 정신증상이나 행동장애가 관찰되기 때문에 우울증이나 내과적 질환과의 감별이 매우 중요하다.

예를 들어 '최근 건망증이 심해져 스케줄 관리가 힘들다'고 호소한 60대 남성이 문진과 영상검사, 심리검사를 받은 결과 '우울증'으로 진단받았다고 하자. 우울증에는 뇌의 활성화를 유도하는 항우울제가 처방되는데, 이를 '치매'로 오진하게 되면 치매 진행 억제제가 처방되며 우울증은 낫지 않게 된다. 반대로 치매인데 우울증으로 진단받은 경우에는 뇌의 활성화를 유도하는 항우울제를 복용하게 되어 행동 제어가 되지 않는 정신증상이 출현할 위험성도 있다.

또한 치료가 가능한 치매를 발견하기 위해서라도 감별진단은 필요하며, 나중에 설명할 4대 원인별 치매 질환에 대해서도 감별진단이 이루어지면 간호가 수월해진다. 특히 **표 10-4**에서 *가 있는 질환은 치료 가능한 치매 유사 증상(인지기능 저하)이 출현하기 때문에 감별진단의 의미는 크다고 할 수 있다.

표 10-4 치매 증상을 나타내는 질환

종류	질환명
변성질환	알츠하이머치매, 전두측두엽치매, 루이소체치매, 파킨슨병 관련 질환(대뇌피질바닥핵변성증, 진행핵마비 등)
중추신경질환	신경베체트병, 다발경화증 등
뇌혈관장애	혈관성치매(뇌경색증, 뇌출혈 등에 의한)
감염병	뇌염, 진행마비, AIDS 뇌병증, 프리온병 등
종양	뇌종양*
외상	만성경막밑혈종*
척수액순환장애	정상압수두증*
내분비장애	갑상샘저하증*
중독 · 영양장애	알코올중독*, 비타민 B_{12} 결핍증* 등

* 치매 유사 증상이 있으나 치료 가능한 질환

5) 치매의 종류

(1) 알츠하이머병(Alzheimer disease)

신경세포의 섬유화(타우단백질 엉킴 현상)와 베타-아밀로이드(β-amyloid)라고 하는 단백질의 축적이 뇌 전체에 일어남으로써 대뇌나 해마가 위축되고 그 결과 뇌의 기능이 전반적으로 저하한 상태이다(그림 10-1). 알츠하이머병은 치매의 원인 중 가장 대표적이며, 뇌세포의 퇴화로 기억력을 비롯한 여러 인지기능이 점진적으로 저하되며 일상생활의 장애가 초래되는 만성뇌질환이다. 알츠하이머병을 일으키는 뇌 내의 변화는 치매 증상이 나타나기 10~20년 이상 전부터 일어나기 시작해 매우 서서히 점진적으로 악화가 진행되는 것이 특징이다.

증상으로는 치매로 일어나는 대부분의 뇌기능장애가 나타나는 것이 특징이며, 남성보다 여성에게 많이 발병한다.

우리나라에서는 알츠하이머병 치료제로 도네페질(donepezil), 리바스티그민(rivastigmine), 갈란타민(galantamine) 등의 콜린에스터분해효소억제제(anticholinesterase)와 학습 및 기억력에 관련된 화학전달물질인 글루탐산염의 활동을 조절하는 메만틴(memantine)이 시판되고 있다. 경도에서 중등도, 고도까지 각 단계에 맞추어 사용된다.

10

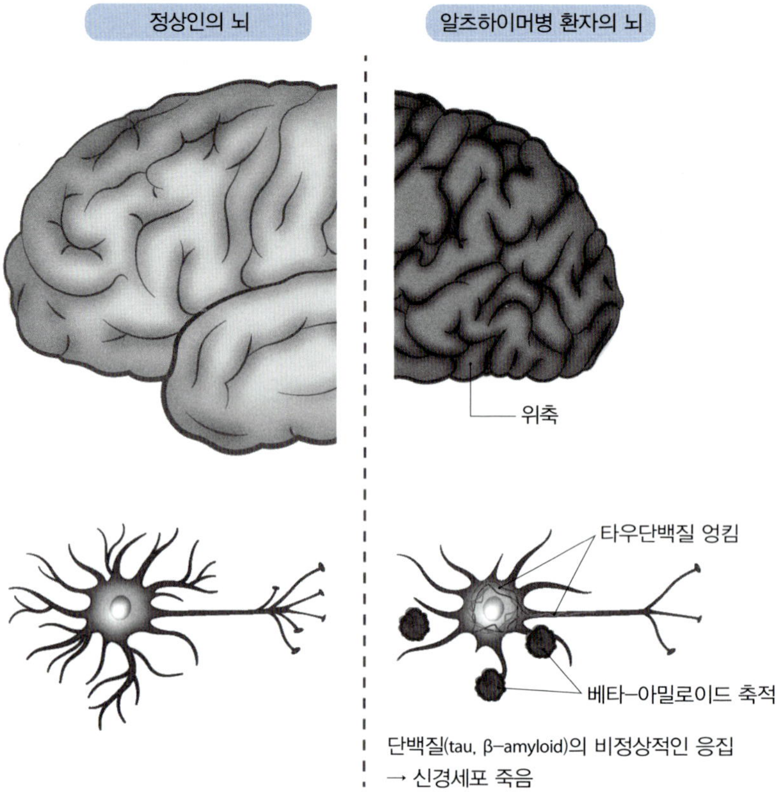

그림 10-1 알츠하이머병

(2) 혈관성치매(vascular dementia)

뇌경색증이나 뇌출혈 등 뇌의 혈액순환장애에 의해 일어나는 치매이다. 두 번째로 흔한 치매 원인으로, 전체 치매의 15~20%를 차지한다. 고혈압, 당뇨, 흡연 등이 위험인자이다. 뇌혈관질환의 종류와 크기, 위치에 따라 다양한 증상과 진행을 보이는데, 혈류가 억제된 부분과 관련하여 정신활동기능이 손상되기도 하고 혈류장애가 없는 부위의 정신활동은 정상이기도 하다. 인지장애, 정신행동이상, 발음장애, 걸음걸이가 불편해지고, 말이 어눌하며 신체 한쪽에 운동마비 등과 같이 뇌졸중에서 나타나는 증상을 보일 수 있다. '상황에 따른 건망증'이나 '부분치매' 등도 특징적인 증상이다. 이러한 증상은 계단식으로 악화한다. 약간의 자극에도 울거나 웃는 등의 감정실금이나 야간섬망이 나타나는 것이 특징이다. 여성보다도 남성에게 많은 경향이 있다.

치매의 원인이 뇌혈관장애이기 때문에 그 배경에 있는 고혈압이나 이상지질혈증,

당뇨병 등에 대한 약물치료나 생활습관의 개선을 통해 재발을 방지한다. 또한 뇌혈관 질환을 악화시키지 않도록 주의한다. 혈관성치매의 경우 인지개선 치료만을 위하여 개발된 약물은 아직 없으며 알츠하이머병 치료에 쓰이는 콜린에스터분해효소억제제(anticholinesterase)와 NMDA수용체대항제(NMDA receptor antagonist)가 사용된다. 동시에 재활훈련이나 단기보호서비스 등을 이용해서 인지기능의 저하를 방지하도록 한다.

(3) 루이소체치매(dementia with Lewy body)

α-시누클레인을 주요 구성성분으로 하는 단백질(루이소체, 그림 10-2)이 뇌의 신경세포 안이나 자율신경 영역에 다발함으로써 인지기능이 저하된 상태이다.

특징으로는 하루 중 인지기능장애의 큰 변화, 파킨슨증상(소폭보행이나 손발떨림, 근육경직 등), 구체적인 사물이나 사람 형태의 환시 등이 있다. 그 외에 기립저혈압, 요실금, 변비 등의 자율신경계통 이상 증상도 나타날 수 있다. 진행은 알츠하이머치매보다 빠르다. 자율신경의 장애로 인해 기립저혈압을 일으키기 쉬워 낙상에 특히 주의가 필요하다. 또한 삼킴반사가 저하되기 때문에 폐흡인에도 주의해야 한다.

루이소체치매는 파킨슨병 증상과 환각 및 망상을 모두 나타내기 때문에 약물요법에서는 알츠하이머병 치료용 항정신병약물이 사용되기도 한다. 하지만 일반적으로 항정신병약물은 파킨슨병 증상을, 파킨슨병 치료제는 환각이나 망상을 각각 부작용으로 유발할 위험성을 가지며 약리학적으로 상반되는 효과가 동시에 요구되기 때문에 치료는 어렵다. 또한 수면유도제나 항불안제를 처방받아 점점 증상이 악화하는 예가 적지 않다.

10

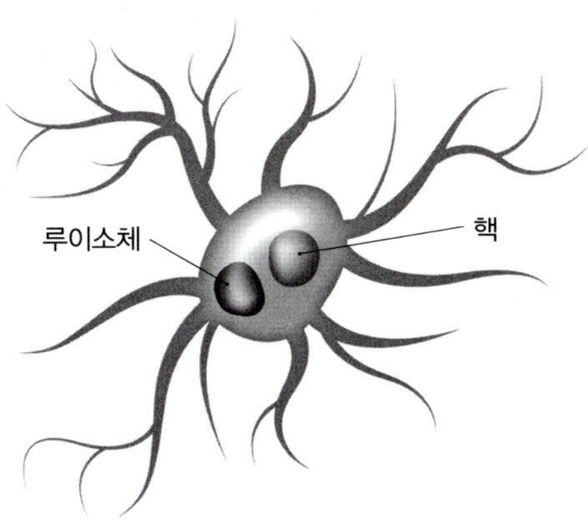

그림 10-2 **루이소체**

(4) 전두측두엽치매(frontotemporal lobar dementia; 피크병 등)

45~64세의 연령층이 전체 전두측두엽치매 환자의 60%를 차지한다. 전두엽이나 측두엽 앞쪽부터 진행되는 치매이며, 전두엽과 측두엽에 한정하여 뇌세포의 위축이 관찰되기 때문에 전두측두엽치매 환자들은 뇌 앞쪽이 전체적으로 작아져 있는 것이 특징이다. 기억력 저하보다 언어, 판단, 사고 등의 기능저하가 먼저 나타난다. 이성적 사고를 담당하는 전두연합영역이 손상되면 이전과는 사람이 달라진 것처럼 난폭해지거나 행동을 억제하지 못하는 등의 증상이 나타난다. 본인에게는 질병 인식이 없기 때문에 비정상적인 행동으로 경찰에 체포되어 구속된 후 질병을 알게 되는 경우도 있다. 또한 같은 행동이나 동작을 계속 반복하는 상동적 행동도 특징적이다.

한편, 언어를 담당하는 측두연합영역이 손상되면 실어(aphasia)가 나타나고 간단한 언어의 의미를 알지 못하게 되는 등 언어로 소통하기 어려워진다.

뇌세포의 기능을 손상시키는 물질은 밝혀졌지만, 근본적인 치료법은 아직 발견되지 않아 주로 대증요법이 시행된다. 약물요법으로 콜린에스터분해효소억제제가 사용되지만 비효과적이며, 충동과 기분조절을 위해 항정신병약물, 항우울제 등이 사용되기도 한다.

6) 치매의 증상

치매 증상은 기억장애, 지남력장애, 언어장애, 실인과 실행, 실행기능장애 등의 인지기능장애(핵심증상)와 행동심리증상(behavioral and psychological symptoms of dementia, BPSD)으로 나뉜다. 예를 들어 암의 주증상으로 '통증'이 있듯이 치매에도 주증상과 동반증상이 있다. 치매의 경우 주증상이 인지기능장애, 동반증상이 행동심리증상에 해당한다.

암 환자를 간호할 때는 증상의 중심이 되는 '통증'을 사정하고 통증 완화를 위한 간호가 시행된다. 치매의 경우도 마찬가지로 인지기능장애를 충분히 사정하여 근거를 가지고 다음과 같은 증상에 적합한 간호로 대응해나갈 필요가 있다.

(1) 기억력장애

대표적 증상으로서 자각이 없는 기억력 저하를 들 수 있다. 초기에는 최근 기억을 잊어버리고, 진행하면 오랫동안 알고 있던 일을 기억하는 데도 장애가 발생한다. 새로운 사건에 대한 기억과 지식이 손상되기 때문에 조금 전 한 식사나 약속 등을 쉽게 잊어버린다. 이른바 일화기억(episodic memory)의 장애이다. 5분 전에 일어난 사건이나 대화를 잊어버리기도 하는데, 간호사는 그때마다 '인사', '자기소개', '무엇을 하려고 하는지'를 귀찮아하지 말고 전달한 후 대응하도록 한다.

한편, 절차기억(procedural memory)이라는 '순서'의 기억은 치매 증상이 상당히 진행될 때까지 남는다. 따라서 옛날이야기를 생생하게 하거나 부엌에서 채소를 다듬거나 김치를 담그기도 한다. 옛날이야기나 환자의 고향 이야기 등을 하면서 간호에 임하는 것도 효과적일 수 있다(그림 10-3).

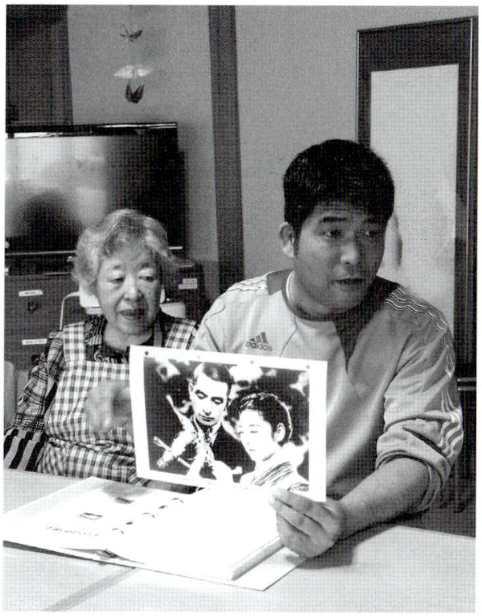

그림 10-3 사진을 이용한 회상법

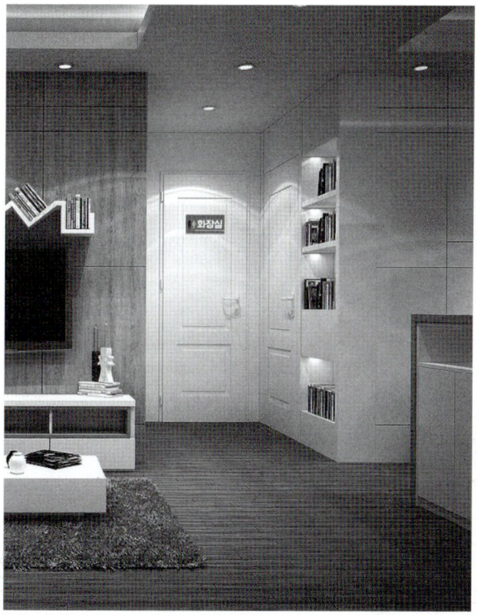

그림 10-4 장소 표시

(2) 지남력장애

지남력장애는 시간, 장소, 사람 등을 판단할 수 없게 되는 증상이다. 간호사가 현재를 알리는 현실감각훈련을 최대한 자주 제공할 필요가 있다. 시계나 달력 등을 잘 보이는 장소에 걸어 둠으로써 현재의 상황을 알게 하는 경우도 있다.

장소를 모르게 되기 때문에 목적으로 하는 장소를 알아보기 쉽게 게시할 필요가 있다. 화장실도 종이만 붙여둘 것이 아니라 글씨를 크게 써서 입체적으로 표시하는 배려를 한다(그림 10-4).

배회가 예상되는 경우에는 옷 안쪽에 주소와 이름 등을 써서 붙이거나 주머니에 넣는 것도 하나의 방법이다. 배회센서를 장착하여 어디에 있는지를 확인하는 시스템을 사용할 수도 있다.

(3) 언어장애

언어장애는 본인과 가족, 본인과 간호사가 서로 의사소통하는 데 큰 지장을 가져오는 장애 중 하나이다. 치매가 진행해서 중증이 되면 이것, 그것, 저것 등과 같이 사물의 이름을 잊어버리거나 단어를 떠올리지 못하는 증상이 나타난다.

언어로 지시할 수 없을 때는 비슷한 동작을 해보이면 흉내 내기도 한다. 또한 '일어서 볼게요. 하나, 둘' 하며 활기차고 밝게 구령을 붙이거나 쉬운 단어를 활용하면 잘 전달되기도 한다.

(4) 실인증과 실행증

실인증(agnosia)은 지각 기능이 온전함에도 불구하고 대상을 인지하지 못하는 것을 말한다. 예를 들어 치매 환자는 정상적인 시력을 가지고 있음에도 불구하고 의자나 연필 같은 물체를 알아보지 못하고 친숙한 사람의 얼굴을 몰라볼 수 있다. 실행증(apraxia)은 운동 능력과 감각 기능이 온전하고 작업 내용을 이해하였음에도 불구하고 그 행위를 수행하지 못하는 것을 말한다. 치매 환자들은 실행증을 나타낼 수 있는데 도구를 사용하는 방법(가위질하기 등)이나 익숙한 동작(안녕하며 손 흔들기 등)을 재연하지 못한다. 치매 환자가 음식을 예전처럼 못 만들거나 구두끈을 제대로 매지 못하는 것도 실행증이 원인이 될 수 있다.

예를 들어 식사를 할 때 젓가락을 이해할 수 없어(실인) 섭취방법에 혼란을 일으켜 음식을 섞어버리는 등의 행위는 '실인 및 실행에서 오는 식사 혼란'으로 사정할 수 있다. 이 경우에는 ①식사 전 마음을 준비시키는 현실감각훈련, ②조용하게 식사에 집중할 수 있는 환경 정비, ③집중해서 식사하기 위한 편안한 자세 확보, ④식기 배려(익숙한 식기 사용, 2개 정도로 수를 줄임, 실인 혼란을 줄이기 위해 안쪽에 무늬가 없는 식기 사용) 등의 간호를 한다.

이렇게 안정된 환경을 갖춘 다음 계기를 만들거나 모델을 제시하여 환자가 가진 능력을 이끌어낸다.

(5) 집행기능장애

목적에 맞추어 계획을 세우거나 절차나 순서를 매기는 기능을 집행기능이라고 한다. 예를 들어 찌개를 만들려면 채소를 썰고 익힌 후 끓여서 양념을 하는 절차로 진행된다. 집행기능이 손상되면 요리 기술은 유지되지만, 순서를 머릿속에서 계획할 수 없어 요리에 필요한 일련의 복잡한 작업을 할 수 없게 된다.

이러한 일련의 흐름에 대해서는 동작을 분할하여 실행할 수 있도록 간호를 제공한다. 예를 들어 '고구마를 씻어 주세요', '껍질을 까주세요' 하며 절차기억을 활용하면서 말을 걸어주면 요리할 수 있는 경우가 많다. 또한 이렇게 함으로써 본인도 성취감을 느낄 수 있다.

(6) 행동심리증상

행동심리증상(정신행동증상, BPSD)은 치매 환자에게 반드시 관찰되는 것은 아니지만 병소의 위치, 신경전달물질, 뇌위축, 유전요인, 성별 등 다양한 인자에 의해 결정되는 증상이다. 환경 변화, 신체 변화, 간호와 간병 시의 대응 등이 그 요인으로 판단된다. 구체적으로는 수면장애나 망상, 폭언과 폭력행위 등 이른바 간호사가 대응하기 어려운 증상이나 행동이 많이 포함된다.

간호 현장에서는 이를 흔히 '문제행동', '문제가 되는 행동'이라는 용어로 표현한다. 하지만 '문제행동'이란 누구에게 문제인 것일까? 이러한 사실에 입각해서 특히 치매 환자 본인의 어려움을 배려하여 간호해나가야 한다.

① 정동장애(affective disorder)

헌팅톤병 환자의 38%가 정동장애(불안, 우울증, 조증 등)를 보이며, 파킨슨병 환자의 30~70%가 우울증을 보이고, 혈관성치매의 경우 약 60%가 우울증을 동반한다.

② 망상(delusion)

알츠하이머치매 노인의 30~40%, 혈관성치매 노인의 40%가 질병 진행과정의 초기나 중기에 망상을 경험한다. 가장 흔히 발생하는 피해망상증은 도둑망상 또는 부정망상이다.

③ 환각(hallucination)

환각은 치매 노인에게 비교적 흔하지 않은 증상이다. 혈관성치매나 대사질환이나 독성 상태에서 나타나며, 주로 환청과 환시가 흔하다.

④ 행동이상(공격적 행동, 반복적 행동)

공격적 행동과 반복적 행동이 가장 흔히 나타나는데, 치매 노인의 20~60%가 공격적 행동을 보인다. 공격적 행동은 화를 내는 정도의 가벼운 수준부터 상대방에게 해를 가하는 행동까지 다양하다. 때로 자기 몸을 물어뜯거나 벽에 머리를 부딪치는 등의 자해행동도 보인다. 반복적 행동으로는 깨어 있는 동안 계속 서성이는 행동이 흔하다. 보호자의 감시가 소홀하면 밖으로 나가거나 반대로 집안에만 있기도 한다. 먹을 것만 요구하기도 하고, 반대로 전혀 음식을 먹지 않기도 한다. 타인과의 접촉을 거부하고 고집을 부리기도 한다. 치매 노인의 행동이상은 해질 무렵에 특히 악화된다.

7) 치매 노인의 지원

(1) 섭식장애에 대한 지원

치매로 인해 다양한 섭식장애가 나타난다. 섭식장애에는 현실감각훈련이나 식사환경 정비, 식사자세에 대한 배려 등의 지원을 한다. 섭식장애에 대한 증상과 상태와 간호 내용을 표 10-5에 정리하였다.

표 10-5 치매 노인의 섭식장애에 대한 지원

	증상 · 상태의 예	간호 내용
인지와 행동 이상	• 섭식을 거부한다. • 식사 중에 잠든다. • 절박적 섭식(빨리 먹기)이 있다. • 비어 있어도 먹는 동작을 한다. • 음식물의 크기를 모른다. • 음식물을 인지할 수 없다. • 음식물을 섞어버린다.	• 현실감각훈련을 한다. • 인사나 섭식에 이르기까지의 행위 확인을 한다. • 식사 횟수나 먹는 속도를 배려한다. • 음식물의 크기나 형태, 식기 등을 배려한다. • 물수건이나 알루미늄포일 등을 입에 넣어버리는 경우에는 배식 전에 제거한다. • 목이나 어깨를 자극하는 체조를 한다. • 마비가 있는 경우 등에는 자세를 안정시킨다.

표 10-5 치매 노인의 섭식장애에 대한 지원 (계속)

	증상 · 상태의 예	간호 내용
관념실행	• 식기 사용에 장애가 있다. • 손으로 먹는다. • 접시를 핥는다. • 다른 사람의 음식을 먹어버린다.	• 청결한 환경을 조정한다. • 식사 자세를 확인한다. • 식기를 배려한다. • 식사 자리의 배치를 고려한다. • 여유를 가지고 대응한다.
주의장애	• 먹으면서 말하다가 사레에 걸린다. • 식사에 집중할 수 없다. • 섭식동작이 멈춘다. • 식사 중 서거나 다른 동작을 시작한다.	• 조용하고 집중할 수 있는 환경을 만든다. • 시야 내에 식사를 방해하는 것이 없도록 한다. • 섭식동작이 멈추면 말을 걸어 천천히 시작하게 한다. • 일어서거나 걷기 시작하면 함께 걸으며 유도한다.
반측공간무시 · 시공간인지 장애	• 시야의 어느 절반에 있는 것을 깨닫지 못한다. • 식사 중에 일부를 남긴다. • 다른 식기를 알아차리지 못하는 모습이 관찰된다. • 음식물의 형태나 위치관계를 모른다(구성장애).	• 맨 처음에 메뉴를 소개한다. • 먹는 속도에 맞추어 식기 위치를 보이는 쪽으로 이동한다. • 주먹밥처럼 한꺼번에 먹을 수 있는 등의 고안을 한다.
정동제한장애	• 즐겁지 않은데 얼굴이 웃고 있다(강제웃음). • 감정이 흥분되면 억제할 수 없다(감정실금). • 식사 등에 대해 거부하는 태도를 취한다. • 입에 음식물을 넣어도 혼잣말을 계속해서 한다.	• 조용한 식사환경을 만든다. • 냉정한 대응에 유념하고 감정을 부채질하는 일은 하지 않는다. • 감정이 안정될 때까지 식사를 피한다. • 섭식 속도를 연구한다.
구강과민	• 입을 벌리지 않는다. • 음료를 마실 수 없다. • 입자상의 음식을 뱉어낸다. • 음식을 입에 넣으면 혀로 밀어낸다.	• 구강간호를 한다. • 과민해져 있는 원인을 제거한다.
돌봄 제공자와의 관계	• 보조의 속도가 맞지 않는다. • 혼자서는 잘 못 먹지만, 보조를 거부한다. • 독이 들어 있다는 등 돌봄제공자를 의심한다. • 배식된 것을 다른 사람에게 줘버린다. • 특정 사람이 권한 것만 먹는다.	• 삼키는 속도 등을 관찰하거나 젓가락이나 숟가락을 고안한다. • 메뉴를 설명하고 신선함이나 안전성 등에 대해 설명한다. • 노인이 먹고 싶어 하는 순서로 지원해간다. • 의심하는 경우에는 안심시키는 대응을 한다. • 의사소통이 이루어지는 직원이 배식한다.

(2) 배설 지원

치매 노인의 경우는 배설과 관련하는 증상이 많다. 예를 들어 화장실 위치를 몰라 화장실이 아닌 곳에 배설하거나 배변 후 기분이 나빠져 기저귀를 혼자 벗어버리거나 화장실 물로 이를 닦는 등 다양하다.

간호사는 이러한 상황을 피하기 위해 다음을 관찰하여야 한다.

① **배설 상황** : 변비, 실금, 대변의 양과 상태

② **하복부 상태** : 복통, 복부팽만

③ **불안상태** : 배회 등

④ **의류** : 속옷이나 기저귀 상태, 의복의 오염상태

⑤ **전신상태** : 발열, 식욕부진, 구역질, 구토

⑥ **화장실 사용상황**

이러한 항목의 관찰을 바탕으로 배설 지원을 진행하며, '이제, 기저귀 갈게요' 하며 말을 거는 것이 아니라 그 사람의 사생활을 존중하면서 배설 지원에 자진해서 참가하고 싶은 기분이 드는 환경을 만드는 것이 중요하다.

(3) 수면 지원

치매 특유의 증상 때문에 불면이 생기거나 밤낮이 바뀌는 예가 많이 관찰된다. 또한 그것이 치매 증상을 더욱 악화시키기도 한다. 휴식과 운동의 균형을 고려하면서 생활리듬을 정비해나가는 것이 중요한데, 그러려면 그 사람의 생활리듬과 치매 증상을 파악하여 차분하게 대응해나가야 한다.

우울상태나 야간섬망이 있는 경우에는 항우울제나 수면제가 효과적이지만, 노인에게 부작용이 강하게 나타나기도 한다. 밤에 잠을 자지만 낮에도 몽롱하고 식욕부진이 있으며 식사 중 사레드는 일이 느는 등 수면부족으로 인해 나타날 수 있는 증상을 관찰할 필요가 있다.

평소 수면제를 사용하면 안 된다고 기피하지 말고 수면제의 필요성이나 부작용의 영향 등을 파악하여 상황에 맞게 안심하고 잠들 수 있는 환경을 만들 필요가 있다.

또한 가능한 한 낮잠을 취하지 않도록 하며 규칙적으로 산책이나 운동을 하도록 권유하도록 한다.

8) 치매 종류별 간호관리

(1) 알츠하이머치매

① 일화기억장애에 대한 대응

간호사가 ‘자기소개’, ‘인사’, ‘무엇을 하려고 하는지’를 귀찮아하지 말고 전달하는 것이 환자와의 신뢰를 돈독히 할 수 있다. 같은 대응을 반복함으로써 친숙한 관계가 된다.

② 시공간인지장애에 대한 안전 배려

구성실행증(constructional apraxia)이 있는 경우에는 공간변형이나 시각결손 등이 일어난다. 따라서 그림 등의 활동을 통한 간호는 혼란이나 고통을 가져오게 된다. 본인이 즐길 수 있는 프로그램을 권한다. 또한 난간 등을 잘못 잡아 낙상하는 경우도 있으므로 그 예방에 노력한다.

③ 하루의 생활리듬 조정

24시간을 하루로 생활하는 우리는 25시간 주기인 생체시계를 매일 재설정할 필요가 있다. 아침 일찍 일어나 햇볕을 온몸에 쬐거나 운동하거나 휴식하는 활동이 생활리듬의 조절로 이어진다.

④ 잔존능력 활용(절차기억이나 장기기억, 감정의 활용)

옛날이야기로 이야기꽃을 피우거나 요리를 돕게 하면 치매가 있어도 잔존능력을 활용할 수 있다. 특히 치매가 있어도 감정은 풍부하고 유머는 유지된다고 하므로 유머 있는 간호를 하도록 노력한다.

⑤ 대화의 배려

기억이나 언어장애로 인해 대화에 앞뒤가 맞지 않거나 잘못이 있다고 해서 그 사실을 다그치지 않는다. 그 자리에서는 흘려듣거나 훨씬 옛날 일, 지금 일, 미래 일을 말하게 한다.

(2) 혈관성치매

① 혈관장애를 일으키는 위험 관리와 재발작 예방

항혈소판제나 뇌순환대사개선제를 복용하고 동맥경화증 위험인자를 관리한다. 체중에 맞는 수분량을 확보하여 탈수를 예방한다.

② 삼킴장애에 의한 흡인폐렴 예방

어깨나 목 자극, 입술이나 볼이나 연구개 자극, 발음훈련, 얼음마사지(p.73 Memo 참조) 등을 도입한다(**그림 10-5**).

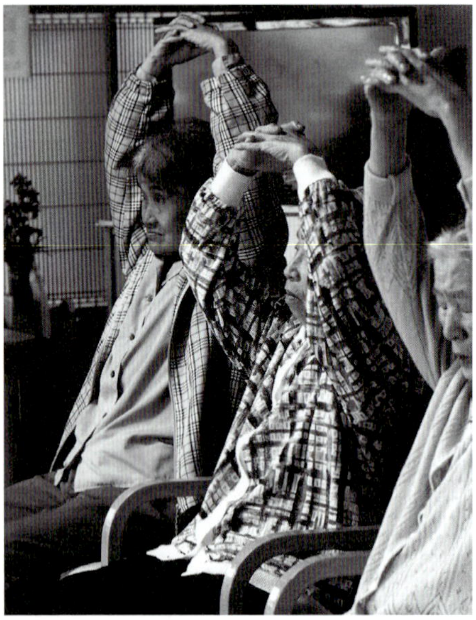

어깨나 목 주위 체조

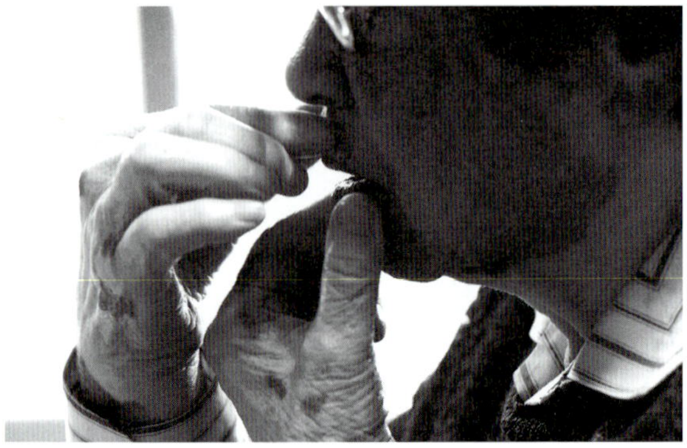

입술이나 볼 자극

입, 볼, 목을 자극하는 식전의 삼킴훈련은 반복적으로 수행함으로써 효과가 나타난다. 식사 때마다 하는 것이 중요하므로 즐겁고 간단한 것이 바람직하다.

그림 10-5 폐흡인 예방을 위한 간호

③ 일상생활동작능력 유지

신체 활동 부족이나 침상안정으로 인해 전신의 다양한 기관에 기능저하가 일어나는 비사용증후군을 방지하는 재활훈련을 한다. 몸이 잘 움직이고 기분도 여유로워지는 오후에 하면 좋다.

④ 낙상 예방

뇌장애에 의한 마비나 반측공간무시 외에 다리부종 등도 있으므로 안전한 환경을 조정하고 신체 관찰을 하면서 낙상을 예방한다.

⑤ 생활리듬의 조정과 활성화

알츠하이머치매의 간호관리 ③을 참조한다.

⑥ 본인의 속도에 맞는 의사소통

자극을 주면서 천천히 사건을 상기할 수 있도록 대화하면 좋다.

⑦ 규칙적인 주야간 생활리듬이나 신체사정

야간섬망이 있는 경우에는 신체사정을 통해 원인 질환을 파악하고 해당 질환 치료를 우선적으로 시행한다. 또 섬망에 의해 심신의 기능수준 저하, 자상행위, 다른 사람에게 위해를 가하는 행위 등이 나타날 때는 약물요법도 진행한다. 예방적인 간호로서 현실감각훈련, 체내시계 재설정, 개인의 옛날이야기(개인회상) 등의 방법이 효과적이다.

(3) 루이소체치매

① 환시나 흥분 시의 의사소통

환자는 생생한 환시로부터 벗어나려고 갑자기 내달리거나 큰 소리를 내거나 폭력행위를 휘두르는 경우가 있다. 환시는 불안이나 공포로 유도되는 증상이기 때문에 무리하게 긍정할 필요는 없지만, 공감적인 말을 걸어 묵묵하게 환자의 곁에 있어 주는 것이 중요하다.

② 폐흡인이나 낙상 주의

주의장애나 가벼운 의식장애 시에는 무리하게 각성시키거나 자극하지 말고 휴식을 확보하도록 노력한다. 또한 보행이상이나 근구축도 관찰되므로 낙상 예방을 위한 안전한 환경을 정비하도록 한다.

③ 일상생활동작능력의 유지와 활성화

인지기능의 변화에 맞는 재활훈련을 한다. 상태가 좋을 때 식사나 목욕, 훈련 등을 중점적으로 하도록 한다.

④ 삼킴장애에 의한 흡인폐렴 예방

혈관성치매의 간호관리 ②를 참조하기 바란다.

(4) 전두측두엽치매

① 잔존능력을 활용한 간호

절차기억이나 일화기억을 활용하여 도구적 일상생활동작 수행능력을 유지시키는 간호가 필요하다. 동작을 분할하면서 말로 설명하고 시범을 보이는 것이 좋다.

② 정신증상(상동적 행동)을 파악한 간호

상동적 행동을 활용한 간호를 고려한다. 상동적 행동을 무리하게 중단하면 감정제어를 못해 폭언이나 폭력행위로 이어지기도 한다.
예를 들어 15시에 반드시 전철을 보러 산책 나가는 상동적 행동을 가진 환자의 경우 우선 15시라는 시간을 존중한다. 입원 중과 같이 전철을 보러 갈 수 없는 경우에는 전철을 보거나 걷는 행위를 존중하여 15시에 전철 사진이나 책을 제공하고, 15시에 같은 경로로 병동을 산책하는 등 상동적 행동을 간호로 전환하도록 노력한다.

③ 편안한 공간 만들기

좋아하는 가수의 음악을 들으면 안정되고 달콤한 음식을 먹으면 웃음이 나오는 등 환자 본인이 원래 흥미가 있는 것에 관한 재료나 도구를 준비해둠으로써 병실이 편안한 장소가 된다.

④ 활동은 본인이 좋아하고 단순한 것부터

전두측두엽치매는 특히 언어장애가 나타나기 때문에 복잡한 설명은 최대한 피하고 익숙한 활동으로 분위기를 만들어간다. 치매 초기에는 길을 헤매는 일은 없으므로 산책이나 노래를 하게 하면 기분전환이 된다(그림 10-6).

⑤ 환자의 가족이나 간병인 이해시키기

치매 환자 증상의 원인이 전두엽 기능장애 때문임을 교육함으로써 환자의 변화된 모습을 가족이 받아들일 수 있고 이해하게 한다. 환자와 가족을 위한 정신사회적인 서비스에 대한 정보와 교육이 필요하며, 문제되는 상황에 대처하는 방법에 대해 가족들과 상담해 주는 것이 중요하다.

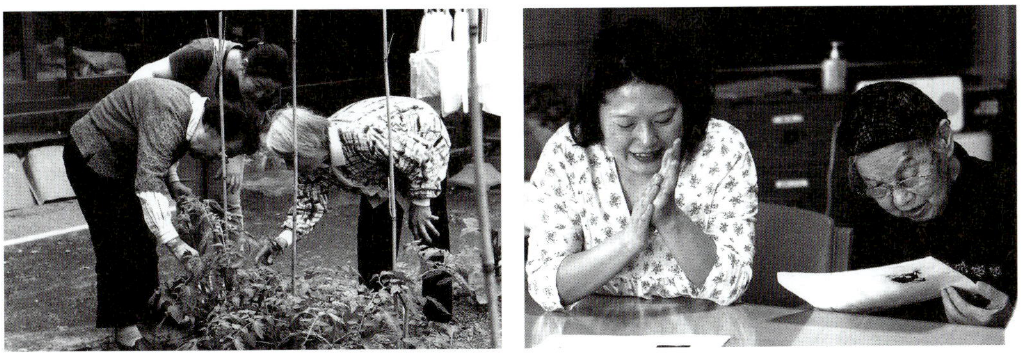

그림 10-6 산책이나 노래를 적용한 간호

2. 경도인지장애

경도인지장애(mild cognitive impairment, MCI)는 치매 전단계이다. 본인이나 가족에 의한 인지기능 저하의 호소가 있고 실제로 인지기능 저하가 확인되지만 치매는 아니며 일상생활에는 기본적으로 지장이 없는 경우 경도인지장애로 진단된다(그림 10-7). 치매에서의 건망증과 같은 가벼운 기억장애는 일상생활에 어려움을 초래할 정도는 아니다. 경도인지장애의 위험인자에는 고령, 유전(APOE 4 유전자), 남성, 낮은 교육, 당뇨병, 고혈압, 비만, 이상지질혈증 등의 혈관 위험인자, 흡연, 심혈관질환 등이 있다.

건강보험심사평가원 통계에 따르면 경도인지장애 환자 수는 2011년 약 3만 5천 명에서 2021년 약 29만 9천 명으로 최근 10년간 약 8.4배 이상 크게 증가한 것으로 나타났다(그림 10-8).

경도인지장애가 있는 경우 치매로 진행할 가능성이 높기 때문에 주의가 필요하다. 65세 이상 정상인의 경우 매년 치매로 진행하는 비율이 1~2%인 반면, 경도인지장애 환자는 매년 10~15%가 치매로 진행한다. 6년간의 장기추적연구 결과 경도인지장애 환자 중 무려 80% 가량이 6년 이내에 치매를 진단받은 것으로 나타났다.

여기서 중요한 점은 경도인지장애를 조기에 진단하여 예방과 치료로 연결 짓는 것이다. 경도인지장애의 대책 및 치료는 조기일수록 효과가 높기 때문에 노인 본인뿐만 아니라 가족, 지역사회가 경도인지장애에 대해 지식을 가지고 사소한 변화에도 민감해질 필요가 있다.

경도인지장애의 발병 예방으로는 생활습관병 대책이나 적극적인 사회참여와 같은 건강한 사회생활을 보내는 대처가 요구된다. 또한 당뇨병이나 고혈압 등의 생활습관병은 모두 경도인지장애의 위험인자이기 때문에 혈당치나 혈압의 상승을 조금이라도 억제하면서 생활해 나가는 것이 치매의 발병 예방으로 이어지는 중요한 보건행동이 된다.

조기치료에는 일반적으로 약물요법과 비약물요법을 병행한다. 약물요법은 증상의 진행을 늦추는 것이 목적이고, 비약물요법은 인지기능훈련이나 음악요법, 회상법 등을 통해 남아 있는 인지기능을 유지하는 것이 목적이다.

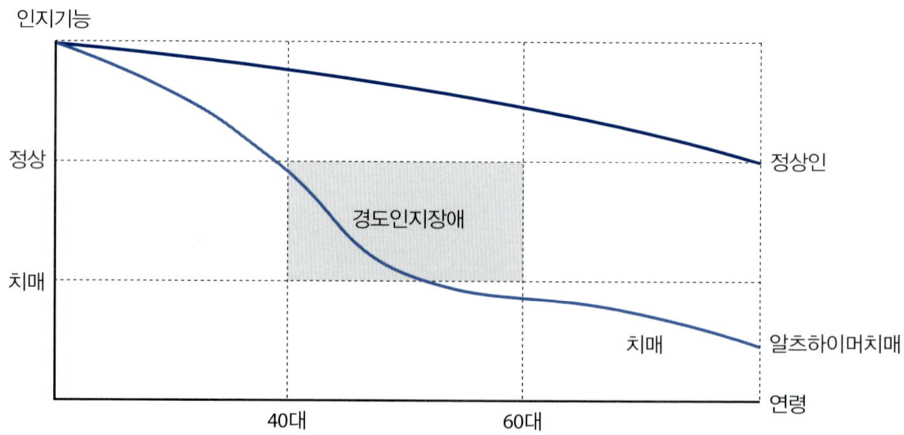

그림 10-7 경도인지장애

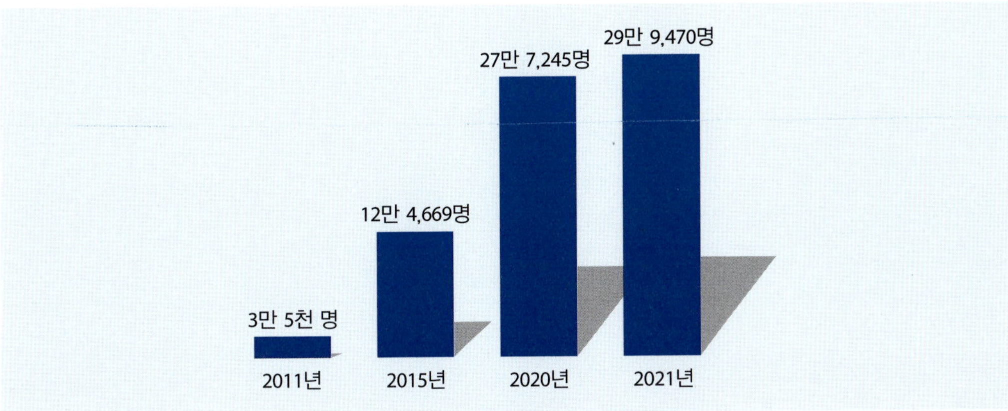

그림 10-8 경도인지장애 환자 수 추이

〈출처 : 건강보험심사평가원〉

3. 섬망

섬망(delirium)이란 일시적인 뇌기능 저하로 일어나는 경도 또는 중등도의 의식혼탁(착란)을 기반으로 인지장애나 정신활동의 변화가 일어난 상태를 말한다. 수술이나 입원 직후의 섬망 발병률은 일반적으로는 10~30%이며, 고령, 암 환자, 수술 후, 종말기 등인 경우에는 더욱 높아진다고 한다.

10

1) 섬망의 원인

섬망의 원인에는 ①국한성 또는 광범위성 뇌질환, ②이차적으로 뇌에 영향을 미치는 뇌 이외의 신체질환, ③약물이나 화학물질의 중독, ④상용 약물의 이탈을 들 수 있다. 특히 직접적인 원인이 되는 질환이나 병태를 **표 10-6**에 정리하였다.

섬망이 일어나기 쉬운 배경 인자로서 고령이나 뇌의 변성질환(특히 알츠하이머치매)이 있으며 이러한 조건이 있는 경우에는 섬망의 발병빈도는 높아지기 쉽다. 그 밖에 섬망의 발병 계기가 되는 인자에는 심리적 스트레스, 수면박탈, 감각차단 또는 감각과잉, 신체의 부동화 등을 들 수 있다.

표 10–6 섬망의 원인이 되는 질환 및 병태

뇌 · 신경질환	머리외상에 의한 신경손상, 뇌전증(간질), 뇌혈관장애, 신경변성질환
순환 · 호흡기질환	쇼크, 부정맥, 심근경색증, 울혈심부전, 호흡부전
대사장애	수분 · 전해질균형 장애, 산염기평형 장애, 빈혈, 저산소혈증, 저혈당, 고혈당, 신부전, 간부전, 비타민 B_1 결핍증, 내분비질환
기타	수술 침습, 중증 외상, 악성신생물, 감염병

2) 섬망의 종류와 증상

섬망은 급성으로 발병하여 수일에서 수주일에 소실된다. 또한 하루 중에도 증상은 변화한다. 섬망은 ①과활동형(행동이나 활동이 활발하고 흥분하여 안정되지 않는 불안 상태), ②활동저하형(의식이 혼탁 경향에 있지만, 행동이나 활동이 활발하지 않고 온순한 상태), ③혼합형(①과 ②가 혼합되어 나타나는 상태)으로 분류된다.

야간섬망은 낮에는 활동저하형이지만 야간에는 과활동형 상태가 된다. 과활동형의 대표적인 증상에는 침착함 결여, 환각, 불면, 지남력장애, 폭력 행동 등이 있다.

3) 섬망의 간호관리

① 신체요인의 제거

적절한 수분 · 전해질 균형, 정상적인 산소농도과 혈압, 정상적인 배설 패턴, 수면 및 각성 패턴을 유지한다. 섭취하는 수분량이나 배설량, 순환동태, 피부 등을 관찰하고 혈액검사 결과를 확인한다. 체액이 부족한 경우에는 물을 마시도록 권하고 점적요법 등에 의한 수분보충을 시행한다.

② 입원환경의 안정성 유지

섬망의 발병을 촉진하는 수면장애, 감각차단, 환경 변화 등의 유발 인자를 최대한 제거한다. 입원환경을 조정하여 안정을 꾀하기 위해 불면이나 통증, 불쾌감, 불안 등의 유무를 질문하여 확인하고 환자의 반응을 관찰한다.

일방적으로 지시하는 것이 아니라 환자에게 불안이나 불쾌감을 주는 원인을 조정하는 것이 중요하다. 예를 들어 불필요한 도관과 모니터 라인을 제거하고, 은은한 조명을 설치하여 환자의 불안을 감소시키며, 안경이나 보청기를 착용하고, 통증을 제거하며, 이동식 변기를 침대 곁에 두는 방법 등이 있다. 또한 환자의 불안을 경감하고 안심할 수 있도록 천천히 분명한 목소리로 말하거나 알기 쉽게 짧은 문장으로 말하는 등의 의사소통 방법을 고안하는 것도 중요하다. 환자의 가정에서 쓰던 물건을 가져오게 하거나 가족 등 안심할 수 있는 사람에게 면회를 오게 하는 등의 방법도 효과적이다.

③ 가족에 대한 간호

섬망 상태의 환자를 목격한 가족은 정신적인 충격을 받는 경우가 많다. 환자에게는 가족이 곁에 함께 있어 주면 안심이 되지만 때로 가족에게는 정신적 부담이 되기도 한다.

가족이 갖고 있는 생각이나 의문을 표출할 수 있도록 의료인 측이 이야기할 수 있는 분위기나 시간을 만드는 것도 필요하다. 구체적으로는 섬망에 대한 기본적인 지식을 알기 쉽게 설명하거나 가족이 섬망 환자를 어떻게 대하면 좋은지를 교육한다.

④ 섬망 시의 약물요법

환자가 심한 초조와 흥분 증상을 보일 때는 약물을 사용한다. 소량의 항정신병약물을 사용하는데 장기간 투여하면 부작용이 나타나기도 하므로 약물의 사용사항 등을 확인하여 주의 깊게 관찰한다. 수액과 전해질의 균형, 적절한 영양 및 비타민 공급도 많은 도움이 된다. 섬망 환자는 약물 부작용에 매우 민감하기 때문에 불필요한 약물, 특히 진정제나 수면제의 사용은 중단하는 것이 좋다.

4. 노인의 우울

우울증(depression)이란 우울감과 의욕 저하를 주요 증상으로 하는 기분장애의 일종으로, 스트레스에 대한 반응으로 나타나는 일시적 우울증에서부터 약물 및 심리치료를 필요로 하는 병리적 우울증에 이르기까지 연속적인 특징을 가진다. 우울증은 그 자체로도 심각한 폐해를 가져오지만 노인에게 특히 자살 생각에 가장 강력한 영향을 미치므로 더욱 큰 사회적 관심이 필요하다.

최근의 연구에 따르면 우울증이 있으면 흡연하고 운동하지 않아 살찌며 당뇨병이 생기기 쉬운데, 이는 심근경색, 협심증 등 심혈관질환의 위험을 높이므로 우울증 환자는 심혈관질환 예방에 신경을 써야 한다. 노인의 경우 다른 연령과 달리 우울증이 비전형적인 증상으로 나타나는 경우가 많다. 우울감을 적게 호소하고 신체증상과 인지기능 저하가 두드러지기 때문에 진단이 힘들며 다른 질병으로 오인되어 부적절한 치료를 받는 경우가 많다.

1) 노인성 우울증의 원인

노인성 우울증의 발생 원인은 크게 사회심리적 요인과 생물학적 요인으로 나눌 수 있다. 대부분의 경우 사회심리적 요인과 생물할적 요인이 복합적으로 작용함으로써 노인성 우울증이 발병한다.

(1) 사회심리적 요인

노년기에 겪게 되는 각종 상실을 들 수 있다. 노년기에 찾아오는 질병과 장애로 인한 건강 상실, 퇴직 이후 재정적 대비의 부족으로 인한 경제적 능력의 상실, 배우자나 친족과의 사별, 가족과의 분리 등으로 인한 대인관계의 상실이 있다.

(2) 생물학적 요인

세로토닌과 같이 감정조절에 작용하는 신경전달물질의 저하로 인해 우울증이 발생하게 된다. 또한 대뇌피질, 특히 전두엽과 피질밑 영역 사이에는 감정을 조절하는 뇌회로가 존재하는데 이 회로 부위에 혈액과 영양소를 공급하는 모세혈관이 막히면 우울증에 걸리기 쉬운 상태가 된다.

2) 노인성 우울증의 증상

우울한 기분보다는 신체적 불편감에 대한 호소가 많다. 불안 증상이 자주 동반되고 수면장애를 보인다. 무기력, 흥미에 대한 소실이 나타나고, 망상이 동반될 수 있다. 또한 기억력 감퇴 혹은 실행기능 저하 등의 인지기능 저하 증상이 나타난다.

노인성 우울증의 경우 동반되는 인지기능 저하가 심하면 치매와 유사하게 증상이 나타나서 치매로 오인되기도 하는데 이러한 상태를 가성치매(pseudodementia)라고 한다. 이 경우 인지장애는 치매보다 기억력 장애가 비교적 급성으로 발생하고 유병기간이 짧으며, 기억력 장애의 증상이 일정하지 않고 기억력 문제보다 정서적 문제가 먼저 나타난다는 점에서 치매와 구별이 가능하다(표 10-7).

표 10-7. 치매와 노인성 우울증의 구별

	치매	우울증
발병양상	서서히 진행하고 불명확함	갑작스럽고 명확함
선행 문제점	기억장애	기분장애
지속기간	장기간 지속	단기간 지속
기분	변화무쌍한 기분과 행동	비교적 일관된 우울
인지기능장애	비교적 일관	시시각각 변화를 보임
인지장애 호소	장애를 감추려고 함	장애를 부풀려 호소함
일상생활	일상생활수행능력 장애	일상생활수행능력 가능
주의력과 집중력	불완전	비교적 잘 보존됨
식욕부진	없음	있음
항우울제	효과 없음	효과 있음

10

3) 노인성 우울증의 진단

노인성 우울증의 진단과 치료에서 가장 중요한 것은 조기진단이다. 우울증을 진단하기 위해서는 우울상태를 먼저 파악해야 하는데, 그림 10-9와 같은 검사척도 등을 활용하여 진단을 내리게 된다.

한국형 노인우울척도(Korean Form of Geriatric Depression Scale, KGDS)

※ 아래는 지난 일주일 동안 어르신의 기분을 알아보기 위한 질문입니다.
질문을 잘 읽으시고 그렇다면 '예', 그렇지 않으면 '아니오'에 ○표 하십시오.

질문	응답	
1. 자신의 삶에 대체로 만족하십니까?	예	아니오
2. 활동이나 관심거리가 많이 줄었습니까?	예	아니오
3. 삶이 공허하다고 느끼십니까?	예	아니오
4. 지루하거나 따분할 때가 많습니까?	예	아니오
5. 앞날이 희망적이라고 생각하십니까?	예	아니오
6. 떨쳐버릴 수 없는 생각들 때문에 괴롭습니까?	예	아니오
7. 대체로 활기차게 사시는 편입니까?	예	아니오
8. 자신에게 좋지 않은 일이 생길 것 같아 걱정스럽습니까?	예	아니오
9. 대체로 행복하다고 느끼십니까?	예	아니오
10. 아무것도 할 수 없을 것 같은 무력감이 자주 듭니까?	예	아니오
11. 불안해지거나 안절부절못할 때가 자주 있습니까?	예	아니오
12. 외출하는 것보다 그냥 집안에 있는 것이 더 좋습니까?	예	아니오
13. 앞날에 대한 걱정을 자주 하십니까?	예	아니오
14. 다른 사람들보다 기억력에 문제가 더 많다고 느끼십니까?	예	아니오
15. 지금 살아 있다는 사실이 정말 좋다고 느껴지십니까?	예	아니오
16. 기분이 가라앉거나 울적할 때가 자주 있습니까?	예	아니오
17. 요즘 자신이 아무 쓸모없는 사람처럼 느껴지십니까?	예	아니오
18. 지난 일에 대해 걱정을 많이 하십니까?	예	아니오
19. 산다는 것이 매우 신나고 즐겁습니까?	예	아니오
20. 새로운 일을 시작하는 것이 어렵습니까?	예	아니오
21. 생활의 활력이 넘치십니까?	예	아니오
22. 자신의 처지가 절망적이라고 느끼십니까?	예	아니오
23. 다른 사람들이 대체로 자신보다 낫다고 느끼십니까?	예	아니오
24. 사소한 일에도 속상할 때가 많습니까?	예	아니오
25. 울고 싶을 때가 자주 있습니까?	예	아니오
26. 집중하기 어렵습니까?	예	아니오
27. 아침에 기분 좋게 일어나십니까?	예	아니오
28. 사람들과 어울리는 자리를 피하는 편이십니까?	예	아니오
29. 쉽게 결정하는 편이십니까?	예	아니오
30. 예전처럼 정신이 맑습니까?	예	아니오
총점 : (　　)점/30점		

① 점수의 계산방식은 다음과 같다. 각 문항에 대해 우울성 응답에는 1점, 비우울성 응답에는 0점을 준다. 이 검사의 최종점수는 우울성 응답의 합계이다.
② 30개 문항 중 A(14~18점)는 우울 의심 및 경도의 우울증, B(19~21점)는 중도의 우울증, C(22점 이상)는 심한 우울증으로 간주한다.

그림 10-9 한국형 노인우울척도

4) 노인성 우울증의 치료

노인성 우울증은 대부분 사회심리적 요인과 생물학적 요인이 복합적으로 작용하여 발생하기 때문에 이 두 요인에 대한 치료가 동시에 이루어진다. 사회심리적 요인에 대해서는 주로 정신요법을 통해, 생물학적 요인에 대해서는 주로 약물요법을 통해 치료가 진행된다. 신체질환이 우울증의 직접적인 원인인 경우에는 신체질환의 치료도 함께 진행한다.

우울증 치료 시작 후 1~2주가 지나면 식욕이 호전되고 잠을 잘 자게 되며 한 달을 전후하여 우울한 기분도 해소되는 등 주요 증상이 호전된다. 증상이 호전된 후에도 일정 기간 치료를 지속하는 것이 증상 재발을 예방하는 데 도움된다.

5) 노인성 우울증의 간호관리

① 노인의 생활습관 교육

- 혼자 지내는 시간을 줄이고 다른 사람들과 함께 지내도록 한다.
- 자신이 좋아하는 활동을 하는 데 시간을 투자하도록 하며, 가벼운 운동, 영화, 산책, 종교, 사회활동이 도움 될 수 있다.
- 규칙적인 생활습관이 많은 도움을 주기 때문에 주 3회, 하루 30분 이상의 운동을 하고 규칙적인 식사 시간과 수면습관을 가지는 노력이 필요하다.
- 해야 할 일의 우선순위를 정해서 할 수 있는 만큼 중요한 일부터 해나가게 한다.
- 중요한 일에 대한 판단은 즉각적으로 결정하기보다는 주변 사람들과 의견을 나누고 신중하게 결정하게 한다.

② 가족이나 간병인에 대한 교육

- 여러 차례에 걸쳐 우울증상을 호소하더라도 인내심을 가지고 들어주고 따뜻하게 대응하도록 노력한다.
- 불안감과 죽음에 대한 공포로 두려워할 수 있으므로 우울증은 계속되는 것이 아니라 치료를 잘 받으면 점차 개선된다는 점을 확인시켜 주고 안심시킬 필요가 있다.
- 환자의 실수나 실패를 꾸짖거나 반성하도록 요구하지 않는다.

- 자살시도가 잦아질 수 있으므로 작은 행동에도 민감하게 대응할 필요가 있다.
- 노인 본인뿐만 아닌 가족이 노인의 질병이나 장애를 받아들이지 못한다면 우울증이 부정적으로 작용할 수 있다. 노화에 따른 신체적, 심리적, 사회적 변화를 이해하고 노인을 이해하는 태도와 지식이 필요하다.
- 기분 증상은 치료를 받자마자 금방 좋아지지는 않고 비교적 서서히 회복되는 특성이 있기 때문에 항상 자신의 상태에 대하여 치료자와 소통이 필요한 환경을 만들어 준다.

5. 노인의 자살

2020년 통계청 자료에 따르면 우리나라 65세 이상 노인의 자살률은 인구 10만 명당 41.7명이다. 최근 5년간 노인 자살률은 2018년의 소폭 증가를 제외하고는 전반적으로 감소 추세이며, 5년간 자살률은 연평균 5.8% 감소하였다. 자살률 감소 추세라고는 하나 OECD 국가 중 가장 높은 자살률을 기록하고 있고 OECD 평균이 17.2명인 점을 고려하면 우리나라는 평균보다 2.4배나 높은 상황이다(**그림 10-10, 10-11**).

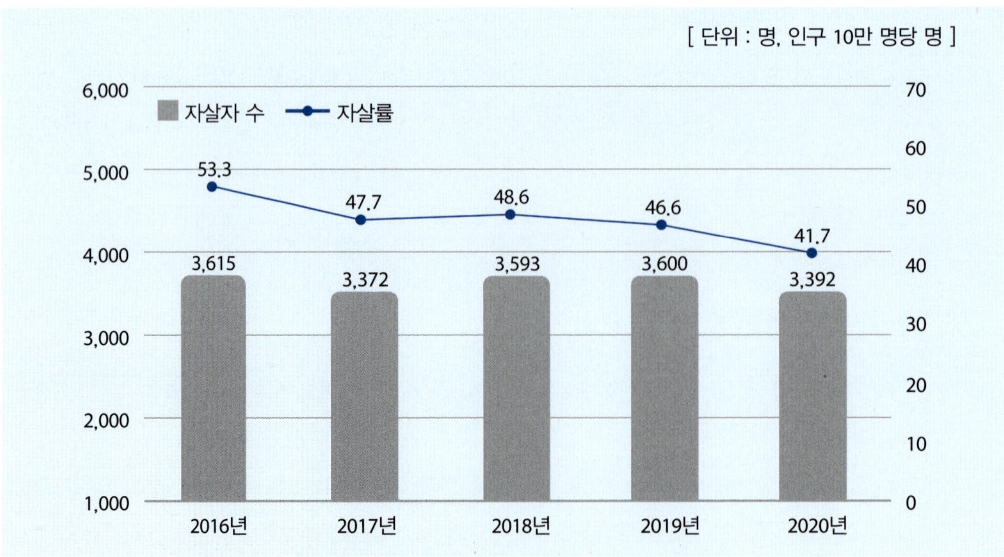

그림 10-10 65세 이상 노인의 자살 현황 추이

〈출처 : 통계청, 2016~2020년 사망원인통계〉

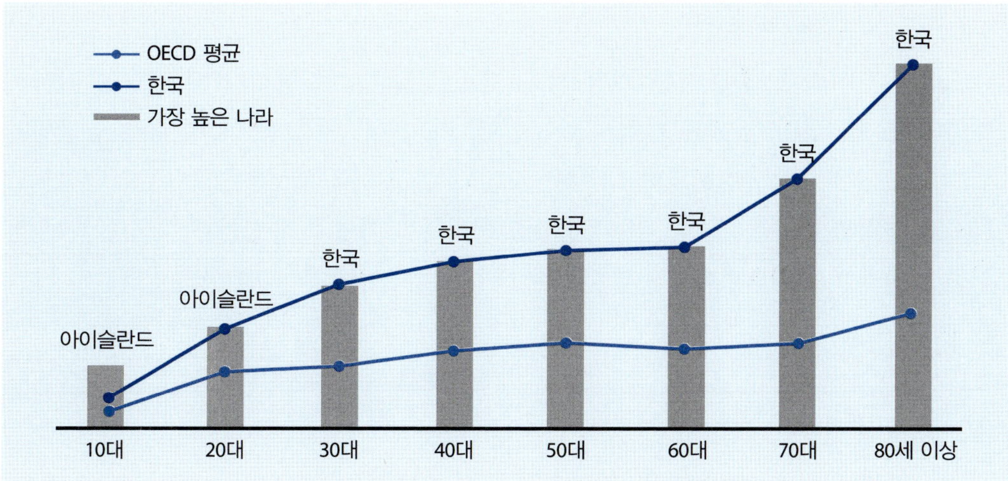

그림 10-11 OECD 국가의 연령별 자살률

〈출처 : WHO의 2021 mortality databese를 활용하여 한국생명존중희망재단에서 산출〉

노년기는 신체적 노쇠, 배우자 또는 주변 사람들의 죽음, 사회적 관계망의 축소, 직업 및 경제력 상실 등의 여러 가지 상실을 경험하는 시기이다. 이러한 노년기의 중요한 발달과업은 노화로 인한 신체적 변화와 그 밖의 다양한 상실을 수용하고 노화로 인해 변화된 자아상과 앞으로 다가올 죽음을 받아들이는 것이다. 따라서 노년기에 이러한 개인적 상실과 스트레스에 대해 잘 준비하고 대처할 경우 성공적 노화를 경험하게 되지만, 그렇지 못할 경우 심리적 안녕상태의 불균형이 생기고 무기력과 절망감을 경험하여 자살이라는 극단적인 방법을 선택할 수도 있다.

10

1) 노인 자살의 원인

노인 자살에 관련된 일반적 요인으로 사회적 역할의 상실, 건강 악화로 인한 질병, 신체적 · 정신적 장애, 사회적 관계망 축소, 배우자 상실, 경제적 빈곤, 가족 불화, 우울증상 등을 들 수 있다. 즉, 노인 자살은 단일 요인에 의해 발생하는 것이 아니라 주로 여러 가지 요인들이 복합적으로 작용하여 발생하게 된다.

(1) 노인성 우울증 증가

노인은 신체적 노화에 따른 건강 악화 및 만성질환에 시달리게 되는데, 우리나라 노인의 90% 이상이 한 가지 이상의 만성질환이 있으며, 이들 중 1/2 이상은 일상생활에 제한을 받는 것으로 보고되고 있다. 노인의 건강 악화 및 만성질환은 일차적으로 사회적 격리를 가속화시킨다. 특히 경제적 어려움을 가중시켜 심리적 우울증 또는 심각한 스트레스로 작용한다. 결국 이러한 영향으로 노인들은 자살이라는 극단적 선택을 하게 된다.

(2) 경제적 빈곤

경제적으로 어렵거나 비고용 상태인 노인은 자살률이 높다고 알려져 있다. 경제적 빈곤은 노인의 대외활동 참여를 저해하고 대외관계를 위축시킨다. 이는 사회적 격리와 고립을 심화시켜 결국 우울증으로 발전하게 되며, 결국 노인의 자살 가능성을 높이게 된다.

경제적으로 어려운 노인일수록 가족으로부터 유기되는 현상이 증가하는데, 이러한 노인은 미래생활에 좌절을 느끼며 자기 자신을 부정하고 자신의 존재감, 정체성을 확립하는 데 실패함에 따라 주변의 사소한 사건에도 쉽게 좌절하고 삶을 포기하는 자살을 선택하는 경향이 있다.

(3) 배우자 상실

노년기의 배우자 상실은 자신감 상실이나 자존감 상실로 이어져 노인 자살을 부추기기도 한다. 여러 사회 · 인구학적 변수 중에서 우울 수준과 자살 생각과의 가장 의미 있는 관계를 나타낸 것은 배우자 유무였는데, 즉 배우자 없이 혼자 사는 노인일수록 우울을 더 많이 느끼고 자살 생각도 더 많이 하는 것으로 나타났다.

(4) 생활 스트레스 요인

생활과 직결되는 수입의 단절, 신체적인 노쇠, 역할 상실, 과학기술의 발달과 급변하는 정보사회로의 변화는 노인들에게 스트레스를 유발하는 요인으로 작용한다. 이러한 스트레스가 해소되지 않고 누적되면 무기력해지며 우울감을 가져올 수 있어 급기야는 노인들의 삶에 부정적인 영향을 가져올 수 있다. 현실에 존재하는 스트레스가 지속적으로 심각하게 작용하면 스트레스로부터 도피하고자 하는 욕구가 야기되며 이는 자살행동으로 나타나게 된다.

한 연구에 따르면 노인이 가장 많이 경험하는 일상적 스트레스는 건강문제이고 그 다음이 가족관계, 경제문제, 상실감, 주거문제인 것으로 나타났다. 또한 노인의 생활 스트레스가 자살충동에 미치는 영향을 분석한 결과, 생활 스트레스의 하위요인인 경제문제, 건강문제, 가족문제, 주거환경문제 순으로 자살충동에 영향을 미친다고 나타났다.

2) 노인 자살의 징후

모든 일에는 전조증상이 있듯 노인 자살에도 자살 전 특징적인 징후가 있다. 자살 전 자살 의도를 나타내는 말이나 행동 등을 파악하여 적절하게 대처하는 것이 중요하다(표 10-8).

표 10-8 노인 자살의 특징적인 징후

- 옷을 갈아입거나 목욕, 이발 등 평소와 다른 행동을 한다.
- 주위 사람들에게 어떤 형태로든 "죽고 싶다. 살기 싫다"는 등의 죽음에 관한 말을 자주 한다.
- 태도가 위축되어 식사량이 줄고 말수도 줄어든다.
- 갑자기 종교를 찾거나 성직자, 의사 등을 찾는다.
- 감정의 기복이 심해져서 무력감, 무감동, 무관심의 상태가 된다.
- 유언장을 작성하기도 한다.
- 알코올 또는 약물 사용량이 증가한다.
- 자산이 소중히 여기던 물건을 주위 사람들에게 나누어준다.
- 수면 패턴에 변화가 생긴다. 예를 들어 불면증에 시달리던 사람이 갑자기 숙면을 취하고, 숙면을 취하던 사람이 불면 증상을 나타낸다.

3) 노인 자살의 예방

노인의 자살을 막는 데는 많은 노력이 필요하다. 우선 노인이 경제적인 궁핍에서 벗어날 수 있도록 사회의 제도적인 지원이 있어야 한다. 홀로 사는 노인에 대한 지역사회와 이웃들의 관심도 큰 힘을 발휘한다. 주기적으로 방문하여 이야기를 들어주는 것만으로도 이들의 고독감을 덜 수 있고 활력을 되찾을 수 있다. 또한 노인이 감당해야 하는 문제를 해결해주는 것도 매우 중요한데, 현재 많은 노인성 치매 환자들이 다른 보호자 없이 배우자로부터 돌봄을 받고 있다. 이러한 경우 모든 가족 구성원이 그 부담을 나누거나 치매지원시스템을 활용해야 한다. 노인 자신의 노력도 중요한데, 자신의 쇠약해진 심신에 집착할 것이 아니라 자신의 인생을 돌아보고 삶의 의미를 찾기 위해 노력해야 한다.

자살을 생각하고 있는 노인에게 따뜻한 공감을 보내주는 것이 무엇보다 가장 중요하다. 우울한 기분이 지속되거나 자살 생각이 자주 든다면 정신건강 전문의를 찾아 상담을 받도록 권장된다(표 10-9).

표 10-9 노인 자살을 예방하기 위한 대처

- 자살을 어떻게 생각하는지, 자살에 대해 적극적으로 물어보라.
- 노인의 자살 신호를 감지했다면 자살을 생각하고 있는지 물어야 한다. 왜 죽으려고 하는지 묻고 그 마음을 이해하고 공감해주어야 한다.
- 노인의 말을 주의 깊게 경청한다.
- 입장을 바꾸어 생각해본다.
- 말의 내용뿐만 아니라 감정에 주의를 기울인다.
- 옳고 그름을 섣부르게 판단하지 않는다.
- '죽고 싶다'는 말은 '도와달라'는 말이라는 것을 명심하고 문제를 해결하려는 자세를 가진다.
- 자살 신호를 보내는 노인이 특히 위험하다는 것을 알아야 한다.
- 다음과 같은 경우의 노인들은 전문기관의 도움을 요청한다.
  과거에 정신질환, 특히 우울증을 앓았던 경우, 질병에 걸린 경우, 치매에 걸린 배우자를 돌보는 경우, 가족 간에 갈등이 있는 경우, 친구가 적은 경우, 경제 상황이 악화된 경우, 부부 사이가 안 좋은 경우, 최근 배우자와 사별한 경우, 최근 은퇴한 경우, 과음 횟수가 증가하는 경우

요점정리

- 치매(dementia)란 정상적으로 생활해 오던 사람이 후천적으로 다양한 원인으로 인해 기억력을 비롯한 여러 가지 인지기능의 장애가 나타나 일상생활을 혼자 하기 어려울 정도로 심한 영향을 주는 상태를 말한다.
- 치매를 일으키는 원인 질환은 다양하여 뇌의 외과적 질환에서부터 내과적 질환에 이른다. 이들 질환은 인지기능장애와 함께 다양한 정신증상이나 행동장애가 동반되기 때문에 우울증이나 내과적 질환과의 감별이 매우 중요하다.
- 치매의 증상은 인지기능장애와 행동심리증상으로 구분한다. 주증상으로 인지기능장애가 나타나고, 동반증상으로 행동심리증상이 환경요인, 신체요인, 간호 관련 요인 등에 의해 나타난다. 이러한 요인을 정확하게 파악하는 것이 더 나은 지원으로 이어진다.
- 치매 전단계로서 경도인지장애(mild cognitive impairment, MCI)가 있다. 경도인지장애는 매년 10~15%가 치매, 특히 알츠하이머병으로 진행하기 때문에 조기에 진단하여 치매를 예방하고 치료로 연결 짓는 것이 중요하다.
- 섬망(delirium)이란 일시적인 뇌기능 저하로 일어나는 경도 또는 중등도의 의식혼탁(착란)을 기반으로 인지장애나 정신활동의 변화가 일어난 상태를 말하며, 고령, 암 환자, 수술 후, 종말기 등인 경우에는 더욱 높아진다고 한다.
- 노인은 다른 연령과 달리 우울증이 비전형적인 증상으로 나타나는 경우가 많다. 우울감을 적게 호소하고 신체증상과 인지기능 저하가 두드러지기 때문에 감별진단이 어려우며, 다른 질병으로 오인되어 부적절한 치료를 받는 경우가 많다.
- 노인성 우울증은 정신요법과 약물요법을 통해 치료한다. 신체질환이 우울증의 직접적인 원인인 경우에는 신체질환의 치료도 함께 진행한다.
- 모든 일에는 전조증상이 있듯 노인 자살에서도 노인들이 보이는 자살 전 특징적인 징후가 있다. 자살 전 자살 의도를 나타내는 말이나 행동을 하게 되는데, 이를 잘 파악하여 자살로 이어지지 않도록 대처하는 것이 중요하다.

PART 4

노인인권과 간호

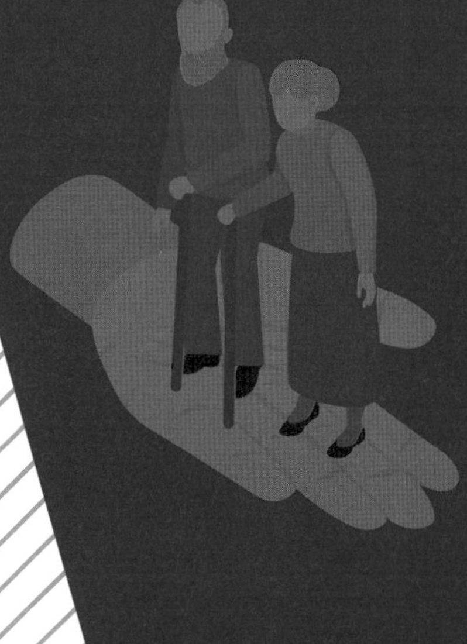

CHAPTER 11 노인인권과 학대

학습목표

- 노인간호의 윤리적 과제를 이해한다.
- 노인학대의 정의와 유형을 이해한다.
- 노인학대의 발생원인과 특성을 이해한다.
- 노인학대의 실태를 파악하고 예방대책을 이해한다.

1. 노인인권

1) 노인간호의 5원칙

사람들은 매일의 생활을 영위하면서 경험과 지혜를 얻고 세월을 거듭하여 결국 늙음을 맞이한다. 하지만 늙음을 맞이할 때까지의 여정은 사람마다 다르며 또한 노년기의 이상적인 모습에도 다양성이 있다. 모든 노인은 각자가 다른 배경을 가지고 개별성이 있는 사람으로서 존중받는 존재이며, 또 해를 거듭하면서 지혜로운 사람으로서 존엄을 가진 존재이다.

국제연합(UN)은 1948년에 '세계인권선언'을 채택하였고 이 무렵부터 모든 국민과 국민의 권리에 대해 국내외에서 논의하였다. 그리고 그로부터 40여년이 지난 1991년 12월, UN은 '노인을 위한 UN 5원칙'을 채택하였다(표 11-1).

표 11-1 노인을 위한 UN의 5원칙

독립(independence)의 원칙	• 소득, 가족과 지역사회의 지원 및 자조를 통하여 적절한 식량, 물, 주거, 의복 및 건강보호에 접근할 수 있어야 한다. • 일을 할 수 있는 기회를 제공받거나 다른 소득을 얻을 수 있는 기회에 접근할 수 있어야 한다. • 직장에서 언제, 어떻게 그만둘 것인지에 대한 결정에 참여할 수 있어야 한다. • 적절한 교육과 훈련 프로그램에 접근할 수 있어야 한다. • 개인의 선호와 변화하는 능력에 맞추어 안전하게 적응할 수 있는 환경에서 살 수 있어야 한다. • 가능한 한 오랫동안 가정에서 살 수 있어야 한다.
참여(participation)의 원칙	• 사회에 통합되어야 하며, 그들의 복지에 직접 영향을 미치는 정책의 형성과 이행에 적극적으로 참여하고, 그들의 지식과 기술을 젊은 세대와 함께 공유하여야 한다. • 지역사회 봉사를 위한 기회를 찾고 개발하여야 하며, 그들의 흥미와 능력에 알맞은 자원봉사자로서 봉사할 수 있어야 한다. • 노인들을 위한 사회운동과 단체를 형성할 수 있어야 한다.
돌봄(care)의 원칙	• 각 사회의 문화적 가치체계에 따라 가족과 지역사회의 보살핌과 보호를 받아야 한다. • 신체적, 정신적, 정서적 안녕의 최적 수준을 유지하거나 되찾도록 도와주고 질병을 예방하거나 그 시작을 지연시키는 건강보호에 접근할 수 있어야 한다. • 그들의 자율과 보호를 고양시키는 사회적 법률적인 서비스에 접근할 수 있어야 한다. • 인간적이고 안전한 환경에서 보호, 재활, 사회적 · 정신적 격려를 제공하는 적정 수준의 시설보호를 이용할 수 있어야 한다. • 그들이 보호시설이나 치료시설에서 거주할 때도 그들의 존엄, 신념, 욕구와 사생활을 존중받으며, 자신들의 건강보호와 삶의 질을 결정하는 권리도 존중받는 것을 포함하는 인간의 권리와 기본적인 자유를 향유할 수 있어야 한다.
자아실현(self-fulfillment)의 원칙	• 자신들의 잠재력을 완전히 발전시키기 위한 기회를 추구하여야 한다. • 사회의 교육적, 문화적, 정신적, 여가 프로그램을 이용할 수 있어야 한다.
존엄(dignity)의 원칙	• 존엄과 안전 속에서 살 수 있어야 하며, 착취와 육체적 · 정신적 학대로부터 자유로워야 한다. • 나이, 성별, 인종이나 민족적 배경, 장애나 여타 지위에 상관없이 공정하게 대우받아야 하며 그들의 경제적 기여와 관계없이 평가되어야 한다.

이 5원칙은 다음과 같이 정리할 수 있다.

① 가능한 한 가정에서 거주할 수 있는 '독립'의 원칙

② 정책 결정이나 자원봉사, 노인집회 등의 '참여'의 원칙

③ 가족 등으로부터 간병을 받을 수 있고 시설이나 병원에서 지내더라도 자기 존엄이나 사생활, 신념, 자기결정권 존중 등의 기본적 인권을 누릴 수 있는 '돌봄'의 원칙

④ 자기 가능성을 발전시킬 기회를 추구할 수 있는 '자아실현'의 원칙

⑤ 존엄과 안전을 보장받은 상황에서 육체적, 정신적 학대로부터 해방되고 차별 받지 않고 생활할 수 있는 '존엄'의 원칙

이러한 원칙은 노인에게 돌봄을 제공하는 모든 직종에 공통한다.

2) 노인에 대한 인식 전환

2001년 세계보건기구(WHO)가 국제기능장애건강분류(International Classification of Functioning, Disability and Health, ICF) 개념을 제시함으로써 장애에 대한 새로운 시각을 조성하고 생활 속에서 잔존기능을 활용하는 방법을 제시하였다. 또한 인간이 생활하는 데 사용하는 모든 기능을 생활기능으로 정의하였고, 생활기능은 심신기능 · 신체구조, 활동, 참가의 세 요소로 구성되며 건강상태와 환경 · 개인인자에 좌우되는 것으로 보았다(그림 11-1).

국제기능장애건강분류에서 활동이란 과제나 행위에 대한 주체적인 인간의 행동이며, 참가란 생활 및 인생에 관여하는 사회적인 행위라고 보았다. 활동과 참가는 인간이 생활하는 데 빼놓을 수 없는 중요한 요소이며, 장애인 복지에는 이를 기능시키기 위한 적극적인 지원이 요구된다. 이는 노인간호에서도 마찬가지이며, 자립지원을 위해 의료적, 사회적 요인을 충분히 평가하고 과제에 대한 시점을 전환함으로써 노인의 긍정적인 측면이나 가능성 있는 과제를 많이 찾아낼 수 있다.

간호 현장에서는 환자의 '불가능한 것', '우려', '위험' 등을 파악하여 이를 제거하거나 회피하는 간호가 이루어진다. 불가능한 요소를 많이 가진 노인 대상 간호에서는 '못하는 것을 이해해주자, 시키지 말고 그냥 두자'하는 경향이 더 강하게 나타난다.

하지만 노인이 지금 가진 힘을 파악한 후 의욕을 가지고 할 수 있는 환경을 만들어 참여하게 하는 것, 즉 활동과 참가를 지원하는 것이 간호사의 역할이다. 그러기 위해서는 지금까지 가졌던 관점을 전환하여 잔존능력을 발견하는 것이 중요하다. 슬프고 외롭게 늙어가는 이미지가 아니라 늙어도 많은 것을 '할 수 있는' 노인이라는 인식을 가지기 바란다.

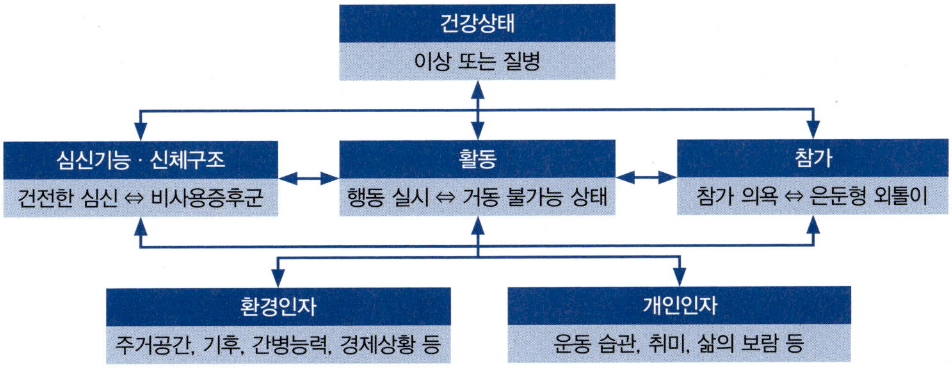

그림 11-1 국제기능장애건강분류(ICF) 모델

3) 노인의 인권

인권이란 인간이 태어나면서 가지는 권리를 말한다. 이것은 국적이나 민족, 인종, 성별, 연령 등의 차이와 상관없이 언제, 어디에 있더라도 안심하고 그 사람답게 생활하기 위한 필요 조건이 누구에게나 평등하게 보장되는 권리이다.

의료 현장에서도 AIDS 환자나 한센병 환자에 대한 차별문제나 존엄사 등 인권을 지키는 것은 중요한 과제이다. 노인, 특히 치매나 의사소통 장애를 가진 노인이 직면하는 문제로서 '신체구속'이라는 인권침해가 있다. 신체구속은 물리적인 장치나 기구를 이용하여 신체 일부분의 움직임을 제한하는 방법으로, 인권을 침해하고 환자의 정서를 악화시키는 원인이 될 수 있는 만큼 보호자의 동의와 의사의 처방이 필요하다. 「의료법 시행규칙」에는 '의료기관의 신체보호대 사용 기준'을 마련하여 신체보호대 사용을 규정하고 있다.

현재 많은 요양시설이나 의료시설 등의 현장에서 가급적 신체구속을 하지 않는 관리나 기술에 관한 시도가 이루어지고 있다. 하지만 아직도 낙상을 방지한다는 핑계로 안일하게 신체보호대를 채우거나 위루나 튜브를 빼는 환자에게 장갑보호대를 채우는 상황이 존재하는 것도 사실이다.

4) 자기결정권

우리는 아침에 일어나면 여러 가지를 스스로 결정한다. 조금 더 잘까? 아침은 뭘 먹을까? 뭘 마실까? 옷은 뭘 입을까? 등 하루에 셀 수 없을 정도로 많은 결정을 내린다. 이러한 무수한 결정이 그 사람다움을 유지하며, 존엄이 유지되려면 자기결정권이 보장될 필요가 있다.

하지만 고령의 환자는 자기결정을 할 수 없는 경우도 많으며 매일 무수한 결정을 간호사에게 맡겨야 하는 상태에 있다. 동시에 간호사도 자신이 아닌 다른 사람, 게다가 자신보다 많은 경험을 가진 노인대신 결정을 내려야 하는 무거운 역할을 맡게 된다.

이러한 자기결정권의 침해는 인권침해이며, 윤리적 배려와 관계가 있다.

실제 노인간호 현장에도 많은 윤리적인 문제가 관찰된다. 예를 들어 노인, 특히 치매 노인은 자신들과는 다른 존재이므로 자신들처럼 당연히 못한다고 단정 짓고 환자의 행동을 제한하거나 사생활을 지켜주지 않는 경우가 있는데, 이러한 행위는 인권침해에 해당한다.

여기서 중요한 것은 아무리 치매 노인이라도 보통 사람들과 마찬가지로 생활할 권리가 있다고 하는 정상화(normalization)의 개념이다. 정상화를 염두에 두지 않고 하는 행동은 인권침해를 일으킬 수 있다.

2. 노인학대의 정의

노인학대란 돌보아야 하는 노인에 대해 가족이나 친족 등의 보호자 또는 요양시설이나 요양사업소의 직원 등이 신체적 학대, 심리적 학대, 성적 학대, 간병이나 돌봄의 포기 및 방임, 경제적 학대를 행하는 것을 말한다. 노인학대를 정의하는 기준은 사회적, 문화적 차이로 인하여 국가나 학자에 따라 다르다. 즉, 단순히 누군가가 의도적으로 노인에게 해를 가하는 소극적인 협의의 개념에서부터 노인의 인권보호를 전제로 하는 적극적인 광의의 개념에 이르기까지 다양하다.

노인에 대한 다양한 학대가 사회적 문제로 대두되면서 우리나라는 노인복지법에 노인학대를 규정하고 다양한 대책을 시행하고 있다.

(1) 세계보건기구의 정의

세계보건기구(WHO)와 국제노인학대방지네트워크(International Network for the Prevention of Elder Abuse, INPEA)에서는 노인학대란 신뢰를 기반으로 한 관계에서 발생하는 노인에게 위해나 고통을 일으키는 일회적이거나 반복적인 행위 또는 적절한 조치의 부족이라고 정의하였다.

(2) 영국 보건부의 정의

영국 보건부(DoH)에서는 노인학대를 타인에 의한 노인의 시민권 또는 인권 침해행위라고 정의하고 노인의 권리를 침해하는 행위 전체를 노인학대로 본다.

(3) 우리나라 노인복지법의 정의

우리나라 노인복지법에 따르면 노인학대란 노인에 대하여 신체적 · 정신적 · 정서적 · 성적 폭력 및 경제적 착취 또는 가혹행위를 하거나 유기 또는 방임을 하는 것을 말한다.

3. 노인학대의 유형

노인학대는 다양한 유형으로 규정되는데, 발생 공간에 따른 유형과 학대 형태에 따른 유형으로 나눌 수 있다.

1) 발생 공간에 따른 유형

(1) 가정 내 학대

노인과 동일 가구에서 생활하는 노인의 가족 구성원인 배우자, 성인 자녀뿐만 아니라 노인과 동일 가구에서 생활하지 않는 부양 의무자 등 그 밖의 친족에 의한 학대이다.

(2) 생활시설 학대

노인복지법에 따른 노인주거복지시설(양로시설, 노인공동생활가정, 노인복지주택)과 노인의료복지시설(노인요양시설, 노인요양공동생활가정) 같은 생활시설에서 발생한 노인학대이다.

(3) 이용시설 학대

노인복지법에 따른 노인여가복지시설(노인복지관, 경로당 등)과 재가노인복지시설(방문요양서비스, 재가노인 지원서비스, 단기보호서비스 등) 같은 이용시설에서 발생한 노인학대이다.

(4) 병원 학대

의료법에 따른 의료기관(일반병원, 요양병원 등)에서 발생한 노인학대이다.

(5) 공공장소 학대

사람들이 공동으로 이용할 수 있는 장소나 여럿이 함께 있는 장소에서 발생한 노인학대이다.

2) 학대 형태에 따른 유형

(1) 신체적 학대

신체적인 손상, 통증 또는 장애를 유발하는 물리적인 힘을 의도적으로 행사하는 행위로 가장 쉽게 발견되는 유형이다. 구체적으로는 다음과 같은 행동이 있다.

- 노인을 제한된 공간에 강제로 가두거나 노인의 거주지 출입을 제한한다.
- 노인을 폭행한다.
- 노인의 신체를 강제로 억압한다.
- 노인의 신체를 구속하거나 제한된 공간에 가둔다.
- 노인의 신체적 생존을 위협할 수 있는 행위를 한다.
- 노인이 원하지 않거나 수행하기 어려운 노동을 하게 한다.
- 신체적 해를 가져올 위험성이 큰 행위로 노인을 협박하거나 위협한다.
- 약물을 사용하여 노인의 신체를 통제하거나 생명을 저해한다.

(2) 정서적 학대

언어적 또는 비언어적인 의미전달을 통해 의도적으로 고통, 통증, 고뇌 등을 가하는 행위로 무례, 창피주기, 욕설, 중상, 비방, 굴욕주기, 격리 등을 통해 자존감을 저하시키는 행위나 협박 등이 포함된다.

구체적으로는 다음과 같은 행동이 있다.

- 노인과 관련된 결정사항에 대해서 의사결정 과정에서 소외시킨다.
- 노인과의 접촉을 기피한다.
- 노인에게 위협적인 언행을 한다.
- 노인을 무시하거나 기피한다.
- 노인을 협박하는 언어적 표현이나 감정을 상하게 하는 행동을 한다.
- 노인의 감정을 상하게 하는 언행을 한다.
- 노인의 사생활과 입 · 퇴소와 관련된 의사결정권을 제한한다.
- 노인의 사회관계 유지를 방해한다.

(3) 성적 학대

노인의 의사에 반하여 성적 수치심을 유발하는 행위나 성폭력(성희롱, 성추행, 강간) 등을 강제적으로 행하는 모든 성적 행위를 말한다.

구체적으로는 다음과 같은 행동이 있다.

- 노인에게 성적 수치심을 주는 표현이나 행동을 한다.
- 노인에게 성폭력을 행한다.

(4) 경제적 학대

노인의 의사에 반하여 노인으로부터 재산 또는 권리를 빼앗는 행위로, 경제적 착취, 노인 재산에 관한 법률 권리 위반, 경제적 권리와 관련된 의사결정에서의 통제 등을 하는 행위이다.

구체적으로는 다음과 같은 행동이 있다.

- 노인의 소득 및 재산, 임금을 가로채거나 임의로 사용한다.
- 노인의 재산 사용 또는 관리에 대한 결정을 통제한다.
- 노인의 재산에 관한 법률적 권리를 침해하는 행위를 한다.

(5) 방임

노인에 대한 의무나 책임이 있는 사람이 그 책임의 이행을 거부하거나 실패하는 행위를 말한다. 행위의 의도성에 따라 의도적 방임과 비의도적 방임으로 나뉘는데, 의도 여부를 밝히기가 매우 어렵다. 비의도적 방임은 대개 돌봄의 책임이 있는 사람의 신체적, 정신적 장애 또는 적절한 돌봄에 대한 지식의 결여로 책임을 수행할 수 없는 경우에 발생한다.

의식주, 치료 약물, 의학적인 필요 물품(보행 보조기, 안경, 보청기, 의치 등) 또는 병원 방문 약속 등을 제공하지 않는 행위가 여기에 해당한다.

- 거동이 불편한 노인의 의식주 등 일상생활 관련 보호를 제공하지 않는다.
- 경제적 능력이 없는 노인의 생존을 위한 경제적인 보호를 제공하지 않는다.
- 노인에게 의료적 처치 및 보호를 소홀히 한다.
- 노인을 부적절한 환경에서 생활하도록 방치한다.
- 노인의 일상생활 관련 보호 및 서비스를 방치한다.
- 의료 관련 욕구가 있는 노인에게 의료적 보호를 제공하지 않는다.
- 자기방임 노인을 방치한다.
- 학대사례를 방치하거나 신고하지 않는다.

(6) 자기방임

노인 스스로 신체적 또는 정신적 장애나 기능 저하로 인하거나 또는 고의로 건강과 생활안전의 유지에 필요한 재화와 서비스의 획득과 같은 자기보호 과업을 이행하지 못하거나 거부하는 행위를 말한다.

구체적으로는 노인이 자기 자신을 위한 적절한 음식, 물, 주거, 안전, 개인위생, 투약을 거부하거나 실패하는 행위, 위험한 상황에서 도움을 요청하지 않거나 거부하는 행위, 자살 시도 등이 해당한다.

(7) 유기

노인을 부양할 책임이 있거나 노인을 수용 보호하는 사람이 노인을 내다 버리는 행위이다.

구체적으로는 노인을 낯선 장소에 내다 버리는 행위, 시설 등에 입소시키고 노인과 연락을 두절하거나 왕래하지 않는 행위, 인지장애 또는 정신장애가 있는 노인을 고의로 가출 또는 배회하게 하는 행위 등이 해당한다.

(8) 중복학대

신체적 학대, 정서적 학대, 경제적 학대, 방임, 자기방임, 유기 중 2가지 이상 복합적으로 발생한 학대 유형이다.

4. 노인학대의 발생원인

노인학대는 다양한 요인이 매우 복합적으로 작용하여 발생한다. 학대를 유발하는 학대 피해자 관련 요인, 학대를 가하는 학대 가해자 관련 요인, 가정환경 요인, 사회문화적 요인 등으로 나눌 수 있다(표 11-2).

초고령사회에서 노인학대는 겉으로 드러나기 어려운 특성을 가진 만큼 나라와 문화를 막론하고 노인학대에 대해여 더 많은 사회적 관심을 가져야 한다. 나아가 국제적 차원에서의 지속적인 관심과 지원을 통하여 노인학대를 예방하고 노인을 보호할 수 있는 행복한 사회를 만들어야 할 것이다.

표 11-2 노인학대의 발생원인

구분		내용
학대 피해자 요인	개인적 특성	고령(75세 이상), 낮은 학력, 만성질환, 경제적 어려움, 노인의 성격적 특성, 알코올중독, 정신장애, 무기력감 등이 학대를 유발하기도 한다.
	신체적 특성	신체기능과 인지기능의 약화나 기능장애로 인한 지나친 의존은 노인을 부양하는 사람에게 부양 스트레스나 부담을 가중시키는 요소로 작용한다.
	심리적 특성	가정학대인 경우 가해자가 노인의 배우자나 자녀이므로 학대 행위를 신고하기 꺼리는 경우가 많다. 또한 공격적이고 무절제한 행동을 보이거나 반대로 우울증에 빠지거나 체념을 잘하고 학대에 대해 노인 자신의 잘못으로 인식하는 경향을 보이는 경우 지속적이고 반복적인 학대를 유발하기도 한다.
학대 행위자 요인	내적 문제	학대행위자의 성격 문제를 의미하는 것으로 분노, 사회적 반응의 결핍, 고집스러운 성격, 충동적 성격, 폭력적 성격, 적대적 행위, 사회적 고립, 정서적 욕구 불만 등이 학대로 이어진다.
	외적 문제	학대행위자의 부부갈등, 이혼, 실직, 스트레스 등이 작용하여 학대로 이어진다.
	기타	알코올 및 약물 사용 장애나 과거 학대받은 경험 등이 학대행위로 이어질 수 있다.
가정환경 요인		가족의 지지 부족, 경제적 압박, 가정폭력 과거력, 학대피해노인과 학대행위자 간의 갈등, 가족 구성원 간의 갈등, 가족의 경제적 어려움 등이 있다.
사회문화적 요인		비고용, 무능, 사회적 지지 부족, 사회적 고립, 사회의 노인차별, 노인에 대한 고정관념 및 가치관의 변화, 사회적 지원제도의 결여 등의 영향으로 학대행위가 일어날 수 있다.

5. 노인학대의 실태

보건복지부는 매년 6월 15일 노인학대예방의 날에 노인학대 현황보고서를 발표하고 있다. 2022년 발표한 노인학대 현황보고서에 따르면 노인학대 전체 사례 건수는 19,552건으로 2021년의 19,391건보다 약 0.8% 증가하였다(그림 11-2).

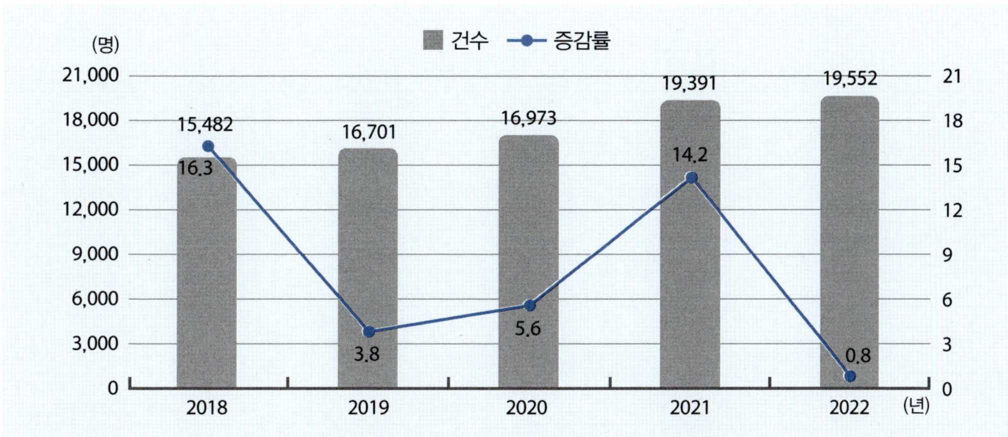

그림 11-2 노인학대 전체 사례 건수와 증감률

〈출처 : 보건복지부, 2022 노인학대 현황보고서〉

1) 노인학대의 발생 장소

노인학대 발생장소로는 가정 내 학대가 가장 높았으며 2022년 가정 내 학대 건수는 5,867건(86.2%)으로 높은 비율을 나타내었다. 생활시설 학대의 경우 2021년 대비 23.5% 증가하였으며(536건 → 662건), 이용시설 학대의 경우 2021년 대비 40.2% 감소하였다(87건 → 52건)(**그림 11-3**).

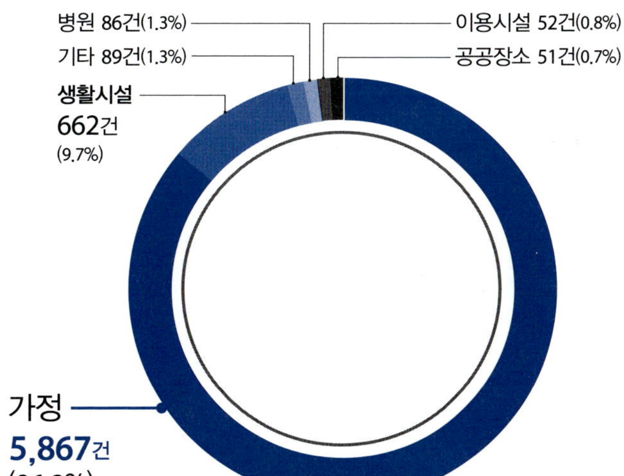

그림 11-3 노인학대의 발생 장소

〈출처 : 보건복지부, 2022 노인학대 현황보고서〉

2) 노인학대의 유형

노인학대의 유형으로 살펴보면 2022년 발생 건수는 10,542건으로 이 중 정서적 학대 4,561건(43.3%), 신체적 학대 4,431건(42.0%), 방임 689건(6.5%), 경제적 학대 397건(3.8%), 성적 학대 259건(2.5%), 자기방임 169건(1.6%), 유기 36건(0.3%)의 순으로 나타났다(그림 11-4).

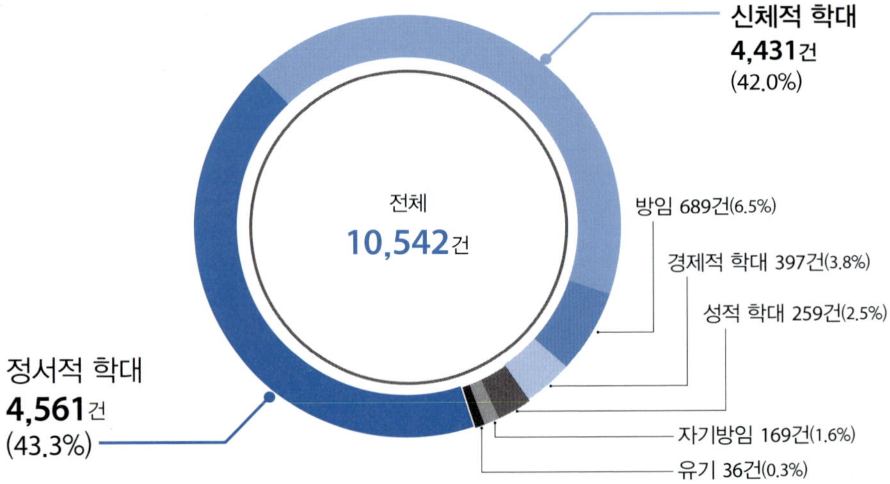

그림 11-4 **노인학대의 유형**

〈출처 : 보건복지부, 2022 노인학대 현황보고서〉

3) 학대행위자와 노인의 관계

노인을 지속적으로 학대하는 학대행위자는 학대피해노인의 배우자(2,615건, 34.9%)가 가장 높은 비율을 차지하였다. 이어서 아들(27.9%), 기관(18.2%), 딸(8.3%) 순이었다. 배우자 학대의 증가 원인으로는 가구형태의 변화가 자녀동거 가구에서 노인부부 가구로 증가하는 경향이 두드러지고 있고, 노인부부 간 돌봄 부담 및 부양스트레스 등으로 인한 것으로 추측된다.

6. 노인학대의 예방대책

(1) 부양가족의 부양부담 경감 프로그램

노인학대의 가해자는 주로 배우자, 아들, 며느리, 딸 등으로 이들 가해자는 대부분 노인을 부양하는 가족임을 알 수 있다. 노인학대가 노인 부양자가 경험하는 부양 부담과 스트레스, 그리고 경제적인 문제 등과 밀접히 관련되어 있다고 판단된다. 노인학대를 예방하기 위해서는 부양가족의 부양 부담을 경감시켜 줄 수 있는 가족지원 프로그램이 필요하다. 노인 주간단기보호시설, 재가복지봉사센터 등의 재가복지서비스 강화 및 확대 실시가 필요하다.

(2) 관련 시설의 노인학대에 대한 인식 고취

노인학대가 가정에서만 발생하는 것은 아니기 때문에 노인전문요양시설이나 요양서비스를 받는 어느 곳에서든 노인학대의 예방을 위한 사회적 합의와 사전교육이 필요하다.

(3) 노인의 자기관리 강화

대부분 노인은 노인학대에 대한 인식 부족으로 학대를 당해도 이를 학대로 인식하지 못하는 경우가 많다. 또한 학대로 인식하더라도 가해자가 가족이라는 이유 때문에 부양가족의 부당한 대우를 가정 내 문제로 치부하고 외부에 노출하지 않으며 끝까지 참거나 무조건 피하는 소극적인 태도를 보인다.

자녀가 처벌받는 것을 안타깝게 여겨 법이나 외부 지원체계에 호소하거나 신고하지 않는 경우도 많으며 자녀를 고발함으로써 오는 죄책감, 그로 인한 자녀로부터의 보복 등이 두려워 학대를 은폐하기도 한다. 노인들에게 학대에 대한 인식을 심어주고, 부양가족 구성원의 부당한 대우에 대해 대처하는 방법과 스스로 학대 상황에서 벗어날 수 있기 위한 교육을 실시하여야 한다.

(4) 노인들의 경제적 자립을 위한 일자리 마련

노인학대의 다양한 원인 중 가장 첫 번째 요인은 노인들의 경제적 의존이다. 이는 자식들에 대한 노인의 경제적 의존이 노인학대의 발생에 영향을 미친다는 점을 감안해 볼 때 노인들의 경제적 자립을 마련하기 위한 일자리 공급이 절실하다.

(5) 가족관계 유지 프로그램 개발

노인학대의 발생을 예방하려면 가족 구성원 간의 원만한 관계가 유지되도록 하여야 하며 이를 위해 각 관련 기관이 가족관계 유지 프로그램을 적극적으로 실시하여 가족관계가 원만하지 못한 가족을 위해서는 이들 가족의 관계를 회복하거나 개선할 수 있는 다양한 상담서비스 및 치료프로그램을 제공하도록 하여야 한다.

(6) 가해자에 대한 교육 및 치료서비스 개발

노인학대의 개입단계에서는 학대피해자뿐만 아니라 가해자에 대한 지원도 함께 제공되어야 학대가 발생할 수 있는 조건을 통제할 수 있다. 즉, 법률에 의한 학대나 폭력을 가한 가해자의 형사적 처벌뿐만 아니라 피해자와 가해자의 관계 회복과 가해자가 변화를 통하여 다시는 학대를 저지르지 않도록 지원하는 서비스가 개발되어야 한다.

요점정리

- 간호사는 편견이 남아 있는 간호 현장을 노인의 행복한 생활 장소로 바꾸어야 한다. 고령사회라는 사실과 마주하여 그 사회배경에서 오는 편견을 떨쳐내려면 임상 현장에 ①잔존기능의 활용, ②인권옹호, ③자기결정권 옹호의 시점을 채택할 필요가 있다.
- 노인학대를 정의하는 기준은 사회적, 문화적 차이로 인하여 국가나 학자에 따라 다르며, 단순히 누군가가 의도적으로 노인에게 해를 가하는 소극적이고 협의의 개념에서부터 노인의 인권보호를 전제로 하는 적극적이고 광의의 개념에 이르기까지 다양하다.
- 우리나라 노인복지법에 따르면 노인학대란 노인에 대하여 신체적 · 정신적 · 정서적 · 성적 폭력 및 경제적 착취 또는 가혹행위를 하거나 유기 또는 방임을 하는 것을 말한다.
- 발생 공간에 따른 노인학대의 유형에는 가정 내 학대, 생활시설 학대, 이용시설 학대, 병원 학대, 공공장소 학대가 있다. 현재 가정 내 학대가 전체의 86.2%라는 높은 비율로 발생하고 있다(2022년 기준).
- 학대 형태에 따른 노인학대의 유형에는 신체적 학대, 정서적 학대, 성적 학대, 경제적 학대, 방임, 자기방임, 유기, 중복학대가 있다. 현재 정서적 학대가 전체의 43.3%를 차지하며 높은 비율로 발생하고 있다. 이어서 신체적 학대, 방임, 경제적 학대 순으로 발생하고 있다(2022년 기준).
- 노인학대는 다양한 요인이 매우 복합적으로 작용하여 발생한다. 학대를 유발하는 학대 피해자 관련 요인, 학대를 가하는 학대 가해자 관련 요인, 가정환경 요인, 사회문화적 요인 등으로 나눌 수 있다.
- 노인학대의 예방대책에는 부양가족의 부양부담 경감 프로그램 시행, 관련 시설의 노인학대에 대한 인식 고취, 노인의 자기관리 강화, 노인들의 경제적 자립을 위한 일자리 마련, 가족관계 유지 프로그램 개발, 가해자에 대한 교육 및 치료서비스 개발 등이 필요하다.

CHAPTER 12 호스피스 · 완화의료와 연명의료결정제도

학습목표

- 호스피스의 정의와 철학을 이해한다.
- 호스피스 · 완화의료의 대상자와 유형을 이해한다.
- 연명의료결정제도와 연명치료중단에 대해 이해한다.
- 생애말기 돌봄에 대해 단계별 간호관리를 이해한다.

1. 호스피스 · 완화의료의 이해

1) 호스피스의 정의

호스피스(hospice)의 어원은 라틴어인 *hospes*(손님)와 *hospitum*(손님을 맞이하는 장소, 손님접대)에서 유래한 것으로, 손님에게 편안한 장소와 공간을 제공하면서 손님을 돌보는 것을 뜻한다. 오늘날 널리 사용되는 현대적 의미의 호스피스 개념은 영국의 의사이며 간호사인 시실리 손더스(Cicely Saunders)에 의해 시작되었으며, 웹스터 사전(1972년)에서는 '여행자를 위한 숙소 또는 병자, 가난한 사람들을 위한 집(inn)'이라고 설명하였고, 미국호스피스협회(NHO)에서는 '말기환자와 가족에게 입원간호와 가정간호를 연속적으로 제공하는 프로그램'이라고 정의하였다.

이를 종합하면 호스피스 · 완화의료는 말기로 진단을 받은 환자 또는 임종과정에 있는 환자와 그 가족에게 통증과 증상의 완화 등을 포함한 신체적, 심리사회적, 영적 영역에 대한 종합적인 평가와 치료를 목적으로 하는 의료라고 할 수 있다(그림 12-1).

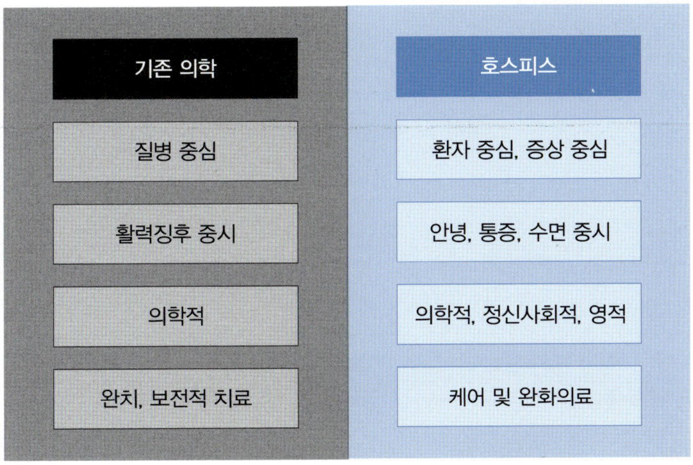

그림 12-1 **기존 의학과 호스피스의 차이**

2) 호스피스의 철학

죽음을 앞둔 환자의 삶의 질을 높이기 위한 총체적인 돌봄과 환자와 가족 모두가 성숙하게 마무리할 수 있도록 돕는 것이 목표이다. 이를 위해서는 다음과 같은 철학으로 환자와 가족의 가치관, 희망에 따라 그들이 선택하고 의사결정한 방향을 존중하여 결정하여야 한다.

- 호스피스 대상자(말기환자나 임종환자 그리고 그 가족)를 돌보고 지지한다.
- 그들의 남은 생을 가능한 한 편안하게 하고 충만한 삶을 살게 한다.
- 삶을 긍정적으로 받아들이며 죽음을 삶의 일부분으로 자연스럽게 받아들인다.
- 호스피스는 삶을 연장시키거나 단축시키지 않는다.
- 환자와 그 가족의 요구에 부응하도록 가능한 모든 자원을 이용하여 신체적, 심리적, 사회적, 영적 요구를 충족시켜 죽음을 준비하도록 돕는다.

MEMO

죽음의 수용단계(임종단계)

노화나 병으로 죽음이 가까워짐을 인식하게 되는 노인은 어느 때보다도 복잡한 심리상태와 반응을 나타낸다. 미국의 정신과 의사인 엘리자베스 퀴블러로스(Elisabeth Kübler-Ross)는 죽음을 앞둔 사람의 다양한 심리 변화 과정을 다음과 같이 5가지 단계로 나누어 설명하였다. 모든 사람이 이 단계를 그대로 거치지는 것은 아니지만, 대체적으로 겪게 된다고 한다.

부정 ➡ 분노 ➡ 타협 ➡ 우울 ➡ 수용

① **부정단계** : 자신의 죽음이 임박했다는 사실을 부인하거나 잘못된 결과라고 생각하면서 죽음을 받아들이기를 거부하는 단계이다. 이 단계에서는 당사자가 사실을 받아들이도록 충분한 시간적 여유를 가지게 한다.
② **분노단계** : 자신의 죽음을 현실로 인식하기 시작하면서 생기는 감정이나 적대감이 분노로 표출되는 단계이다. 자신 주변의 모든 것이 분노의 대상이 되기도 한다.
③ **타협단계** : 자신의 죽음을 인지하며 더 이상 상황이 나아지지 않을 것이라는 사실을 깨닫고 신과 타협하려는 반응이 나타나는 단계이다. 상황을 되돌리고 싶은 욕구와 상실에 대한 죄책감을 느끼게 된다.
④ **우울단계** : 죽음을 직면하면서 시작되는 단계이다. 애착을 가진 모든 대상과 헤어진다는 사실 때문에 우울증이 나타난다. 절망, 슬픔, 무기력 등의 감정을 경험하며 사람들로부터 거리를 두고 싶은 욕구를 느끼게 된다.
⑤ **수용단계** : 죽음을 받아들이는 단계이다. 차분하게 자신의 주변 및 감정 등을 정리하고 공개적으로 자신의 죽음을 언급하며 다른 사람과 논의하기 시작한다. 또한 자신이 죽은 후 남겨질 사람들을 생각하게 된다.

3) 호스피스 · 완화의료의 대상자

호스피스 프로그램마다 조금씩 차이가 있을 수 있으나 다음과 같은 기준에 따라 대상자를 선정한다.

- 말기암 진단을 받은 자로 호스피스 · 완화의료의 이용을 희망하는 자
- 의사로부터 6개월 정도의 여명을 선고 받은 자
- 의사의 동의가 있거나 호스피스 대상자로 의뢰된 자
- 통증 및 증상 완화를 위한 비치료적인 간호를 받기로 결정한 자
- 가족이나 친지가 없어 호스피스의 도움이 필요하다고 선정된 자
- 의식이 분명하고 의사소통이 가능한 자
- 수술, 항암요법, 방사선요법을 시행하였으나 더 이상 의학적인 치료 효과를 기대하기 어려운 자

4) 호스피스 · 완화의료의 유형

현재 우리나라에서 제공되는 호스피스 · 완화의료 서비스에는 입원형, 가정형, 자문형이 있다. 생명을 위협하는 질환과 관련된 문제를 가진 환자와 가족의 삶의 질 향상에 목적을 둔 접근으로, 통증이나 신체적, 심리 · 사회적, 영적 문제를 조기에 발견하고 평가와 치료를 함으로써 고통을 예방하고 줄일 수 있다.

(1) 입원형 호스피스

호스피스 · 완화의료를 희망하는 환자와 가족들이 호스피스 전문병동에서 이용할 수 있는 서비스이다. 다음과 같은 서비스를 제공하여 환자와 가족들의 신체적, 심리 · 사회적, 영적 고통을 완화하여 삶의 질 향상에 기여한다.

- 포괄적인 초기평가 및 돌봄 계획 수립과 상담
- 통증 및 신체증상 완화
- 환자 및 가족의 심리 · 사회 · 영적 문제 상담
- 자원 연계 및 돌봄 프로그램 운영
- 환자와 가족 교육(환자를 돌보는 방법, 증상 조절 등)
- 음악 · 미술요법 등 프로그램
- 호스피스 · 완화의료 자원봉사자의 돌봄 봉사
- 임종 관리

- 사별가족 돌봄 서비스
- 24시간 전화상담 및 응급 입원 서비스

(2) 가정형 호스피스

호스피스 · 완화의료를 희망하는 환자와 가족들이 가정에서 이용할 수 있는 서비스로 호스피스 팀이 가정으로 방문하여 다음과 같은 서비스를 제공한다.

- 포괄적인 초기평가 및 돌봄 계획 수립과 상담
- 통증 및 신체증상 완화
- 환자 및 돌봄 제공자 교육
- 심리적, 사회적, 영적 지지
- 주 · 야간 상담전화
- 장비 대여, 연계 및 의뢰 서비스
- 임종 준비교육 및 돌봄 지원
- 사별가족 돌봄 서비스

(3) 자문형 호스피스

담당 의료진의 진료를 받으면서 호스피스 · 완화의료를 희망하는 환자와 가족들이 일반병동이나 외래에서 이용할 수 있는 서비스로, 다음과 같은 서비스를 제공한다.

- 신체증상관리 자문
- 생애말기 돌봄 계획 및 상담 지원
- 심리적, 사회적, 영적 지지
- 자원 연계 및 경제적 지원
- 임종 준비교육 및 돌봄 지원
- 호스피스 입원 연계(말기 암인 경우)
- 재가서비스 연계

5) 호스피스 · 완화의료팀의 구성과 역할

호스피스 · 완화의료는 체계적으로 훈련된 전문인력이 상황별로 통증과 증상을 조절하고, 환자와 가족의 삶의 질을 증진하기 위해 다학제적으로 접근하는 전인적 돌봄서비스이다. 호스피스 · 완화의료팀은 의사, 간호사, 약사, 영양사, 물리치료사, 정서 · 심리 사회분야의 사회복지사, 예술치료팀, 영적 분야의 성직자 등으로 구성되며, 비전문가인 환자와 가족, 자원봉사자들도 팀원으로 함께 하기도 한다(그림 12-2).

호스피스 · 완화의료팀의 다학제적인 접근을 통해 환자와 가족의 고통을 분담하고 완화할 수 있도록 개별적인 돌봄서비스를 계획하고 진행한다.

호스피스 · 완화의료팀에서 각각의 역할은 표 12-1과 같다.

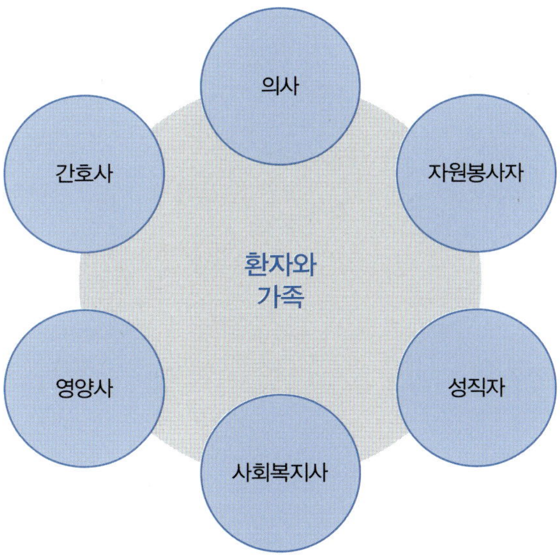

그림 12-2 **호스피스 · 완화의료팀의 구성**

표 12-1 호스피스 · 완화의료팀에서 각각의 역할

의사	• 호스피스 대상 여부를 판단한다. • 증상에 따른 치료 계획을 수립한다. • 호스피스 · 완화의료팀 구성원에게 환자의 임상 상태를 설명한다. • 치료와 회복 가능성에 대해 명확히 밝힌다.
간호사	• 환자의 통증과 증상을 조절하고 안위를 도모하며 고통을 경감한다. • 환자에게 포괄적 간호를 제공한다. • 가정간호사 자원봉사자의 조언자 역할을 한다.
영양사	• 환자의 영양 요구에 도움을 주고 삶의 질을 높인다.
사회복지사	• 사회 · 심리적 지지와 유족 상담 등 정서적 지지를 도모한다. • 환자와 가족의 가정, 경제력, 보험 관계 등의 문제를 해결하도록 도움을 준다.
성직자	• 환자와 가족의 영적 문제에 도움을 준다. • 환자의 정신적 안정과 평안을 도모한다. • 사별 가족을 돌보고 지지한다.
자원봉사자	• 환자와 가족의 돌봄을 지원한다(이미용, 목욕 도움, 마사지, 이동 도움, 말벗, 영적 지지 등). • 사별 가족을 돌보고 지지한다. • 호스피스 홍보 및 행사를 돕는다. • 그 밖에 요리, 사진 촬영, 음악, 그림, 원예 등 다양한 분야에서 재능을 발휘하여 봉사한다.

2. 연명의료결정제도

1) 연명의료결정제도의 정의

연명의료결정제도란 임종과정에 있는 환자가 무의미한 연명의료를 하지 않거나 중단할 수 있는 기준과 절차를 마련하여 환자가 삶을 존엄하게 마무리할 수 있도록 도와주는 제도이다. 여기서 연명의료는 심폐소생술, 인공호흡기 착용, 혈액 투석, 항암제 투여, 체외생명유지술(ECMO, 체외막 산소요법), 수혈, 혈압상승제 투여 등으로 치료 효과는 없이 임종 과정만 늘리는 것을 말하며 연명치료라고도 한다.

의학적으로도 더 이상 의미가 없고 환자도 원하지 않는 연명의료를 하지 않도록, 환자에 대한 연명의료 시행 여부를 결정하는 책임을 가족이 짊어져 심리적, 사회적 부담을 갖지 않도록 보호하는 것이 목적이다.

2) 연명의료결정제도의 도입배경

의료기술 등의 발달은 건강증진뿐만 아니라 생명을 유지시키는 의술을 다양하게 발전시켰다. 이는 질환을 치유하는 데 사용되기도 하지만 때로는 환자를 회복시키지도 못한 채 죽음에 이르는 과정만 연장시키는 결과를 낳기도 하였다. 따라서 각국에서는 이미 1970년대부터 죽음을 앞둔 삶의 마지막 단계까지 인간의 존엄성을 유지하며 좋은 죽음을 맞이하기 위하여 법률 등을 제도화하기 시작하였다.

우리나라의 경우 1997년 보라매 병원에서 환자에 대한 의학적 판단과 돌봄의 의무에 근거하지 않고, 가족의 부당한 퇴원 요구에 응한 의료진이 환자의 인공호흡기 착용을 중단함으로써 환자가 사망한 사건이 오늘날의 연명의료결정법(2018년 2월 4일 시행)이 제정되는 계기가 되었다.

3) 연명의료 중단절차

담당의사의 의학적 판단과 환자의 의사가 확인되면 연명의료를 중단할 수 있다(그림 12-3).

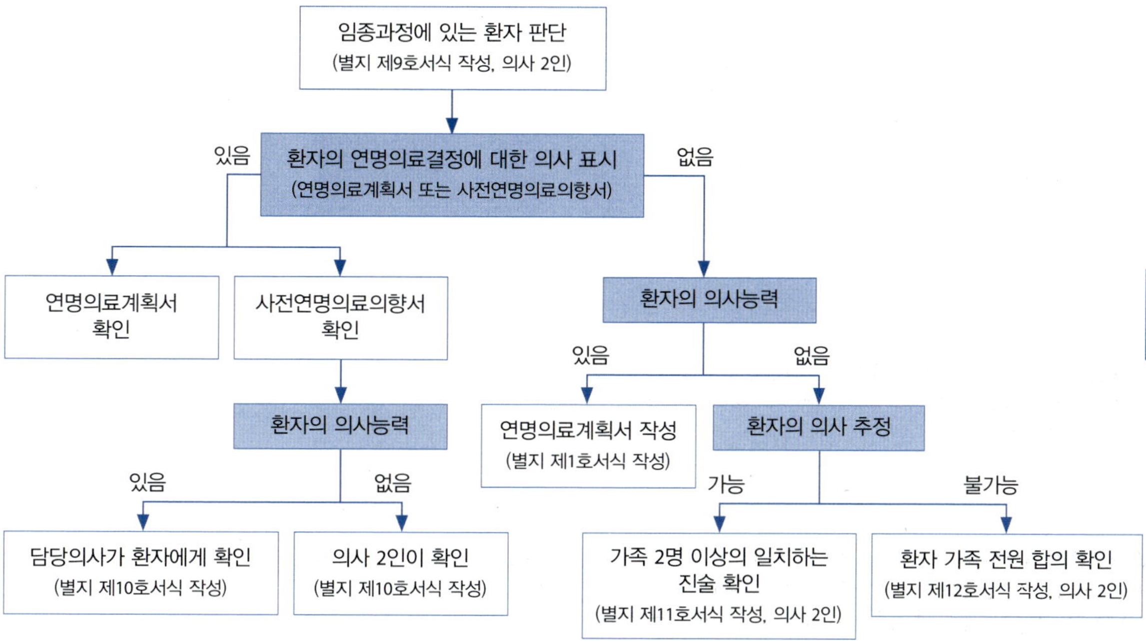

그림 12-3 연명의료 중단절차

4) 사전연명의료의향서

사전연명의료의향서란 19세 이상인 사람이 임종과정에 있는 환자가 되었을 때를 대비하여 자신의 연명의료를 시행하지 않거나 중단하기로 하는 결정 및 호스피스에 관한 의사를 직접 문서(전자문서 포함)로 작성한 것을 말한다.

반드시 보건복지부의 지정을 받은 사전연명의료의향서 등록기관을 방문하여 충분한 설명을 듣고 작성해야 하며, 다음의 내용이 포함되어야 한다(그림 12-4).

- 연명의료중단 등 결정
- 호스피스의 이용 여부
- 작성 연월일
- 작성자의 성명 및 주민등록번호
- 작성자가 작성 전 설명사항을 이해하였다는 확인
- 사전연명의료의향서의 열람허용 여부
- 사전연명의료의향서 등록기관 및 상담자에 관한 사항

■ 호스피스 · 완화의료 및 임종과정에 있는 환자의 연명의료결정에 관한 법률 시행규칙 [별지 제6호서식]

사전연명의료의향서

※ 색상이 어두운 부분은 작성하지 않으며, [ ]에는 해당되는 곳에 √표시를 합니다.

등록번호		※ 등록번호는 등록기관에서 부여합니다.
작성자	성 명	주민등록번호
	주 소	
	전화번호	
호스피스 이용	[ ] 이용 의향이 있음	[ ] 이용 의향이 없음
사전연명의료 의향서 등록기관의 설명사항 확인	설명 사항	[ ] 연명의료의 시행방법 및 연명의료중단등결정에 대한 사항 [ ] 호스피스의 선택 및 이용에 관한 사항 [ ] 사전연명의료의향서의 효력 및 효력 상실에 관한 사항 [ ] 사전연명의료의향서의 작성 · 등록 · 보관 및 통보에 관한 사항 [ ] 사전연명의료의향서의 변경 · 철회 및 그에 따른 조치에 관한 사항 [ ] 등록기관의 폐업 · 휴업 및 지정 취소에 따른 기록의 이관에 관한 사항
	확인	위의 사항을 설명 받고 이해했음을 확인합니다. 년 월 일 성명 (서명 또는 인)
환자 사망 전 열람허용 여부	[ ] 열람 가능 [ ] 열람 거부	[ ] 그 밖의 의견
사전연명의료 의향서 등록기관 및 상담자	기관 명칭	소재지
	상담자 성명	전화번호

본인은 「호스피스 · 완화의료 및 임종과정에 있는 환자의 연명의료결정에 관한 법률」 제12조 및 같은 법 시행규칙 제8조에 따라 위와 같은 내용을 직접 작성했으며, 임종과정에 있다는 의학적 판단을 받은 경우 연명의료를 시행하지 않거나 중단하는 것에 동의합니다.

작성일 년 월 일
작성자 (서명 또는 인)

등록일 년 월 일
등록자 (서명 또는 인)

210㎜×297㎜[백상지(80g/㎡) 또는 중질지(80g/㎡)]

그림 12-4 사전연명의료의향서

3. 생애말기 돌봄

누구나 안심하고 인생의 끝을 맞이하기 위해서는 의료기관 외에 가정이나 노인요양시설에서의 간호 등 지역에서 환자와 그 가족의 생활에 맞춘 간호를 확립할 필요가 있다. 이러한 사회적 과제에 대응하기 위한 생애말기 돌봄(end of life care)이라는 개념이 중요해지고 있다. 이는 말 그대로 인생의 끝을 맞이한 사람에 대한 간호를 말하며, 마지막까지 삶의 질을 유지할 수 있도록 신체적, 정신적, 사회적, 영적, 통증을 제거하는 접근이 이루어지고 있다.

노인의 경우 생과 사를 받아들이는 방법에 따라서는 그 시기 자체가 인생의 마지막 단계라고도 할 수 있다. 하지만 의사결정을 충분히 할 수 없는 노인도 적지 않다. '어떻게 살 것인가', '어떻게 죽고 싶은가'를 전달할 수 없는 데다가 외부에서는 모르는 고통도 많을 것으로 생각된다. 사람 각자의 철학이나 가치관, 장애 정도 등에 따라 어떤 무대를 연기할 것인가는 다르지만, 본인이 본인답게 마지막까지 보낼 수 있도록 무대의 완성을 도와야 한다.

인생의 말기는 6단계로 나뉘며 각각 간호의 목표와 진행법이 다르다(표 12-2). 여기서는 각 시기의 간호에 대해 설명한다.

표 12-2 생애말기의 간호 목표와 진행법

	여명	간호 목표	간호 진행법
준비기	6개월~ 수개월	• 환경 정비 • 신뢰관계 확립 • 본인 및 가족의 의향 중시 • 간호방침 결정	• 건강영역을 중시한 사정과 간호계획 작성 • 안심할 수 있는 공간 확보 • 사회자원 도입
개시기	수주일	• 본인이나 가족의 죽음을 맞이하는 불안 경감 • 일상생활 유지의 지원	• 의사소통을 많이 취함 • 간호기술 확인 • 팀 간의 연락방법 확인 • 지역 자원 활용
위기증상기	수일	• 온화한 생애말기로 이행 • 친구, 이웃, 가족과의 단란한 시간	• 고통 완화, 편안한 체위 유지 • 죽음의 준비교육 • 생애말기 간호계속의 가능성 재점검 • 백업 병원 확보 • 상태 변화 시의 준비, 연락망 작성

표 12-2 생애말기의 간호 목표와 진행법 (계속)

	여명	간호 목표	간호 진행법
생애말기	수시간	• 죽음 수용 • 임종 입회 • 가족에게 유언	• 신체상황의 정확한 파악 • 가족과 의사에게 연락 및 보고 • 이웃, 만나고 싶은 사람과 만나는 시간 확보 • 고통 완화 • 옆에서 지켜보기 • 가족에게 돌봄간호 지도
임종기	그 순간	• 가족의 간호 지원	• 빈번한 방문 • 죽음의 징후 파악 • 의사에게 연락 및 보고 • 가족에게 보고와 의사소통
사후		• 이별 • 유족에 대한 위로	• 사후의 간호 • 사망진단서 작성 • 장의업자에게 인계

1) 준비기의 간호관리

표 12-2에서는 여명 6개월~수개월로 나타내었지만, 노인의 경우는 노화에 동반하는 신체적 변화 등의 영향으로 전형적인 증상을 보이지 않는 점이나 급격한 건강장애를 일으킬 위험성도 있기 때문에 한마디로 그 기간을 단언할 수는 없다. 치매가 있는 사람은 특히 고통을 정확하게 호소할 수 없는 상황에 있어 치매로 진단받은 단계에 준비기라고 해도 과언이 아니다.

① 간호 목표

간호 목표로는 ①환경 정비, ②신뢰관계 확립, ③본인과 가족의 의향 중시, ④간호방침 결정을 들 수 있다. 생명의 위기를 초래하는 질환이나 신체적 측면 등의 건강영역에 관해서는 이 시기에 정확한 사정을 해둘 필요가 있다. 이와 함께 사회자원을 활용할 수 있는 말기돌봄의 방침을 결정한다.

② 의향 청취

말기의 준비기로 판정 받은 본인과 이와 관련된 사람들이 회의를 열어 목표 확인이나 향후 지원에 대해 서로 이야기를 나누는 것도 필요하다. 이때 가족이나 본인의 향후 의향도 물어둔다. 평소의 병실이나 거실이 아니라 환경을 바꾸어 격식을 차린 장소에서 이야기를 듣는 것도 효과적이다.

2) 개시기의 간호관리

여명 수개월의 기간이 개시기에 해당한다. 의사와 연계하여 현재 어느 단계에 있는지를 판단한다.

① 불안 경감

불안을 안고 있는 사람을 간호할 때는 본인의 입장에서 '만일 내가 이 시기에 있다면 얼마나 불안할까'를 생각하도록 한다. 이는 사랑하는 사람을 잃는 가족의 입장도 마찬가지이다. 불안 경감을 도울 수 있는 것은 경청의 자세와 의사소통이다. 기회를 봐서 본인이나 가족, 친한 친구 등과 의사소통을 도모한다. 의사소통이라고 해서 언어적인 대화만 의사소통은 아니다. 만지고, 쳐다보고, 옆에 있어주는 것도 비언어적 의사소통이다.

② 일상생활 유지

이 시기에는 신체적 고통도 많아질 것으로 예측되며 이로 인해 지금까지 가능했던 일상생활 동작이 서서히 불가능해질 수도 있다. 따라서 많은 고통을 완화하면서 잔존능력을 조금이라도 지원할 수 있는 간호가 필요하다. 그러므로 편안한 환경에서 이동, 배설, 개인위생 등 본인 스스로 하고자 하는 의지를 보인다면 옆에서 지지해주는 것도 중요하다.

3) 위기증상기의 간호관리

위기증상은 질환의 종류에 따라 다르며 혈압이나 호흡상태가 불안정해지거나 고통 때문에 표정이 일그러지거나 혼란해 하는 등 다양하다. 또한 노인은 갑자기 증상이 악화하기 쉬운 상태에 있다.

① 온화한 생애말기 이행

몸은 상당히 쇠약해지고 침대 위에서 보내는 일이 많아지기 때문에 쿠션이나 간병용품을 활용하여 최대한 편안한 체위 유지에 신경 쓴다. 그리고 의사와 연계하여 예측되는 신체적 고통(통증, 호흡고통, 가려움 등)을 완화할 수 있도록 한다.

이 시기가 되면 본인뿐만 아니라 함께 있는 가족이나 간호사도 정신적, 신체적으로 피곤해진다. 또한 가족들은 환자의 죽음이 임박해지면 혼란스러워하며 연명의료를 의뢰하는 경우도 있다. 그러므로 가족들이 환자와의 이별을 차분하게 받아들일 수 있도록 의료진은 임종 과정에 대하여 조용하게 가족과 이야기를 나눈다.

② 단란한 시간 확보

본인과 가족의 단란한 시간을 소중히 여기고 또 본인이 만나고 싶은 친구, 이웃과의 면회도 실현해간다. 본인의 컨디션은 물론 가족의 상태도 살피면서 진행한다. 그리고 위기증상이 어떻게 출현하는지에 대해 의사로부터 정보를 얻는다. 또 그 증상을 이 시설 또는 가정에서 지원할 수 있는지, 말기돌봄을 해낼 수 있는지, 응급대응을 위한 다른 병원은 확보할 수 있는지, 연락망은 문제없는지 등을 팀원 간에 서로 이야기 나누는 것도 중요하다.

4) 생애말기의 간호관리

이 시기는 의식이 저하하고 호흡이 얕아지며 하악 · 비익호흡이나 혈압 강하, 서맥, 피부색 변화, 눈의 패임 등 다양한 변화가 관찰된다. 때로는 대변이나 소변이 새기도 한다. 기도 분비물로 인하여 그렁그렁 소리(death rattle)나 호흡이 끊겼다가 몰아쉬는 체인-스톡스호흡(Cheyne-Stokes respiration)이 나타나 가족들에게는 더욱 견디기 힘든 상황이 되기도 한다. 그러한 상황 속에서 간호사에게는 정확한 관찰이 요구된다.

① 죽음의 수용과 임종 입회

최대한 편안한 자세를 확보하면서 고통이 완화되도록 불편함을 최소화하는 간호를 한다. 체위변경이나 입술을 적시는 일 등은 가족과 함께 하는 등의 배려를 한다. 증상을 파악하면 의사에게 연락 및 보고를 한다. 표 12-3에 말기 환자의 증상과 그 대응을 정리하였다.

임종을 앞둔 환자는 기력이 없고 의식이 명료하지 않아 의사소통을 못할 수 있으나, 알아들을 수도 있으므로 조용한 목소리로 이야기를 건네는 것이 좋다. 간호하기 전에 환자의 이름을 부르며 간호처치에 대하여 설명한다. 가족에게도 말을 걸거나 손을 잡아주도록 배려한다. 가족이나 이웃이 옆에 있고 그 분위기를 느끼는 것은 곧 임종을 앞둔 환자에게도 마음의 준비를 하게 만든다.

5) 임종기의 간호관리

이 시기는 가족의 간호를 지원한다. 사망 판정은 ①심장박동 정지, ②호흡 정지, ③동공 확장 및 동공반사 소실의 3가지 징후로 의사가 내린다. 노인공동생활가정이나 가정의 경우 의사가 도착한 후 판정이 이루어지기 때문에 실제 사망시각과 판정시각이 다른 경우도 있다.

이별의 말을 하고 싶은 가족, 감사의 말을 하고 싶은 가족, 울고만 있는 가족, 이름을 계속 부르는 가족 등 환자와의 영원한 이별의 슬픔에 대하여 표현할 수 있도록 한다. 간호사가 옆에 있거나 뒤에서 지켜보는 것도 지원에 포함된다.

표 12-3 말기 환자의 증상과 증상에 대한 대응

항목	증상	대응방법
의식	의식수준이 저하하거나 혼수상태나 조는 상태가 된다.	이 상태에서도 청각은 유지된다고 한다. 불안이 심한 시기이므로 적절하게 말을 건다. 본인이 죽음을 예측하게 하는 부주의한 대화는 삼간다.
표정	무표정해지거나 그 사람다운 표정을 잃은 독특한 얼굴이 되기도 한다.	무리하게 표정을 유도하지 말고 손을 잡는 등 환자의 불안이나 고독감을 완화하도록 한다.
호흡	호흡곤란, 횟수가 적고 깊은 호흡, 얕은 호흡, 무호흡을 반복한다.	고통이 없으면 파울러자세로 하거나 덮는 이불을 가벼운 것으로 바꾼다.
순환	혈압 저하, 맥박 이상, 손발 끝이 차가워지며 청색증으로 손가락이나 입술이 보라색이 된다.	실내의 온도나 덮는 이불을 조절하여 보온 등을 한다.
배설	반사기능이 저하하고 항문조임근 등이 약해지기 때문에 실금을 일으킨다.	실금 상태라면 기저귀를 사용한다. 고통이 없는 배설 지원을 한다.
피부	입술이나 혀가 건조해진다.	적절하게 물에 적신 거즈 등으로 닦거나 크림을 바른다. 온몸의 청결과 보습에도 배려한다.
통증	암 말기 등에는 통증이 심하다.	의사와 연락을 취하면서 통증 조절을 정확하게 한다. 투약 후의 효과나 부작용 등을 관찰하여 의료진과 연계를 취한다.

6) 사후의 간호관리

세상을 떠난 사람은 지금까지 열심히 살아왔고 우리가 살기 좋은 사회를 구축해온 사람이다. 당연히 존경하는 마음을 가지고 사후 간호를 한다.

우선 죽음에 임박해 사용한 기재나 장치, 물품 등을 정리하고 튜브나 도관은 제거한다. 눈을 뜨고 있으면 감겨준다. 또 입이 벌어지지 않도록 수건 등을 턱 아래에 올려두고 눈에 띄지 않게 덮개 등으로 덮는다. 그리고 사망 시각이나 사망 전에 했던 간호 등을 기록해둔다.

병원이나 시설의 경우 원무과에 연락하여 환자를 모실 장례식장이나 필요한 사망진단서 등의 정보를 전달하여 원활한 행정 처리를 준비한다(표 12-4).

표 12-4 사후의 간호관리

필요물품 준비	① 가족에게 받아둔 수의, 머리빗, 면도용구, 탈지면, 젓가락, 종이기저귀, 화장도구, 변기, 농반, 시트, 세탁바구니, 필요에 따라 붕대나 반창고, 면봉, 립크림, 수건, 냉각용 얼음 등을 준비한다.
몸 닦기	① 옷을 벗기고 변기 또는 기저귀를 댄 후 위, 장, 방광 안을 비우기 위해 하복부를 압박한다. 얼굴을 옆으로 돌리고 농반을 대어 위부를 압박해서 위 내용물을 꺼낸다. 다만 가족이 싫어하는 경우도 있으므로 누액의 걱정이 없는 경우는 잘 냉각함으로써 복압이 올라가는 것을 막는다. ② 신속하게 온몸을 따뜻한 물로 닦고 상처나 욕창이 있는 경우는 붕대나 반창고 등을 댄다. ③ 코, 귀, 입, 항문(질)에 젓가락으로 탈지면을 채운다. 그 경우 적당한 양을 사용하면서 얼굴은 외관에 변화가 없도록 한다. 또한 최근에는 솜으로 채우지 않는 경우도 있다.
옷 갈아입히기와 자세 정리	① 가족에게 받은 수의를 입힌다. ② 손을 가슴 위에서 합장시킨다. 손이 떨어지는 경우에는 경직될 때까지 붕대 등으로 고정한다. ③ 입이 벌어지는 경우에는 경직될 때까지 탁 아래를 수건으로 고정한다.
몸단장	① 남성의 경우 면도를 하여 깨끗하게 한다. 여성의 경우 엷게 화장한다. ② 마무리로서 머리카락을 정돈하는 것을 잊지 않도록 한다.
배웅	① 온몸을 시트로 덮는다. ② 병원이나 시설이라면 영안실로 이송한다. ③ 유족과 사망자에게 정중하게 인사를 하고 이별의 말을 건넨다.
뒷정리	① 필요물품을 정리하고 보충한다. ② 기록 등을 정리한다.

4. 사별간호

소중한 가족을 잃은 유족은 큰 슬픔과 상실이라는 체험을 한다. 이때 간호사는 유족의 마음 회복을 위해 어떻게 하면 좋을까? 독일 출신 죽음학자 데켄(A. Deeken)은 유족의 상실체험을 비탄과정(grief process)으로서 12단계로 나누어 소개하였다(표 12-5).

남겨진 사람은 오랜 기간을 거치면서 조금씩 이 단계에 대응해가는데, 사별가족의 고통을 조금이라도 줄이는 것이 간호사의 역할이다. 사별간호에서 중요한 것은 관계성을 끊지 않는 것이다. 장례식이나 추도식에 참가하고, 가족의 이야기를 들어주고 상실감이나 비탄은 누구나 경험하는 일임을 전달하며, 사별 후 1년 이상 가족에 대한 추후관리를 위해 규칙적인 전화연락을 하고, 가족모임이나 상담 등을 소개하는 대응이 필요하다(표 12-6).

다시 일어서는 단계까지 회복한 사별가족은 새로운 유족, 앞으로 유족이 될 가능성이 높은 다른 가족과의 의사소통을 꾀할 수도 있으며 또 시설 내에서 유족 네트워크를 형성할 수도 있다.

표 12-5 비탄과정의 12단계

① 정신적 타격과 마비상태	⑦ 공상, 환상
② 부인(否認)	⑧ 고독감과 우울
③ 패닉	⑨ 정신적 혼란과 무관심
④ 부당함에 대한 분노	⑩ 체념과 수용
⑤ 적의(適意)와 원망(怨望)	⑪ 새로운 희망 – 유머와 웃음의 재발견
⑥ 죄의식	⑫ 회복의 단계 – 새로운 identity 형성

표 12-6 사별가족을 위한 간호

• 사별가족과 긴밀한 관계를 유지한다.	• 사별가족이 고립되지 않도록 한다.
• 감정을 표현하도록 격려한다.	• 신체적, 심리적 지지를 제공한다.
• 현실적인 태도를 취한다.	• 살아있는 것에 대한 의미를 상기시킨다.
• 상실에 대한 설명은 피한다.	• 희망을 가지도록 돕는다.

요점정리

- 호스피스 · 완화의료는 말기 환자로 진단을 받은 환자 또는 임종과정에 있는 환자와 그 가족에게 통증과 증상의 완화 등을 포함한 신체적, 심리사회적, 영적 영역에 대한 종합적인 평가와 치료를 목적으로 하는 의료이다.
- 노화나 불치의 병으로 죽음이 가까워짐을 인식하게 되는 노인은 어느 때보다도 복잡한 심리상태와 반응을 나타낸다. 미국의 정신과 의사인 엘리자베스 퀴블러로스는 죽음을 앞둔 사람의 다양한 심리 변화과정을 부정, 분노, 타협, 우울, 수용의 5가지 단계로 나누어 설명하였다.
- 호스피스 · 완화의료는 체계적으로 훈련된 전문인력이 상황별로 통증과 증상을 조절하고, 환자와 가족의 삶의 질을 증진하기 위해 다학제적으로 접근하는 전인적 간호이다. 의사, 간호사, 약사, 영양사, 사회복지사, 자원봉사자, 성직자 등으로 구성된 호스피스 · 완화의료팀의 다학제적 접근을 통해 서비스가 제공된다.
- 연명의료결정제도는 임종과정에 있는 환자가 무의미한 연명의료(심폐소생술, 인공호흡기 착용, 혈액 투석, 항암제 투여, 체외생명유지술, 수혈, 혈압상승제 투여 등)를 하지 않거나 중단할 수 있는 기준과 절차를 마련하여 환자가 삶을 존엄하게 마무리할 수 있도록 도와주는 제도이다.
- 생애말기 돌봄에서는 본인이나 가족과 의사 및 간호사의 협력체제가 중요하다. 만족스러운 죽음을 맞이하기 위한 요소가 충족되도록 본인과 가족을 지원하는 간호가 요구된다.
- 소중한 가족을 잃은 유족은 큰 슬픔과 상실을 경험한다. 남겨진 사람은 오랜 기간을 거치면서 조금씩 비탄과정에 대응해가는데, 사별가족의 고통을 조금이라도 줄이는 것이 간호사의 역할이다.

CHAPTER 13 노인복지정책

학습목표

- 노인복지의 개념과 목표를 이해한다.
- 노인보건복지사업의 정의와 목적을 이해한다.
- 노인복지정책 중 소득보장서비스의 종류와 개요를 이해한다.
- 노인복지정책 중 건강보장서비스의 종류와 개요를 이해한다.
- 노인복지법에 규정하는 노인복지지설의 종류와 목적을 이해한다.
- 노인장기요양보험제도의 목적과 이용 절차를 이해한다.

1. 노인복지의 개념과 목표

노인복지는 노인에게 건강, 경제, 사회적 지원 및 안전을 제공하여 노년기에 안정적이고 풍요로운 삶을 영위하도록 돕는 종합적인 정책과 서비스 체계를 일컫는다. 이를 통해 노인들이 건강하고 삶의 질이 높은 생활을 보낼 수 있도록 지원하여 사회참여와 자립을 촉진하는 것을 목표로 한다. 노인복지는 다양한 분야에서 구체적인 프로그램과 서비스를 통해 이루어진다(표 13-1).

노인복지는 각 국가나 지역의 문화 · 경제적 상황, 인구구성 등에 따라 다양한 형태로 나타날 수 있다. 그러나 기본적인 목표는 노인이 건강하고 존경받는 환경에서 자립적이고 만족스러운 삶을 살 수 있도록 지원하는 것이다.

표 13-1 노인복지의 구체적인 목표

건강과 의료	노인의 건강을 지키고 의료서비스에 접근할 수 있도록 지원
주거	안전하고 편안한 주거 환경을 제공하여 노인들이 자립적으로 생활할 수 있도록 지원
사회참여	노인이 사회적으로 참여하고 활동할 수 있도록 지원
소득보장	노인에게 적절한 금융지원을 제공하여 경제적으로 자립할 수 있도록 지원
교육과 문화활동	평생교육 프로그램을 통해 노인들이 계속해서 새로운 기술과 정보에 접근하고 자기계발을 할 수 있도록 지원
심리적 지원	노인들의 정신적 건강을 증진하기 위해 정신건강서비스 및 상담서비스를 제공
재가서비스	가정에서 노인들을 돌보기 위한 서비스를 제공하여 자립생활을 지원

2. 우리나라 노인복지의 역사

노인복지는 각 국가와 지역에 따라 다양한 역사를 가지지만, 대체로 현대의 노인복지 개념과 체계는 20세기 중반 이후에 형성되었다. 여러 국가에서 노인복지정책이 나타나기 시작하였고, 이는 사회적, 경제적 변화 및 노인인구의 증가에 대한 대응으로 발전하였다.

우리나라는 1960년대 이후 지속적인 경제성장의 영향으로 꾸준히 발전하기 시작하여 노인복지의 역사는 상대적으로 짧다고 할 수 있다. 특히 1970년대 이후 지속된 산업화나 도시화 등 사회적, 경제적 변화에 따른 노인문제의 등장으로 노인문제 및 복지욕구 해결을 위한 노인복지정책과 서비스 시행을 위하여 1981년에 노인복지법이 제정되었다. 이후 저출산과 고령화의 심화에 따라 지속적인 노인복지법의 개정이 이루어져 노인복지 확대에 기여하였다.

(1) 1950~1960년대

6.25전쟁의 파행과 재건기인 이 시기는 국가적, 사회적 관심이 주로 빈곤 해소, 경제발전, 안보에 치중하여 국민이나 정부 모두 사회복지에 대한 의식이나 필요성을 인지하지 못하였다. 가족이나 지역사회에서 노인들을 어떻게 돌봐야 할지에 대한 관심이 있었으나 별도의 정책이나 제도는 부족하였다. 따라서 이 시기에는 생활보호법에 의한 제한적인 수준에서 소수의 노인에게 구빈적인 원조가 이루어졌다.

(2) 1970년대

이 시기에는 경제발전과 도시화가 진행되고 가족구조가 변화하면서 노동자의 빈곤 문제, 소득불평등 문제 등이 사회문제로 등장함으로써 사회복지에 대한 관심이 확대되었다. 또한 점진적인 평균수명의 연장과 노인인구의 증가로 사회적 관심이 증대되고 노인의 복지욕구가 높아지게 되었다. 1972년 우리나라 최초의 노인학교 등 노인복지 관련 시설이 등장하였고 한편으로는 노인복지법의 필요성이 강조되었다. 1973년에는 최초로 노인연금이 도입되었다.

(3) 1980년대

1980년대는 노인복지법의 제정과 경로헌장 선포 등으로 노인복지제도가 시행될 수 있는 제도적 기반이 마련된 시기이다. 1981년에는 노인복지법이 제정되었고, 이를 기반으로 노인복지시설의 확충과 노인들의 의료서비스가 강화되었다. 1982년에는 노인복지법의 이념을 바탕으로 경로헌장이 선포되었고, 1988년 국민연금제도의 시행으로 국민들이 노후에 대하여 크게 관심을 갖게 되면서 노후보장과 관련한 민간차원의 보험이 등장하였다.

(4) 1990년대

이 시기는 고령화사회의 도래와 함께 노인복지가 더욱 중요시되었다. 이러한 사회적 변화를 반영하여 노인경로당, 노인복지시설, 노인복지사업 등 노인복지 관련 제도와 서비스가 확대되기 시작하였다. 노인에게 질 좋은 의료서비스를 제공하기 위한 노력도 실현되었다. 또한 1998년부터는 기존의 노령수당제도를 폐지하고 경로연금을 신설하여 65세 이상 저소득층 노인에게 지급하였다.

(5) 2000년대 이후

고령화사회에 접어들면서 급증하기 시작한 노인의 다양한 욕구와 문제에 부응하기 위한 제도 마련과 다양한 노인복지시설 확충이 더욱 필요해졌다. 2000년에는 기초생활보장 대상 노인뿐만 아니라 저소득층 노인까지 경로연금을 지급하도록 대상자 범위를 확대하였고, 2001년에는 노인취업 활성화를 위하여 지역시니어클럽을 지정하여 운영하기 시작하였다. 2004년에는 학대받는 노인에 대한 보호와 노인 학대 방지를 위하여 노인보호전문기관을 시설하였다. 2007년부터 독거노인을 위한 생활지도 파견 사업을 실시하고, 2008년부터 저소득층 노인의 소득보장을 위한 기초노령연금제도 도입과 장기요양 보호대상 노인을 위한 노인장기보험이 실시되었다. 현재에 이르러서도 노인복지는 계속해서 발전하고 있다.

MEMO

ICT와 노인복지

최근에는 정보통신기술(ICT)을 활용한 노인복지서비스가 강화되고 있다. 스마트폰 앱을 통한 건강 모니터링, 온라인 상담서비스, 가상현실(VR)을 활용한 노인활동 등이 도입되어 노인들의 편의성과 삶의 질을 향상시키려는 노력이 시도되고 있다.

3. 노인보건복지사업

1) 노인보건복지사업의 정의와 목적

노인보건복지사업이란 노인의 건강을 유지 및 증진하고 만성질병을 예방하며 질병의 악화를 예방하기 위해 각종 보건교육사업, 감염병 예방사업, 만성질병 관리사업, 치매 관리사업, 건강진단사업, 일상생활 기능훈련사업 등 지역사회에서 이루어지는 다양한 사업을 말한다.

노인보건복지사업은 은퇴 후 소득감소에서 오는 생계비 문제, 노후에 자주 경험하는 만성질환과 심신쇠약으로 인한 건강문제, 은퇴 후 가정과 사회에서 역할상실 및 지위 저하, 정서적인 고독감과 소외감 등 노인들이 당면하는 공통적인 문제를 해결하기 위한 정부적인 차원의 사업이라고 할 수 있다(표 13-2).

노인보건복지사업의 목적은 노인들이 독립적으로 일상생활을 유지하고 심신기능을 잘 유지함으로써 의료시설에 조기 입원하는 것을 예방하며, 지속적인 건강관리를 통해 만성퇴행성질병의 조기발견과 합병증을 예방하는 데 있다. 궁극적으로는 노화로 인한 생활의 불편함을 최소화하고, 익숙한 지역사회 환경에서 독립적으로 생활을 영위하도록 다양한 질병예방 및 건강증진 프로그램을 개발하여 제공함으로써 노년기의 삶을 편안하게 하고, 가족들의 신체 · 정신 · 경제적인 부담을 경감하는 것이다.

표 13-2 노인보건복지사업의 주요 내용

구분	내용
건강관리 및 의료서비스	• 건강 검진 및 정기적인 의료서비스 제공 • 만성질환 관리 및 치료 • 예방접종 및 건강교육
재가서비스 및 시설 운영	• 가정간호서비스 • 주거환경 개선을 위한 지원 • 노인요양원, 경로당 등의 시설 운영
사회참여 및 문화 활동	• 노인클럽, 동호회, 문화 활동 등을 통한 사회참여 촉진 • 문화 이벤트 및 레저프로그램 제공
건강증진 프로그램	• 운동 및 체육 활동을 통한 건강증진 • 영양교육 및 식사 지원 프로그램 • 정신건강 지원 프로그램
경제적 지원	• 노인연금, 기초연금 등의 지원 제공 • 고용 기회 및 노인들의 경제적 자립을 위한 프로그램
심리적 지원 및 상담	• 정서적 지원 및 상담 서비스 제공 • 노인들의 정신건강을 촉진하는 프로그램
교육 및 자립생활 지원	• 노인들을 위한 교육 프로그램 • 자립생활 지원을 위한 교육 및 서비스
ICT 기술 활용	• 스마트 기기를 활용한 건강 모니터링 • 온라인 상담 서비스 • 가상현실(VR)을 활용한 노인 활동 지원

2) 노인보건복지사업의 필요성

- 지역사회 노인들이 노인보건복지사업에 참여하여 건강에 관심을 갖게 한다.
- 지역사회 노인들이 스스로 자기건강을 돌볼 수 있게 한다.
- 건강관리에 필요한 지식과 기술을 전달하고 동기를 유발한다.
- 만성질환 노인들을 철저하게 관리하여 증상이 악화되거나 합병증이 유발되는 것을 예방한다.
- 의료시설 이용률을 감소시켜 의료비용을 줄인다.
- 삶의 질을 스스로 높이도록 한다.

3) 노인보건복지사업의 법적 근거

(1) 노인보건사업

보건의료법을 비롯하여 노인복지법, 국민건강증진법, 치매관리법, 지역보건법 등의 법적 근거에 따라 추진되고 있다. 노인복지법에서는 건강진단, 노인재활요양사업의 지원이 주를 이루며, 국민건강증진법에서는 보건교육, 구강보건사업 등이 주를 이룬다. 치매관리법에서는 치매관리사업 및 연구, 치매안심센터, 치매상담전화센터의 설치가 주를 이루며, 지역보건법에서는 보건소업무에 노인보건사업이 들어가 노인을 위한 다양한 건강유지증진사업이 시행되고 있다.

(2) 노인복지사업

저출산 · 고령사회기본법을 비롯하여 노인복지법, 국민연금법, 국민기초생활보장법, 고령자고용촉진법, 치매관리법 등의 법적 근거에 따라 추진되고 있다. 저출산 · 고령사회기본법에서는 고령사회정책으로 고용과 소득보장, 건강증진과 의료제공, 생활환경과 안전보장, 여가 문화 및 사회활동의 장려, 평생교육과 정보화, 노후설계, 취약계층노인 등에 대한 특별한 배려, 가족관계와 세대 간 이해증진, 고령화에 따른 경제와 산업 구조 및 노동환경 변화에 부응하는 시책, 고령친화적 산업의 육성 등이 포함되어 있다. 노인복지법에서는 주요 사업으로 무료 노인건강진단제도의 실시(1983년), 노령수당 지급(1989년), 재가노인복지사업 제공(1993년), 치매 · 중풍 등 중증 및 만성퇴행성 질환 노인관리체계구축이 시작되어 건강관리사업 강화(1997년) 등이 시행되어 왔다.

노인복지와 관련이 있는 법률을 정리하면 표 13-3과 같다.

표 13-3 노인복지 관련 법

노인복지법	• 1981년 제정 • 노인의 질환을 사전예방 또는 조기발견하고 질환상태에 따른 적절한 치료 · 요양으로 심신의 건강을 유지하고, 노후의 생활안정을 위하여 필요한 조치를 강구함으로써 노인의 보건복지증진에 기여함을 목적으로 한다.
고용상 연령차별금지 및 고령자고용촉진에 관한 법률 (고령자고용법)	• 1992년 제정 • 합리적인 이유 없이 연령을 이유로 하는 고용차별을 금지하고, 고령자가 그 능력에 맞는 직업을 가질 수 있도록 지원하고 촉진함으로써, 고령자의 고용안정과 국민경제의 발전에 이바지하는 것을 목적으로 한다.

표 13-3 노인복지 관련 법 (계속)

장애인 · 노인 · 임산부 등의 편의증진 보장에 관한 법률 (장애인등편의법)	• 1997년 제정 • 장애인 · 노인 · 임산부 등이 일상생활에서 안전하고 편리하게 시설과 설비를 이용하고 정보에 접근할 수 있도록 보장함으로써 이들의 사회활동 참여와 복지 증진에 이바지함을 목적으로 한다.
저출산 · 고령사회기본법	• 2005년 제정 • 저출산 및 인구의 고령화에 따른 변화에 대응하는 저출산 · 고령사회정책의 기본방향과 그 수립 및 추진체계에 관한 사항을 규정함으로써 국가의 경쟁력을 높이고 국민의 삶의 질 향상과 국가의 지속적인 발전에 이바지함을 목적으로 한다.
노인장기요양보험법	• 2007년 제정 • 고령이나 노인성 질병 등의 사유로 일상생활을 혼자서 수행하기 어려운 노인등에게 제공하는 신체활동 또는 가사활동 지원 등의 장기요양급여에 관한 사항을 규정하여 노후의 건강증진 및 생활안정을 도모하고 그 가족의 부담을 덜어줌으로써 국민의 삶의 질을 향상하도록 함을 목적으로 한다.
치매관리법	• 2011년 제정 • 치매의 예방, 치매환자에 대한 보호와 지원 및 치매퇴치를 위한 연구 등에 관한 정책을 종합적으로 수립 · 시행함으로써 치매로 인한 개인적 고통과 피해 및 사회적 부담을 줄이고 국민건강증진에 이바지함을 목적으로 한다.
기초연금법	• 2014년 제정 • 노인에게 기초연금을 지급하여 안정적인 소득기반을 제공함으로써 노인의 생활안정을 지원하고 복지를 증진함을 목적으로 한다.
호스피스 · 완화의료 및 임종과정에 있는 환자의 연명의료에 관한 법률 (연명의료결정법)	• 2016년 제정 • 호스피스 · 완화의료와 임종과정에 있는 환자의 연명의료와 연명의료중단 등 결정 및 그 이행에 필요한 사항을 규정함으로써 환자의 최선의 이익을 보장하고 자기결정을 존중하여 인간으로서의 존엄과 가치를 보호하는 것을 목적으로 한다.
고독사 예방 및 관리에 관한 법률 (고독사예방법)	• 2020년 제정 • 고독사 예방 및 관리에 필요한 사항을 규정함으로써 고독사로 인한 개인적 · 사회적 피해를 방지하고 국민의 복지 증진에 기여함을 목적으로 한다.

13

4) 노인보건복지사업의 유형

(1) 노인보건사업

노인보건(의료)사업은 보건소, 보건지소, 보건진료소 등 지역보건(의료)기관이 중심이 되어 방문건강관리사업과 노인보건사업이 제공된다. 이들 기관에서 주로 시행하는 노인보건사업은 건강증진사업과 질병관리사업으로 구분되는데, 건강진단사업 및 치매관리사업 등이 주를 이룬다.

노인보건(의료)사업의 기본 목표는 건강한 노후보장이며, 그 주요 추진방향은 다음과 같다.

- 보건교육 및 건강증진사업의 내실화를 통한 노인성 질환 예방, 노인환자의 치료 및 요양을 위한 시설 확충 등 사후관리체계를 구축한다.
- 치매나 중증질환 노인에 대한 지원 대책을 중점적으로 추진한다.
- 노인의 보건의료서비스를 확대하여 노인의 건강을 체계적으로 보장하고 노인의료비 부담 완화를 추진한다.

(2) 노인복지사업

노인복지법을 토대로 하여 지역사회의 사회복지시설이나 노인복지관, 노인복지시설의 요양시설과 양로시설, 경로당 등 다양한 기관이 노인복지사업에 참여하고 있다. 이들 기관에서 주로 실시하는 노인복지사업은 크게 노후생활지원, 노인복지시설사업, 노인여가복지시설사업, 재가노인복지사업 등으로 분류할 수 있다.

4. 소득보장 노인복지정책

노후소득보장정책은 0층인 기초연금, 1층인 국민연금과 특수직역연금, 2층인 퇴직연금, 3층인 개인연금과 주택 · 농지연금 등 다층적으로 구성되어 있다(**그림 13-1**). 이 가운데 가장 근간을 이루는 공적연금의 경우 수급률이 44.6%로 낮은 수준이다. 노인 중 6.4%가 국민기초생활보장제도의 적용을 받고 있는데, 이는 전체 인구의 3%에 비해 매우 높은 수준이다(통계청, 2017).

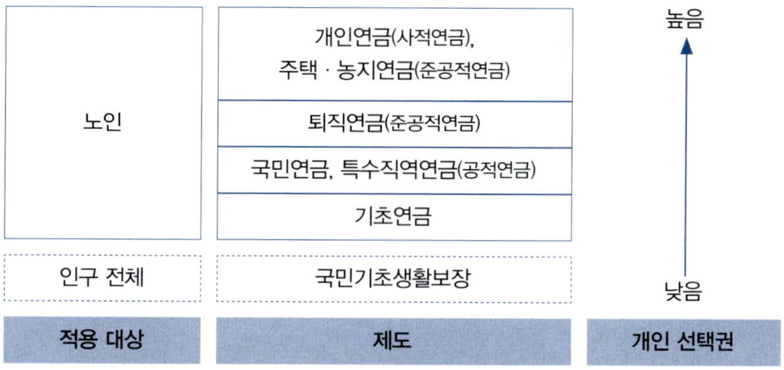

그림 13-1 우리나라의 노후소득보장제도

1) 국민기초생활보장제도

생계가 곤란한 저소득층에게 생계, 의료, 주거, 교육, 기타 현물 지원 등을 지원하는 제도로, 1999년 제정된 국민기초생활보장법에 근거하여 시행되고 있다. 수급자의 소득 수준에 따라 급여가 결정되며, 주거, 의료, 생활비 등을 포함한 종합적인 지원이 이루어진다.

사회적으로 취약한 노인들의 삶의 질을 향상시키고 경제적으로 어려움을 겪는 노인들에게 안정적인 삶을 보장하는 정책으로 평가된다(표 13-4).

표 13-4 국민기초생활보장제도의 내용

지원 대상		생계가 곤란한 저소득층
급여 기준		수급자의 연령, 가구 규모, 거주지역, 그 밖의 생활여건 등을 고려하여 급여의 종류별로 보건복지부장관이 정하거나 급여를 지급하는 중앙행정기관의 장이 보건복지부장관과 협의하여 정함
급여의 종류	생계급여	수급자에게 의복, 음식물 및 연료비와 그 밖에 일상생활에 기본적으로 필요한 금품을 지급하여 그 생계를 유지하게 하는 것
	주거급여	주거 안정에 필요한 임차료, 수선유지비, 그 밖의 수급품을 지급하는 것
	의료급여	질병 · 부상 · 출산 등으로 생활유지 능력이 없거나 생활이 어려운 저소득 국민의 의료문제를 국가가 보장하는 공공부조제도로서 건강보험과 함께 국민의료보장의 중요한 수단
	교육급여	학교나 시설에 입학해 입학금, 수업료, 학용품비, 그 밖의 수급품 등이 필요한 수급자에게 지급하는 것

표 13-4 국민기초생활보장제도의 내용 (계속)

급여의 종류	해산급여	생계급여, 주거급여 및 의료급여 중 하나 이상의 급여를 받는 수급자 중 조산을 했거나 분만하기 전후로 조치와 보호가 필요한 수급자에게 지급
	자활급여	수급자의 자활을 돕기 위하여 실시되는 급여

2) 기초연금

노인이 후손의 양육과 국가 및 사회의 발전에 이바지하여 온 점을 고려하여 생활이 어려운 노인에게 생활안정을 지원하고 복지를 증진하기 위해 지급되는 연금이다. 2008년부터 시행되던 기초노령연금이 2014년 기초연금법 제정과 함께 기초연금으로 바뀌어 시행되고 있다. 만 65세 이상이고 대한민국 국적을 가지며 국내에 거주하는 노인 중 가구의 소득인정액이 보건복지부장관이 고시한 선정기준액 이하인 경우 수령 가능하다(표 13-5).

기초연금은 노인의 70%가 지급 대상으로 설계되어 운영 중이며, 2023년 현재 월 323,180원이 지급되고 있다.

표 13-5 기초연금 선정기준액(2023년)

구분	단독가구	부부가구
선정기준액	2,020,000원	3,232,000원

3) 국민연금과 특수직역연금

국민연금은 정부가 직접 운영하는 공적 연금제도로, 국민 개개인이 소득활동을 할 때 납부한 보험료를 기반으로 하여 나이가 들거나 갑작스러운 사고나 질병으로 사망 또는 장애를 입어 소득활동이 중단된 경우 본인이나 유족에게 연금을 지급함으로써 기본 생활을 유지할 수 있도록 하는 제도이다(표 13-6). 1973년 제정된 국민복지연금법을 바탕으로 1986년 개정된 국민연금법에 의해 1988년부터 시행되고 있다.

특수직역연금은 특수한 직종에 종사하는 사람을 가입 대상으로 하는 연금으로, 공무원연금, 사립학교 교직원연금, 군인연금, 별정우체국직원연금 등이 있다.

표 13-6 국민연금의 급여 종류별 수급 자격과 급여기준

급여의 종류		수급 자격	급여 수준
노령연금	완전노령	20년 이상 가입 60세에 달한 자(생존하는 동안)	기본연금액의 100% + 부양가족연금액
	감액노령	10년 이상 20년 미만 가입한자로 60세가 된 때부터	기본연금액의 50% + (가입 10년 초과 1년마다) 부양가족 연금액
	재직자노령	10년 이상 가입, 60세 이상 65세 미만 소득이 있는 업무에 종사	수급권자의 연령별로 기본 연금액의 50～90%
	조기노령	10년 이상 가입 또는 가입했던 자로 55세 이상인 자가 소득이 없는 경우	기본 연금액의 70～94% + 부양가족 연금액
	분할연금	혼인기간이 5년 이상인 자 중 연금 수급권자의 배우자였을 경우	배우자였던 자의 노령연금액 중 혼인기간에 해당하는 연금액을 균등하게 나눈 금액
장애연금		가입 중 질병 · 부상으로 인하여 장애가 발생한 경우, 그 장애가 계속되는 동안 장애 정도에 따라 지급	장애등급 1급 · 2급 · 3급 · 4급에 따라 차등금액이 지급 장애등급 1급에 대하여는 기본연금액에 부양가족 연금액을 더한 금액
유족연금		1년 이상 가입자, 10년 이상 가입자였던 자, 노령연금 수급권자, 장애연금(2급 이상) 수급권자가 사망한 때	가입 기간에 따라 기본 연금액의 40～60% + 부양가족 연금액
반환일시금		가입 기간이 10년 미만인 자가 60세가 된 때, 가입자 또는 가입자였던 자가 사망한 때(단, 유족연금이 지급되지 아니한 경우)	가입자 또는 가입자였던 자가 납부한 연금보험료(사업장 가입자의 경우 사용자의 부담금 포함)에 대통령령으로 정하는 이자(정기예금 이자율)를 더한 금액

4) 노인일자리사업

고령 인구의 증가로 인해 노인들이 노동시장에 참여하고 경제적으로 활동할 수 있도록 지원하는 정책이다. 이 사업은 노인인구의 사회 및 경제 참여를 촉진하고, 그들이 경제적으로 안정되며 사회에서 활발하게 참여할 수 있도록 돕는 목적을 가진다.

노인들에게 다양한 분야에서 일자리 기회를 제공하고 경제활동에 참여할 수 있도록 지원하며(**표 13-7**), 한국노인인력개발원, 시니어클럽, 대한노인회 등을 통해 관련 정보를 얻을 수 있다.

13

표 13-7 노인일자리사업 유형

	공익형	시장형	사회서비스형	취업알선형(인력뱅크)
참여기간	평균 11개월	연중	10개월	연중
자격기준	만 65세 이상 기초연금 수급자	만 60세 이상 노인	만 60세 이상 노인	취업 의지가 있는 만 60세 이상 노인
근무시간	일 3시간, 월 30시간	일 최대 8시간	주 15시간, 월 60시간	근로계약서 준수
급여지급	월 27만 원	최저시급 기준	월 최대 59.4만 원	근로계약서 준수

5) 경로우대제도

보건복지부가 사회복지정책의 일환으로 노인의 복지를 증진하고자 실시한 고령자에 대한 우대제도로, 65세 이상의 노인은 국가나 자치단체의 운송시설 및 기타 공공시설을 무료 또는 할인된 요금으로 이용할 수 있다(표 13-8).

표 13-8 경로우대 시설의 종류와 할인율

시설의 종류	할인율
1. 철도 새마을호, 무궁화호 통근열차 수도권전철	 30% 50% 100%
2. 도시철도	100%
3. 고궁	100%
4. 능원	100%
5. 국 · 공립박물관	100%
6. 국 · 공립공원	100%
7. 국 · 공립미술관	100%
8. 국 · 공립국악원	50% 이상
9. 국가 · 지방자치단체 또는 국가나 지방자치단체가 출연하거나 경비를 지원하는 법인이 설치 · 운영하거나 그 운영을 위탁한 공연장	50%

1. 철도 및 도시철도의 경우에는 운임만 해당
2. 공연장의 경우에는 그 공연장의 운영자가 자체기획한 공연의 관람료만 해당
3. 새마을호의 경우 토요일과 공휴일에는 할인율을 적용하지 않음

기존에는 70세 이상의 노인을 대상으로 하였으나 1982년부터 65세로 낮추어 실시하고 있다. 경로우대시설의 이용요금을 할인하여 이용하려는 때는 해당 시설의 관리자에게 주민등록증, 그 밖에 나이를 확인할 수 있는 신분증을 보여주어야 한다.

5. 건강보장 노인복지정책

1) 노인건강진단

노인건강진단은 의료 취약계층 노인의 사전 건강검진으로 질병의 조기발견과 치료로 건강하고 활기찬 노후생활을 보장하기 위해 시행되는 제도이다. 65세 이상의 의료급여 수급권자는 2년에 1회 이상 국 · 공립병원, 보건소 또는 노인전문병원, 요양기관 및 의료급여기관에서 건강진단을 받을 수 있다.

건강진단은 기본진료, 혈액검사, 요검사 등 13항목을 실시한다. 유질환자에 대해 2차 건강진단 31항목(흉부질환, 순환계 질환, 간질환, 신장질환, 당뇨질환, 치매, 골다공증 검사, 낙상검사 등)을 추가로 실시한다(표 13-9).

표 13-9 노인건강진단 항목

구분			진단항목
1차	기본진료		진찰(시진, 청진, 촉진, 문진), 체위검사(신장, 체중, 근거리 및 원거리 시력, 청력, 혈압), 치과검사(우식증, 결손치, 치주질환)
	혈액검사		혈색소, 총콜레스테롤, 혈청 GOT, 혈청 GTP, 혈당, 매독
	기타 검사		요검사(요당, 요단백, 요잠혈, 임질, 클라미디아감염증), 안검사(정밀안저검사, 양측), 간이인지기능검사(MMSE), 흉부 X선 간접촬영
2차	기본진료		진찰(시진, 청진, 촉진, 문진)
	흉부질환, 기타 흉부질환		흉부X선 직접촬영, 결핵균 집균도말검사
	순환계 질환	고혈압	혈압, 정밀 안저검사(양측), 심전도검사
		고지혈증	혈압, 중성지방, HDL 콜레스테롤
	간질환		총단백, 알부민, 알카라인포스파타제, 총빌리루빈(총 · 직접), 젖산탈수효소(LDH), 알파휘토단백
	신장질환		요침사 현미경검사, 요산, 크레아티닌, 요소 · 질소

표 13-9 노인건강진단 항목 (계속)

구분		진단항목
2차	빈혈	헤마토크리트, 백혈구 수, 적혈구 수
	당뇨질환	식전 혈당(FBS), 식후 혈당(PPS)
	안질환	안압검사, 각막곡률 검사, 굴절 및 조절검사
	치매	치매척도검사(GDS 또는 CDR)
	골다공증 검사	양방사선(광자) 골밀도검사
	낙상검사	하지기능, 평형성

2) 노인실명예방사업

60세 이상의 모든 노인(저소득층 우선)에 대해 정밀 안검진을 실시하여 안질환을 조기 발견하고 적기에 치료함으로써 노인들의 실명을 예방하고 일상생활이 가능한 시력으로 유지함으로써 삶의 질을 향상시키기 위한 정책이다. 또한 노인 개안수술비를 지원하여 노인 및 가족의 의료비 부담을 경감하며, 안검진 및 수술 대상의 단계적 확대로 노인의 건강을 체계적으로 보장하고자 노력하고 있다(표 13-10).

표 13-10 노인실명예방사업 지원 내용

안검진	시력검사, 굴절검사, 안압검사, 세극등 현미경검사, 안약 처방 및 간단한 치료
개안수술비 지원	백내장, 망막질환, 녹내장 등 눈 질환과 관련한 수술 전 검사비 및 수술비의 본인부담금 전액 지원 ※ 지원 제외 : 개안수술과 관련 없는 질병 치료비, 간병비, 상급병실료 등 비급여, 한국실명예방재단의 승인 전에 발생한 진료비 등
노인 저시력 예방교육	60세 이상 노인, 보건인력에 대해 교육 및 상담, 인지도 조사 실시

3) 노인 무릎인공관절수술 지원

무릎관절증으로 지속적인 통증에 시달리나 경제적 이유로 수술을 받지 못하는 노인들의 고통을 경감하여 삶의 질을 개선하도록 지원하는 정책이다.

만 60세 이상의 저소득층 노인 중 퇴행관절염 환자[건강보험급여 '인공관절치환술(슬관절)' 인정기준에 준하는 질환자]를 대상으로 본인부담금에 해당하는 검사비, 진료비 및 수술비를 지원한다(한쪽 무릎 기준 최대 120만 원의 실비). 지원에서 제외되는 항목은 간병비, 상급병실료, 선택진료비, 보호자 식대, 제증명료, 무릎인공관절수술과 관련이 없는 검사비, 치료비, 입원료 등, 지원대상자 통보 전 발생한 검사비, 진료비 및 수술비, 통원치료비 등이다.

4) 국가예방접종 지원사업

노인들은 면역체계가 점차 약화함에 따라 다양한 감염성 질환에 잘 이환된다. 국가에서는 감염성 질환에 노출되는 것을 예방하기 위한 목적으로 65세 노인을 대상으로 독감과 폐렴알균 예방접종을 지역보건의료기관에서 무료로 지원하고 있다. 다만, 대상포진 예방접종의 경우는 개별 지자체에서 별도로 운영하는 사업이기 때문에 해당 지자체에 확인이 필요하다.

5) 치매관리사업

급속한 고령화 및 치매환자의 증가 추세에 따라 의료 · 요양비 등 사회적, 경제적 부담은 증가하였으나 가족의 돌봄기능 약화 및 치료 돌봄 부담으로 인하여 치매관리에 국가의 역할이 중요한 상황에 있다. 국가적 차원의 치매치료대책과 치매 관리 인프라를 확보하여 개인과 사회의 부담을 줄이기 위해 2011년 치매관리법을 제정하였고, 5년 단위로 치매관리종합계획을 수립하여 시행하고 있다.

(1) 치매검진사업

정부에서는 치매관리종합계획에 따라 치매의 조기발견을 위한 검진사업을 2년 이내의 주기로 시행하고 있다. 이에 따라 치매 위험이 높은 60세 이상의 노인은 치매검진을 받아 치매를 조기에 발견하고 관리할 수 있다. 치매검진사업의 대상자는 건강보험가입자 및 피부양자, 의료급여수급권자이며, 검진은 치매 가능성이 높은 대상자를 가려내기 위한 선별검사와 치매진단을 위한 정밀검사로 구분되어 시행된다.

조기검진을 통해 치매, 치매고위험군, 정상 중 한 가지로 판정을 받거나 전문의료기관에서 이미 치매로 진단을 받은 노인은 보건소에 설치된 치매상담센터에 등록되어 표 13-11의 관리를 받게 된다.

표 13-11 치매예방 등록 및 관리

치매 관리서비스	• 인지건강센터 프로그램 시행 • 치매환자 쉼터(기억키움학교) • 치매환자 맞춤형 사례관리 • 방문간호서비스 • 조호물품 제공서비스 • 배회 가능 어르신(배회인식표, 팔찌 등) • 치매 관련 정보 제공 • 지역 치매 관련 자원 연계(의료기관, 복지시설 등 연계) • 치료비 지원(저소득층) • 가족모임(가족교실) 운영 • 치매가족 카페 운영 • 기타 필요한 서비스
치매고위험군 관리서비스	• 정기 정밀검진서비스 • 인지건강센터 프로그램 시행 • 치매예방 정보제공서비스 • 치매예방 관련 프로그램 연계서비스 • 그 밖에 필요한 서비스
정상 관리서비스	• 정기 선별검진서비스 • 치매예방 정보제공서비스 • 치매예방 관련 프로그램 연계서비스 • 그 밖에 필요한 서비스

(2) 치매치료관리비 지원

치매환자의 경제적 부담능력을 고려하여 치매 치료 및 진단에 드는 비용을 국가와 지방자치단체에서 지원하는 제도이다. 건강보험가입자 및 피부양자 중 치매환자이거나 의료급여수급권자 중 치매환자에 해당하는 사람 중에서 소득이 기준 중위소득 120% 이하인 사람이 의료비 지원 대상이다.

지원 한도액은 치매 치료를 위한 진료비와 진료 시 처방받은 약제비에 대한 보험급여분 중 본인부담금에 대해 월 3만 원(연간 36만 원) 한도 내에서 지원받는다.

(3) 치매안심센터와 치매상담전화센터

치매안심센터는 치매예방 및 치매환자 및 그 가족에 대한 종합적인 지원을 위해 시 · 군 · 구의 관할 보건소에 설치되어 다양한 치매 관련 업무를 담당하며, 치매상담전화센터는 치매예방 및 치매환자 관리 등에 관한 전문적이고 체계적인 상담서비스를 제공하기 위해 설치되어 다양한 업무를 담당하고 있다(표 13-12).

표 13-12 치매안심센터와 치매상담전화센터의 담당 업무

치매안심센터	• 치매관련 상담 및 조기검진 • 치매환자의 등록과 관리 • 치매등록통계사업 지원 • 치매의 예방 · 교육 및 홍보 • 치매환자를 위한 단기쉼터 운영 • 치매환자의 가족지원사업 • 성년후견제 이용 지원사업 • 치매 인식개선 교육 및 홍보 • 그 밖에 시장 · 군수 · 구청장이 치매관리에 필요하다고 인정하는 업무
치매상담전화센터	• 치매에 관한 정보 제공 • 치매환자의 치료 · 보호 및 관리에 관한 정보 제공 • 치매환자와 그 가족의 지원에 관한 정보 제공 • 치매환자의 가족에 대한 심리적 상담 • 그 밖에 보건복지부장관이 필요하다고 인정하는 치매 관련 정보의 제공 및 상담

6. 노인복지시설

65세 이상의 노인이 심신적, 사회적, 경제적 이유로 가족과 생활하기가 어려울 때 그들을 수용하기 위하여 국가나 지방자치단체 또는 민간단체가 경영하는 시설을 말한다. 노인복지법 제31조에는 노인복지시설의 종류를 규정하고 있으며, 구체적으로는 노인주거복지시설, 노인의료복지시설, 노인여가복지시설, 재가노인복지시설, 노인보호전문기관, 노인일자리지원기관 및 학대피해노인 전용쉼터로 구분한다.

1) 노인주거복지시설

노인주거복지시설은 생계급여 또는 의료급여 수급자이거나 부양을 받지 못하는 등의 65세 또는 입소비용을 전액 부담하고 단독취사 등 독립생활이 가능한 60세 이상의 노인이 가정과 같은 주거공간에서 일상생활에 필요한 편의를 제공받을 수 있는 시설이다. 양로시설, 노인공동생활가정, 노인복지주택이 있다(표 13-13).

표 13-13 노인주거복지시설의 종류와 기능

구분	기능
양로시설	노인을 입소시켜 급식과 그 밖에 일상생활에 필요한 편의를 제공
노인공동생활가정	노인들에게 가정과 같은 주거여건과 급식, 그 밖에 일상생활에 필요한 편의를 제공
노인복지주택	노인에게 주거시설을 임대하여 주거의 편의 · 생활지도 · 상담 및 안전관리 등 일상생활에 필요한 편의를 제공

2) 노인의료복지시설

노인의료복지시설은 노인성 질환 등 심신의 상당한 장애로 요양이 필요한 65세 이상의 노인이 입소하여 급식 · 요양 그 밖의 일상생활에 필요한 편의를 제공받는 시설로, 노인요양시설, 노인요양공동생활가정이 있다(표 13-14).

표 13-14 노인의료복지시설의 종류와 기능

구분	기능
노인요양시설	치매 · 중풍 등 노인성 질환 등으로 심신에 상당한 장애가 발생하여 도움을 필요로 하는 노인을 입소시켜 급식 · 요양과 그 밖에 일상생활에 필요한 편의를 제공
노인요양공동생활가정	치매 · 중풍 등 노인성 질환 등으로 심신에 상당한 장애가 발생하여 도움을 필요로 하는 노인에게 가정과 같은 주거 여건과 급식 · 요양, 그 밖에 일상생활에 필요한 편의를 제공

3) 노인여가복지시설

노인여가복지시설은 65세 또는 60세 이상의 노인들이 여가를 즐기고 친목도모 · 취미생활 등을 할 수 있는 시설로, 노인복지관, 경로당, 노인교실이 있다(표 13-15).

표 13-15 노인여가복지시설의 종류와 기능

노인복지관	노인의 교양 · 취미생활 및 사회참여활동 등에 대한 각종 정보와 서비스를 제공하고, 건강증진 및 질병예방과 소득보장 · 재가복지, 그 밖에 노인의 복지증진에 필요한 서비스를 제공
경로당	지역노인들이 자율적으로 친목도모 · 취미활동 · 공동작업장 운영 및 각종 정보교환과 기타 여가활동을 할 수 있도록 하는 장소를 제공
노인교실	노인들에 대하여 사회활동 참여욕구를 충족시키기 위하여 건전한 취미생활 · 노인건강유지 · 소득보장 기타 일상생활과 관련한 학습프로그램을 제공

4) 재가노인복지시설

재가노인복지시설은 정신적 · 신체적인 이유로 독립적인 일상생활을 수행하기 곤란한 65세 또는 60세 이상의 노인과 노인 부양가정에 필요한 각종 서비스를 제공하는 시설이다. 방문요양서비스, 주 · 야간보호서비스, 단기보호서비스, 방문목욕서비스, 재가노인지원서비스, 방문간호서비스, 복지용구지원서비스가 제공된다(표 13-16).

표 13-16 재가노인복지시설의 종류와 기능

방문요양서비스	가정에서 일상생활을 영위하고 있는 노인(재가노인)으로서 신체적 · 정신적 장애로 어려움을 겪고 있는 노인에게 필요한 각종 편의를 제공
주 · 야간보호서비스	부득이한 사유로 가족의 보호를 받을 수 없는 심신이 허약한 노인과 장애노인을 주간 또는 야간 동안 보호시설에 입소시켜 필요한 각종 편의를 제공
단기보호서비스	부득이한 사유로 가족의 보호를 받을 수 없어 일시적으로 보호가 필요한 심신이 허약한 노인과 장애노인을 보호시설에 단기간 입소시켜 보호함으로써 노인 및 노인가정의 복지증진을 도모
방문목욕서비스	목욕장비를 갖추고 재가노인을 방문하여 목욕을 제공
재가노인지원서비스	재가노인에게 노인생활 및 신상에 관한 상담을 제공하고, 재가노인 및 가족 등 보호자를 교육하며 각종 편의를 제공
방문간호서비스	간호사 등이 의사, 한의사 또는 치과의사의 지시서에 따라 재가노인의 가정 등을 방문하여 간호, 진료의 보조, 요양에 관한 상담 또는 구강위생 등을 제공
복지용구지원서비스	수급자의 일상생활, 신체활동 지원 및 인지기능의 유지 · 향상에 필요한 복지용구를 제공하거나 대여

5) 노인보호전문기관

노인보호전문기관은 노인인권보호사업과 노인학대예방사업을 주로 하며 노인인식 개선교육(경로효친교육 등 포함), 노인자살 예방교육, 사업 시설 내 노인권리 보호 및 기타 노인의 권익보호를 시행하는 시설이다.

6) 노인일자리지원기관 및 학대피해노인 전용쉼터

노인일자리지원기관은 지역사회 등에서 노인일자리의 개발 · 지원, 창업 · 육성 및 노인에 의한 재화의 생산 · 판매 등을 직접 담당하는 시설이고, 학대피해노인 전용쉼터는 노인학대로 인하여 피해를 입은 노인을 일정 기간 보호하고 심신 치유 프로그램을 제공하는 시설이다.

7. 노인맞춤돌봄서비스

돌봄이 필요한 고령 · 독거노인의 급속한 증가, 가족돌봄의 약화, 노인의 사회적 관계망 악화로 돌봄의 사회화가 필요해짐에 따라 노인들의 특별한 요구와 필요에 맞게 제공되는 종합적인 정책이다. 일상생활 영위가 어려운 취약노인에게 적절한 돌봄서비스를 제공함으로써 안정적인 노후생활을 보장하고, 노인의 기능과 건강 유지 및 악화 예방을 목적으로 한다.

서비스 대상은 만 65세 이상의 국민기초생활수급자, 차상위계층 또는 기초연금수급자로서 유사 중복사업 자격에 해당되지 않는 노인이다. 서비스 내용은 안전지원, 사회참여, 생활교육, 일상생활 지원 등의 방문형 및 통원형 직접서비스와 후원금이나 생활용품 등을 지원하는 연계서비스, 특화서비스 등이 있다(표 13-17). 개인별 조사나 상담에 따라 서비스 제공 계획을 수립하여 개인별 돌봄욕구 및 필요 정도에 따라 서비스 내용, 제공시간, 제공주기 등이 결정된다.

표 13-17 노인맞춤돌봄서비스의 내용

구분	대분류	중분류	소분류
직접서비스 (방문 · 통원 등) ※4개 분야	안전지원	방문 안전지원	• 안전 · 안부확인 • 정보제공(사회 · 재난안전, 보건 · 복지 정보제공) • 생활안전점검(안전관리점검, 위생관리점검) • 말벗(정서지원)
		전화 안전지원	• 안전 · 안부확인 • 정보제공(사회 · 재난안전, 보건 · 복지 정보제공) • 말벗(정서지원)
		ICT 안전지원	• ICT 관리 · 교육 • ICT 안전 · 안부확인
	사회참여	사회관계 향상 프로그램	• 여가활동 • 평생교육활동 • 문화활동
		자조모임	• 자조모임
	생활교육	신체건강분야	• 영양교육 • 보건교육 • 건강교육
		정신건강분야	• 우울예방 프로그램 • 인지활동 프로그램
	일상생활 지원	이동활동지원	• 외출동행
		가사지원	• 식사관리 • 청소관리
연계서비스		생활지원연계	• 생활용품 지원 • 식료품 지원 • 후원금 지원
		주거개선연계	• 주거위생개선 지원 • 주거환경개선 지원
		건강지원연계	• 의료연계 지원 • 건강보조 지원
		기타 서비스	• 기타 일상생활에 필요한 서비스 연계
특화서비스		• 개별 맞춤형 사례관리 • 집단활동 • 우울증 진단 및 투약 지원	

8. 노인장기요양보험제도

노인장기요양보험제도는 고령이나 노인성 질환 등의 사유로 일상생활을 혼자서 수행하기 어려운 노인 등에게 신체활동 또는 가사활동 지원 등의 장기요양급여를 제공하여 노후의 건강증진 및 생활안정을 도모하고 그 가족의 부담을 덜어줌으로써 국민의 삶의 질을 향상하도록 함을 목적으로 시행하는 사회보험제도이다.

1) 노인장기요양보험제도의 필요성

우리나라의 노인인구가 세계에서 유래를 찾을 수 없을 정도로 빠르게 증가하고 있고, 이에 따른 치매나 뇌졸중 등 노인의 만성질환이 급증하여 일상생활이 어려운 노인이 급증하고 있으나 핵가족화나 여성의 사회참여 등의 변화로 가족이나 이웃으로부터 간호를 제공받기가 어려워졌다는 점이다. 따라서 노인요양시설에 대한 사회적 요구도가 높아지게 되었고, 노인수발이나 의료비의 증가로 인해 가족의 과도한 부담에 대한 공식적인 사회적 제도가 요구되었다.

2) 노인장기요양보험제도의 법적 근거

노인장기요양보장제도는 노인장기요양보험법에 근거하여 서비스가 이루어진다. 이 법에 따르면 장기요양급여는 '6개월 이상 동안 혼자서 일상생활을 수행하기 어렵다고 인정되는 자에게 신체활동, 가사활동의 지원 또는 간병 등의 서비스나 이에 갈음하여 지급하는 현금 등'을 말하며, 장기요양은 6개월 이상 동안 혼자서 일상생활을 수행하기 어려운 자를 대상으로 한다.

3) 장기요양 대상자와 등급판정

노인장기요양보험제도의 신청 대상은 소득수준과 상관없이 장기요양보험 가입자(국민건강보험 가입자와 동일) 또는 그 피부양자, 의료급여수급권자로서 65세 이상 노인과 65세 미만 노인성 질병이 있는 자이다.

장기요양급여 대상자가 장기요양 인정을 받기 위해서는 국민건강보험공단에 신청하고 장기요양인정 절차에 의해 등급판정을 받아야 장기요양급여를 받을 수 있다(그림 13-2). 장기요양등급을 신청한 후에는 간호사나 사회복지사, 물리치료사와 같은 전문가들이 집으로 직접 방문하여, 신체기능, 인지기능, 행동변화, 간호처치, 재활영역에 대해 신청인의 상태를 조사하고 장기요양인증점수를 산정하게 된다(표 13-18). 등급판정 결과는 심신의 기능 상태와 장기요양인정 점수에 따라 1~5등급, 인지지원등급으로 구분된다(표 13-19).

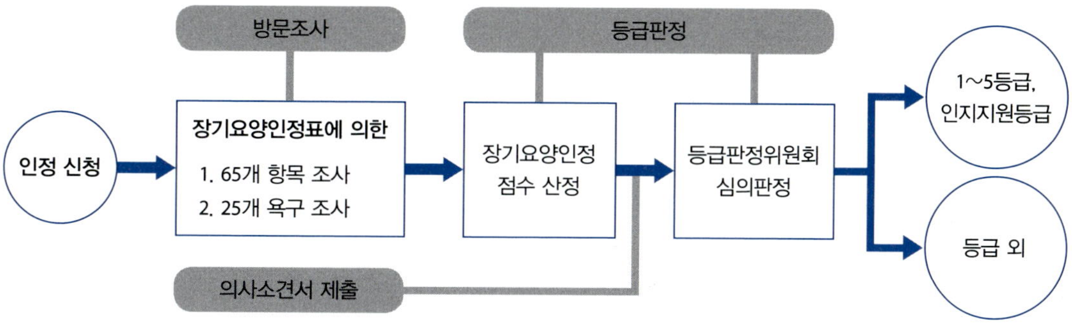

그림 13-2 장기요양인정 신청 및 판정절차

표 13-18 장기요양인정점수 산정을 위한 조사항목

영역	항목		
신체기능 (12항목)	• 옷 벗고 입기 • 식사하기 • 일어나 앉기 • 화장실 사용하기	• 세수하기 • 목욕하기 • 옮겨앉기 • 대변 조절하기	• 양치질하기 • 체위변경하기 • 방 밖으로 나오기 • 소변 조절하기
인지기능 (7항목)	• 단기기억장애 • 날짜 불인지 • 장소 불인지 • 나이/생년월일 불인지	• 지시 불인지 • 상황판단력 감퇴 • 의사소통/전달장애	
행동변화 (14항목)	• 망상 • 환청, 환각 • 슬픈 상태, 울기도 함 • 불규칙 수면, 주야혼돈 • 도움에 저항	• 서성거림, 안절부절못함 • 길을 잃음 • 폭언, 위협행동 • 밖으로 나가려 함 • 의미가 없거나 부적절한 행동	• 물건 망가뜨리기 • 돈/물건 감추기 • 부적절한 옷입기 • 대/소변 불결행위

표 13-18 장기요양인정점수 산정을 위한 조사항목 (계속)

영역	항목				
간호처치 (9항목)	• 기관지절개관 간호 • 흡입 • 산소요법		• 경관영양 • 욕창간호 • 암성통증간호		• 도뇨관리 • 장루간호 • 투석간호
재활 (10항목)	운동장애(4항목)		관절제한(6항목)		
	• 우측상지 • 좌측상지	• 우측하지 • 우측하지	• 어깨관절 • 고관절	• 팔꿈치관절 • 무릎관절	• 손목 및 수지관절 • 발목관절

표 13-19 장기요양등급과 판정기준

장기요양등급	판정기준
1등급	심신의 기능상태 장애로 일상생활에서 전적으로 다른 사람의 도움이 필요한 사람으로서 장기요양인정 점수가 95점 이상인 사람
2등급	심신의 기능상태 장애로 일상생활에서 상당 부분 다른 사람의 도움이 필요한 사람으로서 장기요양인정 점수가 75점 이상 95점 미만인 사람
3등급	심신의 기능상태 장애로 일상생활에서 부분적으로 다른 사람의 도움이 필요한 사람으로서 장기요양인정 점수가 60점 이상 75점 미만인 사람
4등급	심신의 기능상태 장애로 일상생활에서 일정부분 다른 사람의 도움이 필요한 사람으로서 장기요양인정 점수가 51점 이상 60점 미만인 사람
5등급	치매(노인장기요양보험법 시행령 제2조에 따른 노인성 질병에 해당하는 치매로 한정)환자로서 장기요양인정 점수가 45점 이상 51점 미만인 사람
인지지원등급	치매(노인성 질병에 해당하는 치매로 한정)환자로서 장기요양인정 점수가 45점 미만인 자

4) 장기요양급여의 종류

노인장기요양 인정자는 장기요양기관과 자율적인 계약을 통하여 장기요양급여를 이용하며, 노인요양시설이나 재가장기요양기관을 선택한다. 장기요양기관은 개인별 장기요양 이용계획서를 바탕으로 기능상태평가와 욕구평가를 반영하여 장기요양급여 제공계획서를 작성하고 급여를 제공한다.

장기요양급여의 종류에는 시설급여, 재가급여, 특별현금급여가 있다(그림 13-3).

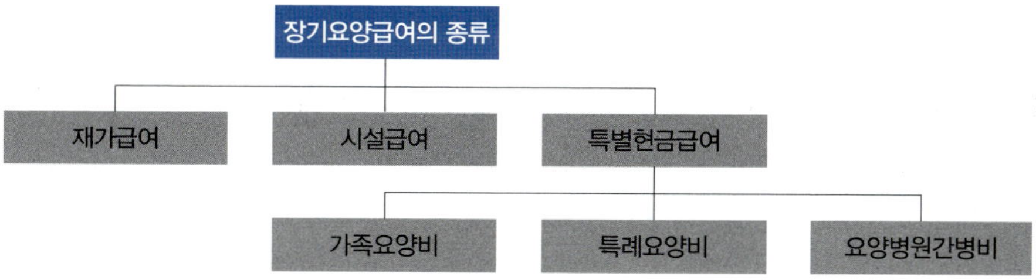

그림 13-3 장기요양급여의 종류

(1) 재가급여

장기요양기관에서 제공하는 방문요양, 방문목욕, 방문간호, 주 · 야간보호, 단기보호, 기타 재가급여를 포함한 서비스 형태의 급여이다.

① **방문요양** : 장기요양요원이 수급자의 가정 등을 방문하여 신체활동 및 가사활동 등을 지원하는 장기요양급여

② **방문목욕** : 장기요양요원이 목욕설비를 갖춘 장비를 이용하여 수급자의 가정 등을 방문하여 목욕을 제공하는 장기요양급여

③ **방문간호** : 장기요양요원인 간호사 등이 의사, 한의사 또는 치과의사의 지시서(방문간호지시서)에 따라 수급자의 가정 등을 방문하여 간호, 진료의 보조, 요양에 관한 상담 또는 구강위생 등을 제공하는 장기요양급여

④ **주 · 야간보호** : 수급자를 하루 중 일정한 시간 동안 장기요양기관에 보호하여 신체활동 지원 및 심신기능의 유지 · 향상을 위한 교육 · 훈련 등을 제공하는 장기요양급여

⑤ **단기보호** : 수급자를 정하는 범위 안에서 일정 기간 동안 장기요양기관에 보호하여 신체활동 지원 및 심신기능의 유지 · 향상을 위한 교육 · 훈련 등을 제공하는 장기요양급여

⑥ **기타** : 수급자의 일상생활, 신체활동 지원 및 인지기능 유지와 향상에 필요한 용구를 제공하거나 가정을 방문하여 재활에 관한 지원 등을 제공하는 장기요양급여로서 대통령령으로 정하는 것

(2) 시설급여

장기요양기관에서 운영하는 노인의료복지시설 등에 입소하여 신체활동 지원 등의 요양보호서비스를 제공하는 장기요양급여로, 노인요양시설(요양원)과 노인요양공동생활가정(그룹홈) 등이 있다(표 13-14 참조).

(3) 특별현금급여

장기요양 수급자가 도서 · 벽지 지역에 거주하거나 천재지변, 신체, 정신 또는 성격 등의 사유로 장기요양급여를 지정된 시설에 받지 못하고 그 가족 등으로부터 방문요양에 상당하는 장기요양급여를 받을 때 지급하는 현금급여이다.

① **가족요양비** : 도서 · 벽지 등 장기요양기관이 현저히 부족한 지역으로서 보건복지부장관이 정하여 고시하는 지역에 거주하는 자, 천재지변이나 그 밖에 이와 유사한 사유로 인하여 장기요양기관이 제공하는 장기요양급여를 이용하기가 어렵다고 보건복지부장관이 인정하는 자, 신체 · 정신 또는 성격 등의 사유로 인하여 가족 등으로부터 장기요양을 받아야 하는 자에게 지급

② **특례요양비** : 수급자가 장기요양기관이 아닌 노인요양시설 등의 기관 또는 시설에서 재가급여 또는 시설급여에 상당한 장기요양급여를 받은 경우 대통령령으로 정하는 기준에 따라 해당 장기요양급여비용의 일부를 지급

③ **요양병원간병비** : 수급자가 요양병원에 입원한 때 대통령령으로 정하는 기준에 따라 장기요양에 사용되는 비용의 일부를 지급

요점정리

- 노인복지란 노인에게 건강, 경제, 사회적 지원 및 안전을 제공하여 노년기에 안정적이고 풍요로운 삶을 영위하도록 돕는 종합적인 정책과 서비스 체계를 말한다. 노인복지를 통해 노인들이 건강하고 삶의 질이 높은 생활을 보낼 수 있도록 지원하여 사회참여와 자립을 촉진하는 것이 그 목표이다.
- 노인보건복지사업이란 노인의 건강을 유지 및 증진하고 만성질병을 예방하며 질병의 악화를 예방하기 위해 지역사회에서 이루어지는 다양한 사업으로, 노인들이 당면하는 공통적인 문제를 해결하기 위한 정부적인 차원의 사업이다.
- 기초연금은 생활이 어려운 노인에게 생활안정을 지원하고 복지를 증진하기 위해 지급되는 연금으로, 노인이 후손의 양육과 국가 및 사회의 발전에 이바지하여 온 점을 고려하여 지급하고 있다.
- 국민연금은 정부가 직접 운영하는 공적 연금제도로, 국민 개개인이 소득활동을 할 때 납부한 보험료를 기반으로 하여 나이가 들거나 갑작스러운 사고나 질병으로 사망 또는 장애를 입어 소득활동이 중단된 경우 본인이나 유족에게 연금을 지급함으로써 기본 생활을 유지할 수 있도록 하는 제도이다.
- 노인건강진단은 의료 취약계층 노인의 사전 건강검진으로 질병의 조기발견과 치료로 건강하고 활기찬 노후생활을 영위하기 위해 시행되는 제도로, 노인의 건강수준을 향상하여 건강하고 활기찬 노후생활을 보장하기 위함이다.
- 국가적 차원의 치매치료대책과 치매 관리 인프라를 확보하여 개인과 사회의 부담을 줄이기 위해 2011년 치매관리법을 제정하였고, 5년 단위로 치매관리종합계획을 수립하여 치매검진사업, 치매치료관리비 지원 등의 치매관리사업이 추진되고 있다.
- 노인장기요양보험제도는 고령이나 노인성 질환 등의 사유로 일상생활을 혼자서 수행하기 어려운 노인 등에게 신체활동 또는 가사활동 지원 등의 장기요양급여를 제공하여 노후의 건강증진 및 생활안정을 도모하고 그 가족의 부담을 덜어줌으로써 국민의 삶의 질을 향상하도록 함을 목적으로 시행하는 사회보험제도이다.

참고문헌

- 공은숙 외, 〈알기 쉬운 노인간호학〉, 학지사메디컬, 2019
- 노성신 외, 〈노인간호학〉, 형성출판사, 2022
- 박명화 외, 〈노인간호학 5판〉, 학지사메디컬, 2022
- 박승준 외, 〈보건의료인을 위한 약리학〉, 의학교육, 2023
- 송미순 외, 〈노인간호학 제2판〉, JMK, 2020
- 유선영 외, 〈노인간호학 제2판〉, 고문사, 2023
- 이영희 외, 〈쉽게 배우는 핵심 병리학〉, 의학교육, 2020
- 한국노인간호학회 저, 〈노인간호학 제2판〉, 현문사, 2024
- Sue E. 외, 〈노인간호학〉, 메디컬사이언스, 2022
- 대한간호협회, 간호의 정의(2024)
- 병원간호사회, 병원간호인력 배치현황실태조사(2024)
- 보건복지부, 노인실태조사(2020)
- 보건복지부, 전문간호사 자격인정 등에 관한 규칙(2022)
- 통계청, 고령자 통계(2024)
- (주)효돌 홈페이지(https://hyodol.com)
- 오진환, 전인희(2021). 인공지능형 상호작용 케어로봇을 이용한 치매노인의 맞춤형 간호기술개발. 한국연구재단 전략과제 최종보고서
- 이지아(2021). ICT 활용 노인간호 연구 방향. 한국노인간호학회 학술대회 2021.12.23. pp25-53.
- 롯카쿠 료코 외, 〈노인간호 제7판〉, 의학서원, 2022
- Eliopoulos, C., 〈Eliopoulos' gerontological nursing(10th ed.)〉, Lippincott Williams & Wilkins, 2021
- Eliopoulos, Charlotte, 〈Gerontological Nursing〉, Lippincott Williams & Wilkins, 2021
- Mauk, K.L., 〈Gerontological nursing: Competencies for care(5th ed.)〉, Jones & Bartlett Learning, 2021
- Tabloski, P.A., 〈Gerontological nursing(4th ed.)〉, Pearson, 2019
- Thouhy, Theris, 〈Gerontological Nursing and Healthy Aging〉, Elsevier, 2021
- Touhy, T.A. & Jett, K.F., 〈Toward healthy aging: Human needs and nursing response(10th ed.)〉, Elsevier, 2022
- Lee, J.(2024). What Needs for Smart Future: All-in-one LTE Elderly Service, South Korea. 2024 International Virtual Conference: What Needs for the Smart Future. Key Alliance of Smart Nursing. 5 April 2024.
- Walston, J. & Newman, A.B.(2021). Frailty and aging: Moving toward evidence-based aging health care. The Journal of the American Medical Association (JAMA), 326(9), pp903-904
- Xu, H., Thomas, D.R., & Mor, V.(2022). Assessing the impact of a nurse-led transitional care program on rehospitalization rates among older adults. Journal of Gerontological Nursing, 48(1), pp23-31.
- OECD, OECD Health Statistics 2023.

INDEX

찾아보기

- 한글
- 영어

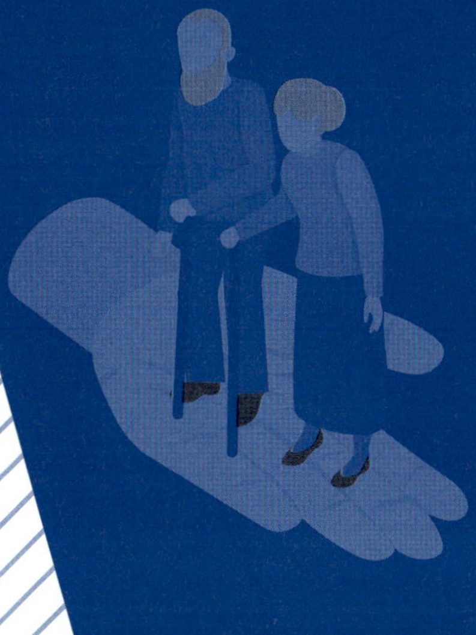

한글

ㄱ

ㄴ

ㄷ

ㄹ

ㅁ

ㅂ

ㅅ

ㅇ

ㅈ

ㅊ

ㅌ

ㅍ

ㅎ

기타

● 영어

R

S

T

U

V

X

저자진

- **이지아** 경희대학교
- **김남석** 제주한라대학교
- **김두리** 건양대학교
- **김지영** 인하대학교
- **김진하** 경동대학교
- **김해숙** 위덕대학교
- **김혜진** 중앙대학교
- **김효정** 대동대학교
- **남민정** 호남대학교
- **서유진** 동의대학교
- **송은진** 영진전문대학교
- **여형남** 창신대학교
- **오미숙** 전주비전대학교
- **오진환** 수원과학대학교
- **원소영** 호산대학교
- **윤선경** 세경대학교
- **이선미** 진주보건대학교
- **이수진** 경동대학교
- **이숙희** 창원문성대학교
- **이승영** 경북전문대학교
- **이영희** 동남보건대
- **이주희** 연세대학교
- **임경춘** 성신여자대학교
- **임현화** 춘해보건대학교
- **정기정** 서울대학교
- **정덕유** 이화여자대학교
- **정현선** 서울여자간호대
- **정현철** 삼육대학교
- **최순옥** 부천대학교
- **최영순** 강원대학교
- **하선미** 김천대학교
- **하은호** 중원대학교
- **함혜연** 안동과학대학교

Smart Gerontological Nursing

스마트 노인간호학

2024년 6월 20일 초판 인쇄
2024년 6월 25일 초판 발행

저 자 이지아 외
발 행 인 배영환 외
발 행 처 도서출판 의학교육
등록번호 제 2013-114 호
주 소 서울시 영등포구 영중로 138-1(영등포동 8가 80-2) 드림프라자 B 901호
Tel 02) 2637-4806, 4863 Fax 02) 2637-4807
홈페이지 www.medipub.co.kr
E - mail okpress1208@naver.com
정 가 33,000 원
I S B N 979-11-6127-215-3 93510